W0177714

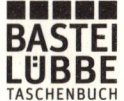

**BASTEI
LÜBBE**
TASCHENBUCH

Über den Autor:

Prof. Dr. med. Gustav Dobos ist einer der profiliertesten Kenner der wissenschaftsbasierten Naturheilkunde in Deutschland und ihr Wegbereiter. Er hat an der Universität Duisburg-Essen einen Lehrstuhl für Naturheilkunde und Integrative Medizin und ist Chefarzt an den Kliniken Essen-Mitte.

Prof. Dr. med. Gustav Dobos

Endlich schmerzfrei und wieder gut leben

Die eigenen Heilkräfte stärken mit moderner Naturheilkunde

Unter Mitarbeit
von Dr. Petra Thorbrietz

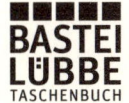

BASTEI
LÜBBE
TASCHENBUCH

BASTEI LÜBBE TASCHENBUCH
Band 61692

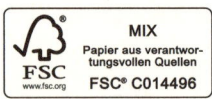

Vollständige Taschenbuchausgabe

Für die Originalausgabe:
Copyright © 2018 by Scorpio Verlag GmbH & Co. KG, München
Für diese Lizenzausgabe:
Copyright © 2019 by Bastei Lübbe AG, Köln
Umschlaggestaltung: FAVORITBUERO, München
Autorenfoto: Claudia Kempf
Illustrationen auf S. 13, 48, 67, 141, 150, 184, 200, 262, 269, 276,
281, 286, 287, 289 und 293: Wolfgang Pfau, Baldham
Satz: hanseatenSatz-bremen, Bremen
Gesetzt aus der Minion Pro
Druck und Verarbeitung: GGP Media GmbH, Pößneck
Printed in Germany
ISBN 978-3-404-61692-3

2   4   5   3   1

Sie finden uns im Internet unter www.luebbe.de
Bitte beachten Sie auch: www.lesejury.de

Inhalt

14. Die Schmerztherapie der Zukunft 249

Auf einen Blick:
Was tun bei welchen Schmerzen? 257

Danksagung 294

Ausgewählte Literatur 297

Vorwort
Warum Sie Schmerzen *nicht* hilflos ausgeliefert sind

»Damit werden Sie wohl leben müssen ...« Falls Sie unter anhaltenden oder wiederkehrenden Schmerzen leiden, ist das vermutlich die häufigste Aussage, die Sie von Ihren Ärzten zu hören bekommen. Sätze wie dieser sind aber nicht nur eine Bankrotterklärung der Medizin. Sie erhöhen darüber hinaus die Wahrscheinlichkeit, dass sich Ihre Beschwerden nicht bessern werden. Aus der Placeboforschung nämlich wissen wir: Hierbei handelt es sich um eine sich selbst erfüllende negative Prophezeiung.

Die Botschaft dieses Buches ist eine ganz andere: Sie können immer etwas an Ihren Schmerzen verändern – und mit großer Wahrscheinlichkeit zum Positiven! Vergessen Sie Vokabeln wie »Abnutzungserscheinung« oder »altersbedingt«, sie reichen nicht an den Kern der Symptome heran. Denn Schmerz spielt sich einerseits zu großen Teilen im Kopf ab, und andererseits gibt es sehr vieles in Ihrem Alltag, mit dem Sie dem Schmerz Einhalt gebieten können: von Ihrer Ernährung über entspannende Wickel oder gezielte Reize wie Kneippen in der Badewanne bis hin zu Meditation. Die Naturheilkunde hat ein riesiges Reservoir an Strategien, die Selbstregulation des Körpers zu aktivieren.

Doch leider wissen die wenigsten Ärzte, wie wichtig es ist, dass sie Hoffnung vermitteln statt Resignation. Sie ahnen nicht, welche Selbstheilungskräfte sie entfesseln können, wenn sie ihren Patienten Wege zeigen, etwas an ihrem Leben zu ändern. Wenn wir Ärzte die Ressourcen unserer Patienten fördern, anstatt uns nur auf ihre Defizite zu konzentrieren, dann werden Dinge möglich, die in keinem Lehrbuch stehen.

Schmerzpatienten sind nämlich nicht auf ewig verdammt zu leiden. Sie können selbst sehr viel dafür tun, dass es ihnen besser geht. Diese Chance aber übersieht die Medizin aus vielerlei Gründen: Da ist der Status des Arztes, der auf seinem Expertenwissen beharrt. Die Forschung, die fast ausschließlich von der Medikamentenindustrie finanziert wird. Das Abrechnungssystem, das für ein vertrauensvolles Verhältnis zwischen Arzt und Patient keinen Raum lässt. Und schließlich ein Menschenbild, das sich bei allem Engagement für den anderen doch nur auf seine negativen, pathologischen Seiten konzentriert – auf Reparatur anstatt auf Entwicklung.

Kein Wunder also, dass Menschen mit anhaltenden Schmerzen im Schnitt sechs oder sieben (!) Jahre lang von Arzt zu Arzt pilgern, bis sie wenigstens einen qualifizierten Schmerztherapeuten finden, der nicht einfach nur Medikamente rezeptiert oder ein paar Sitzungen beim Physiotherapeuten. Von den 17 Prozent Deutschen über 18 Jahren, die unter chronischen Schmerzen leiden, erfahren nur zwei Prozent eine spezialisierte Schmerzversorgung, so eine Studie von 2006. Die Hälfte der fast 4000 Befragten fühlte sich unzureichend behandelt. Die Zahlen haben sich seither sicher nicht verbessert, sondern sich – angesichts der demografischen Entwicklung – eher noch verschlechtert.

Dieses Buch beschreibt, wie eine andere Medizin aussehen kann – eine, die ganzheitlich an das Phänomen Schmerz herangeht. Denn kaum eine Diagnose spiegelt so viele verschiedene Seiten des Menschseins wider wie der Schmerz. Er ist viel mehr als nur Zeichen einer

Verletzung oder Verschleißerscheinung, er hat biografische sowie soziale, seelische und kulturelle Anteile – und auf all diesen Ebenen kann und muss man ansetzen, um den Schmerz zu verändern, abzuschwächen, zu neutralisieren, vielleicht sogar verschwinden zu lassen.

Diese ganzheitliche Sicht ist die Domäne der Naturheilkunde. Das Erfahrungswissen vieler Generationen wird seit rund 30 Jahren wissenschaftlich erforscht und durch moderne Erkenntnisse ergänzt, zum Beispiel aus der Hirn- und der Genforschung. Diese naturheilkundliche Medizin versteht sich explizit nicht als »Alternative« zur sogenannten Schulmedizin, sondern als Teil davon. Sie kann die (akutmedizinische) Hochleistungsmedizin vor allem da sinnvoll ergänzen, wo diese sich schwertut: bei chronischen Erkrankungen. Also zum Beispiel bei Schmerz infolge von Arthrose und Arthritis, Kopfschmerzen und Migräne, Rheuma und Fibromyalgie oder auch Reizdarm und entzündlichen Darmerkrankungen.

Als ich vor rund 20 Jahren in Deutschland begann, die versprengten naturheilkundlichen Disziplinen gemeinsam mit einigen engagierten und leidenschaftlichen Mitstreitern unter einen wissenschaftlichen »Hut« zu bringen und in die Hochschulmedizin zu integrieren, waren wir Außenseiter in der Medizin. Etwa die Hälfte der medizinischen Fakultät war strikt dagegen, dass an der Universität Duisburg-Essen der Stiftungslehrstuhl für Naturheilkunde und Integrative Medizin geschaffen werden sollte, den ich heute innehabe. Den Beweis, dass die Methoden der Naturheilkunde wirken, haben wir inzwischen mit vielen, auch hochrangig publizierten Studien geliefert. Immer mehr unserer Therapien werden Bestandteil offizieller Leitlinien der medizinischen Fachgesellschaften, und selbst Universitätskliniken übernehmen sie. Bei den Patienten ist die Naturheilkunde immer schon sehr beliebt gewesen – in der Schulmedizin selbst hat sie leider trotz ihres wissenschaftlichen Fundaments immer noch viele Gegner.

Häufigste Schmerzdiagnosen in Deutschland (2014) nach Geschlecht (Angaben in Prozent)

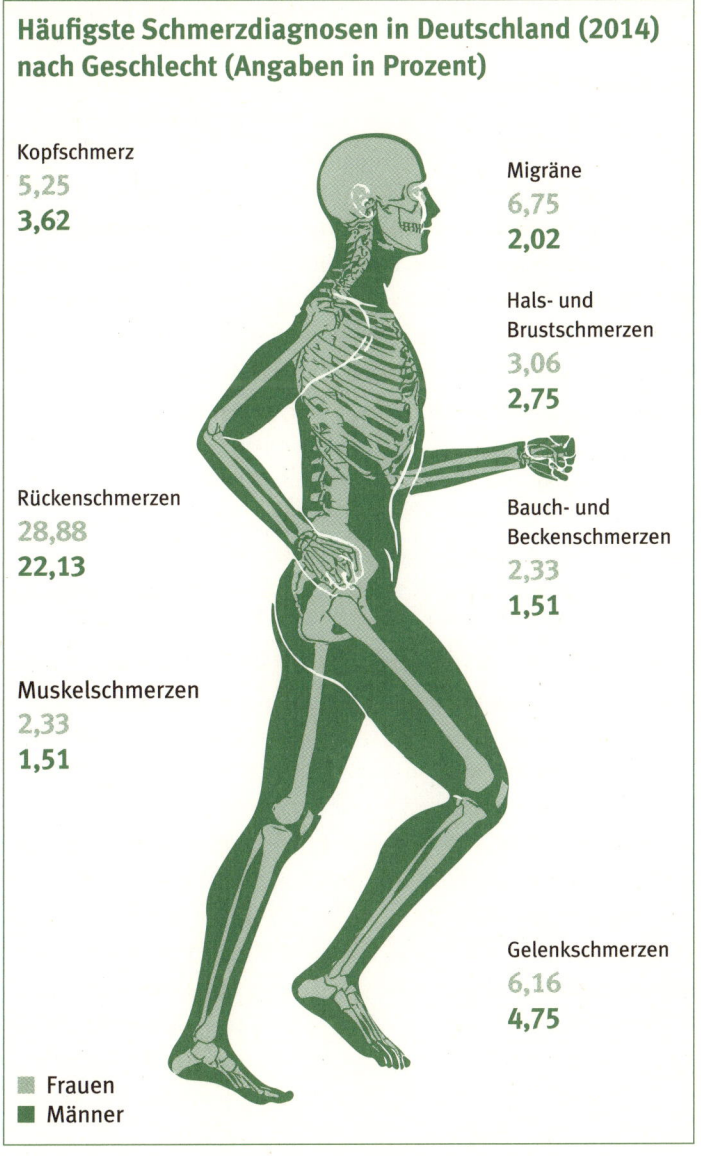

Kopfschmerz
5,25
3,62

Migräne
6,75
2,02

Hals- und Brustschmerzen
3,06
2,75

Rückenschmerzen
28,88
22,13

Bauch- und Beckenschmerzen
2,33
1,51

Muskelschmerzen
2,33
1,51

Gelenkschmerzen
6,16
4,75

■ Frauen
■ Männer

Vielleicht liegt das daran, dass unsere Erfolge einen echten Paradigmenwechsel in der Medizin einläuten. Wir setzen sehr konsequent auf den Patienten und das Prinzip der Selbstregulation und sehen unsere Aufgabe als Ärzte deshalb weiter gefasst, als nur auf ein Organ oder Gelenk bezogen. Wir betrachten den ganzen Menschen und beziehen sehr viele Faktoren aus seinem Alltag in die Therapie mit ein. In meiner Klinik für Naturheilkunde in Essen haben wir auf diese Weise Tausende von Schmerzpatienten erfolgreich behandelt. Das Wichtigste dabei sind nicht die Akupunkturnadeln, die Heilkräuter oder die feuchtkalten Wickel. Das Wichtigste sind die Patienten selbst – also auch Sie. Sie allein können mithilfe der Naturheilkunde den Hebel finden und umlegen, damit der Schmerz nicht länger Ihren Alltag beherrscht, sondern Sie wieder gut leben können.

Dabei möchte ich Ihnen mit diesem Buch helfen.

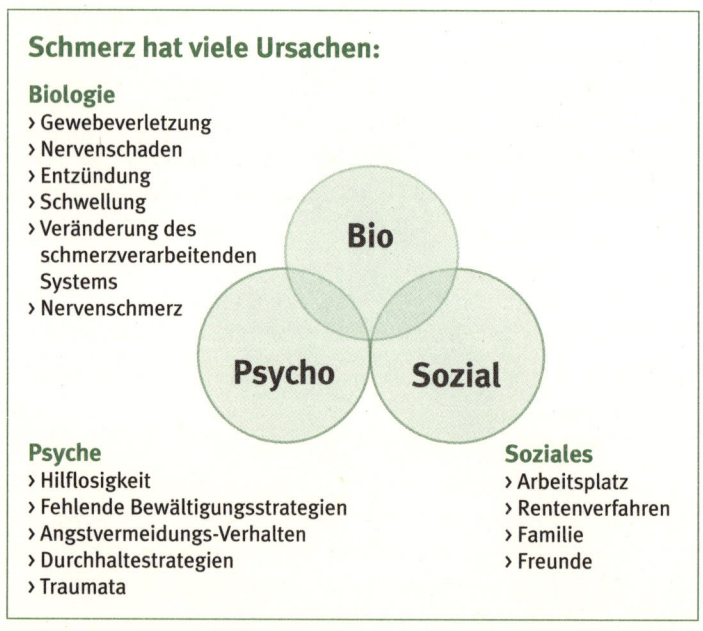

Schmerz hat viele Ursachen:

Biologie
> Gewebeverletzung
> Nervenschaden
> Entzündung
> Schwellung
> Veränderung des
  schmerzverarbeitenden
  Systems
> Nervenschmerz

Bio

Psycho   **Sozial**

Psyche
> Hilflosigkeit
> Fehlende Bewältigungsstrategien
> Angstvermeidungs-Verhalten
> Durchhaltestrategien
> Traumata

Soziales
> Arbeitsplatz
> Rentenverfahren
> Familie
> Freunde

1. Schmerzhafte Erkenntnisse: Tabletten sind langfristig keine Lösung

Etwa die Hälfte der jährlich rund 1300 Patienten in meiner Klinik sind Menschen mit chronischen Schmerzen. Bei ihnen helfen keine Tabletten oder Zäpfchen mehr, im Gegenteil. Diejenigen, die zum Beispiel schon lange regelmäßig Mittel gegen Kopfschmerz oder auch Migräne einnehmen, bekommen davon neue Kopfschmerzen. Man nennt das in der Fachsprache »medikamenteninduziert«. Geschätzte 1,6 Millionen Menschen in Deutschland, schreibt die *ZEIT*, entwickeln – zusätzlich zu ihren bestehenden Beschwerden – weitere Symptome, die allein von der Einnahme von Tabletten herrühren. Wir haben nicht selten Patienten, die an 15 oder mehr Tagen im Monat Migräne haben. Der bei Weitem häufigste Grund ist das zu häufige Einnehmen von Schmerzmitteln. Im Prinzip scheint jede Art von Analgetika solche Symptome auslösen zu können.

Der einzige Weg für die Betroffenen, der Schmerzspirale zu entkommen, ist eine längere Medikamentenpause. Schon der Gedanke daran fällt nicht leicht, wenn der einzige Ausweg aus schier unerträglichen Schmerzen bisher der Griff zur Tablettenpackung zu sein schien. Manchmal gelingt eine Entwöhnung, die durchaus mit einem Drogenentzug vergleichbar ist, nur mit ärztlicher Begleitung und im

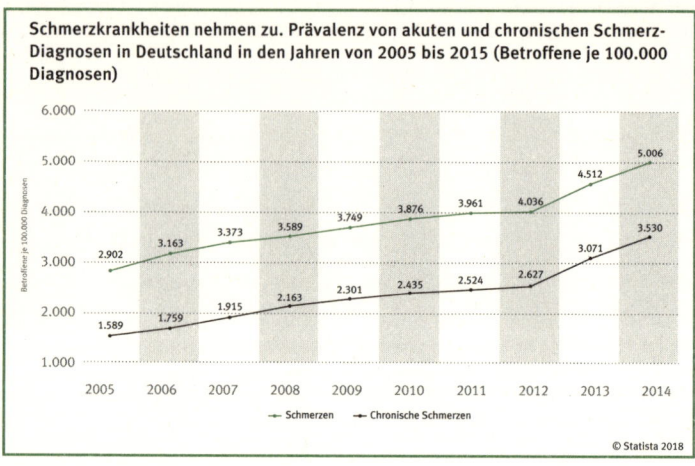

Schmerzkrankheiten nehmen zu. Prävalenz von akuten und chronischen Schmerz-Diagnosen in Deutschland in den Jahren von 2005 bis 2015 (Betroffene je 100.000 Diagnosen)

© Statista 2018

Schutz eines Krankenhauses, denn zunächst einmal schlägt der Schmerz mit voller Wucht zu. Aber denjenigen, die diesen Weg gehen, geht es hinterher deutlich besser.

Kopfschmerz durch Analgetika erkennt man daran, dass er
- an mindestens 15 Tagen im Monat (seit mehr als einem Vierteljahr) auftritt,
- beidseitig und eher drückend ist.

Pflichtbewusstsein bis zum Erbrechen

Es ist Hochsommer in Essen. Im großen Veranstaltungssaal des Hotel Franz sind auf der Bühne fünf Sessel aufgestellt, dem Publikum zugewandt. Drei meiner Patientinnen und ein männlicher Migränekranker haben sich bereit erklärt, den rund 100 Teilnehmern der jährlichen Mind-Body Medicine Summer School ihre Geschichte zu erzählen. Als sie vor rund zwei Wochen in die Klinik für Naturheilkunde überwiesen wurden, waren sie am Ende, innerlich wie äußerlich, nach einer langen Odyssee von einem Arzt zum anderen, vom Hausarzt zum Neurologen, zum Orthopäden, zum Psychologen oder Psychiater. Die Erfahrungen in diesem Ärztekarussell waren frustrierend – auch für meine Medizinerkollegen: Es ist nicht leicht auszuhalten, wenn man Menschen nicht so helfen kann, wie man es gerne möchte. Schmerzpatienten sind außerdem oft schwierig, egal, ob sie die Zähne zusammenbeißen oder jammern und klagen. »Take the worst« – »Nehmen Sie die härtesten Fälle«, hatte einer unserer Mentoren, der prominente Harvard-Arzt Herbert Benson, mir bei der Eröffnung unserer Klinik 1999 empfohlen, als es darum ging zu beweisen, dass Naturheilkunde mehr kann, als nur »sanft« sein.

Neben Kopfschmerz und Migräne behandeln wir die verschiedensten Schmerzsyndrome – Bauchkrämpfe bei Reizdarm und chronisch entzündlichen Darmerkrankungen, Gelenkschmerzen bei Rheuma und Arthrose, Rücken- und Nackenschmerzen durch Verspannung, Überlastung und Abnutzung, auch den rätselhaften Ganzkörperschmerz, die Fibromyalgie, die Lady Gaga immer wieder zum Abbruch ihrer Tourneen zwingt. Ohne dass ich dies systematisch begründen könnte, sammelt man als Arzt mit der Zeit Erfahrung, welcher Typ Patient zu welchem Schmerz passt. Manchmal ist schon beim Eintreten in ein Krankenzimmer klar, was genau diese Person zu uns in die Klinik gebracht hat, noch bevor ich auf die Kurve geblickt habe. Meinen Kollegen geht es ganz ähnlich.

Zum Beispiel Migränepatientinnen und -patienten. Das sind in aller Regel ehrgeizige und disziplinierte Menschen, die ihren eigenen hohen Ansprüchen selten gerecht zu werden glauben. Sie sind Arbeitnehmer, wie man sie sich nur wünschen kann, meinte einer meiner Oberärzte einmal sarkastisch. Denn ihre Schmerzattacken stecken sie so lange weg, bis ihr Körper diese gleich auf das Wochenende schiebt. Dann aber, in den seltenen Momenten der Ruhe, wo sie sich eigentlich entspannen könnten, bricht der Schmerz durch. Jetzt rächt sich, dass die Betroffenen nicht schon vorher auf die Signale ihres Körpers gehört haben. »Wenn wir eine wichtige Sitzung hatten, habe ich vorher was eingenommen, zur Sicherheit«, erzählt auf der Bühne im Hotel Franz eine Patientin Ende 40, die in der Verwaltung einer Forschungseinrichtung arbeitet. »Und wenn die Migräne trotzdem kam, bin ich rausgegangen, habe mich auf der Toilette übergeben und bin danach gleich wieder zurück in den Konferenzsaal.«

Was die Patientin denn jetzt ändern will, fragen die Teilnehmer der Summer School, Ärzte und Medizinstudenten, Psychologen und Therapeuten aus akademischen Gesundheitsberufen. Die Frau schildert, wie sie an unserer Klinik zuallererst auf ungewohnte Ruhe traf, was für sie zunächst keine positive Erfahrung war: Wenn Körper und Nervensystem immer noch auf Hamsterrad »programmiert« sind, können Stille und Untätigkeit auf ihre ganz eigene Weise schmerzen. Plötzlich wird das ganze Ausmaß der eigenen Überlastung spürbar: »Als mich ein Therapeut gefragt hat, wie es mir heute geht, bin ich sofort in Tränen ausgebrochen – ich konnte mich einfach nicht mehr zusammenreißen!« Doch der kleine Zusammenbruch, weiß sie heute, war schon der erste Schritt zur Besserung. Loszulassen erlaubt dem Körper, sich zu zeigen – denn Beschwerden sind letztlich das, was das Wort sagt: Der Organismus protestiert gegen die Art, wie er behandelt wird.

Meine Klinik für Naturheilkunde in Essen

1999 wird an den Kliniken Essen-Mitte der Huyssens-Stiftung die Klinik für Naturheilkunde eröffnet, als Pilotprojekt des Landes Nordrhein-Westfalen, zunächst mit 16 Betten. Zielgruppe der internistischen Abteilung sind schwere chronische Erkrankungen. Fünf Jahre lang wird die Klinik für Naturheilkunde streng evaluiert (auf Nutzen und Wirkung überprüft). 2004 wird sie Lehrklinik des neu etablierten Stiftungslehrstuhls für Naturheilkunde und Integrative Medizin (Alfried Krupp von Bohlen und Halbach-Stiftung). Das ein- bis zweiwöchige kassenfinanzierte Therapieprogramm umfasst konventionelle medizinische Diagnostik und Therapie sowie naturheilkundliche und Mind-Body-Medizin. Es gibt die Möglichkeit, nach dem Klinikaufenthalt noch eine zehnwöchige Tagesklinik (teilstationär, ein Tag pro Woche) zu besuchen. Ziel ist die Stabilisierung von gesundheitsförderlichen Lebensstiländerungen.

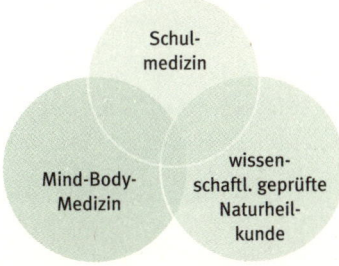

Heute hat die Klinik 54 Betten sowie eine Kooperation mit der Klinik für Senologie/Interdisziplinäres Brustzentrum sowie der Klinik für Gynäkologie und Gynäkologische Onkologie und der Klinik für Internistische Onkologie/Hämatologie zur naturheilkundlichen Mitbehandlung onkologischer Patienten. Weitere Kooperationen sind im Entstehen. Seit 2013 gibt es – ambulant wie stationär – das Zentrum für Integrative Gastroenterologie samt angeschlossenem Lehrstuhl (Prof. Dr. med. Jost Langhorst). Eine Ambulanz für Naturheilkunde, Traditionelle Chinesische und Traditionelle Indische Medizin (Erich Rothenfußer Stiftung) ist privatärztlich. Lehrstuhl und Klinik haben eine eigene Forschungsabteilung. Sie soll die überwiegend erfahrungsbasierte Naturheilkunde und andere traditionelle Heilsysteme wissenschaftlich untermauern, um sie in die evidenzbasierte Medizin zu integrieren. Eine eigene Arbeitsgruppe erarbeitet die Grundlagen (Studien, Metaanalysen) dafür, dass naturheilkundliche Therapieverfahren auch in den Leitlinien berücksichtigt werden, die eine wichtige Empfehlung für das Vorgehen bei bestimmten Erkrankungen sind.

Die Klinik für Naturheilkunde in Essen ist Modell für verschiedene ähnliche Behandlungsmodelle, unter anderem das Immanuel-Krankenhaus in Berlin (Lehrstuhl für Klinische Naturheilkunde der Charité), das UniversitätsSpital Zürich (Lehrstuhl für komplementäre und integrative Medizin) und das Robert-Bosch-Krankenhaus in Stuttgart.

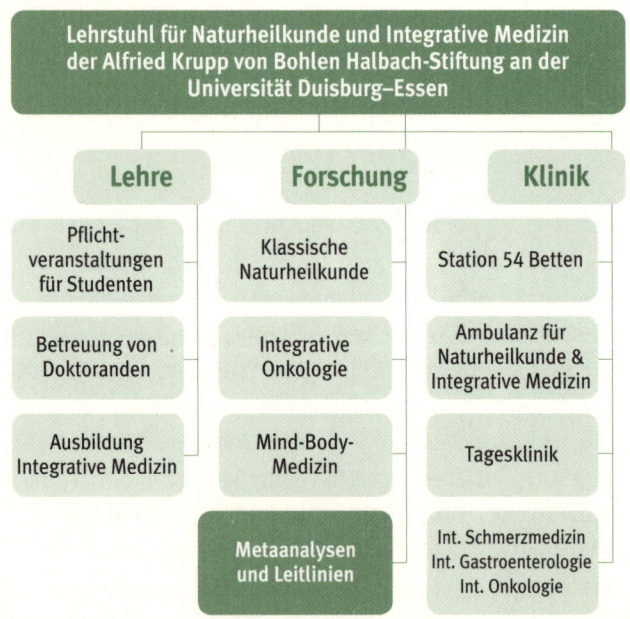

Die Sprache der Naturheilkunde lernen

Manche Menschen verwechseln eine naturheilkundliche Behandlung mit Wellness. Sie denken, jetzt bräuchten sie sich nur noch zurückzulehnen und bekämen Schlammpackungen und wohlriechende Öle, und dann würde sicher alles anders werden. Doch das ist ein Irrtum. Sich für Naturheilkunde zu entscheiden, ist, wie eine fremde Sprache zu erlernen – man muss sich nicht nur in einen neuen Kosmos einfühlen, es ist auch richtig Arbeit. Unter anderem müssen unsere Patienten lernen, sich selbst wieder zu spüren.

Dazu müssen sie in einem ersten Schritt von ihren Arzneimitteln entwöhnt werden, soweit das eben möglich ist. Denn Medikamente beeinflussen die natürliche Reaktionsfähigkeit des Körpers, sie lähmen sie oder decken sie zu. Um diese körpereigenen Regulationsmechanismen wieder zu »kitzeln«, setzt die Naturheilkunde Sinnesreize ein – heiße Packungen oder kalte Güsse, feuchtkalte oder warme Wickel, reflektorische Massagen und – aus der Chinesischen Medizin – die Akupunktur. Yoga, Qigong und Tai-Chi tragen dazu bei, dass die Patienten auch äußerlich wieder in Bewegung kommen.

Nach zwei Wochen Klinik weiß die Migränepatientin auf der Bühne des Hotel Franz wieder, wie es sich anfühlt, wenn ihr Nervensystem zu rebellieren beginnt – gegen zu schnelles Tempo, gegen Druck von außen, aber auch gegen die innere Stimme, die bisher immer noch mehr von ihr gefordert hat. Die Migräne, zuvor an drei bis vier Tagen der Woche aufgetreten, hat sich mehr als vier Monate nach dem Klinikaufenthalt noch nicht wieder gezeigt. Denn bei den ersten Signalen, dann, wenn ihr Nacken sich wieder einmal verhärtet und sich Druck unter der Schädeldecke aufbaut, trinkt die Patientin erst mal einen halben Liter Wasser oder mehr und geht an die frische Luft, mindestens 30 Minuten lang. Sie legt nun in der Arbeit regelmäßige Pausen mit kleinen Entspannungsübungen ein und verzichtet unter

Stress auf Kaffee, weil der sie nur noch mehr aufputscht. Und falls das alles nichts hilft, will sie sich auch nach Hause abmelden – das Zugeständnis, dass der Körper sein Recht fordert, ist ein ganz wichtiger Lernschritt.

Wenn diese Patientin ihrer Migräne trotz aller Vorbeugung nicht ausweichen kann, denn Stresssituationen lassen sich einfach nicht immer vermeiden, dann weiß sie aus der Erfahrung im Krankenhaus, wie sie Stufe für Stufe der Eskalation entgegenarbeiten kann: Erst legt sie sich hin, verteilt Minzöl auf den Schläfen, legt sich ein Nadelkissen unter den steifen Nacken und sprayt sich vielleicht noch eine Dosis Lidocain (verschreibungspflichtig) in die Nase. Wenn die Symptome trotzdem nicht besser werden, kann sie immer noch pflanzliche Schmerzmittel einnehmen (zum Beispiel Natura Vitalis Weidenrinde – aus Weidenrinde wurde ursprünglich das Aspirin entwickelt). Diese sind zwar schwächer, haben aber auch entsprechend weniger unerwünschte Nebenwirkungen. (Das Stufenschema der Selbsthilfe bei Kopfschmerz und Migräne finden Sie auf Seite 183.)

Opioide: Süchtig durch Schmerzmittel

In den USA sinkt die Lebenserwartung seit 2016, und der Grund dafür sind Schmerzmittel. 2,4 Millionen Menschen sind dort nämlich, so schätzen die US-Gesundheitsbehörden, abhängig davon. Wegen dieser »opioid crisis« wurde 2017 sogar der nationale Notstand ausgerufen. Denn die »painkiller« sind dort längst zur treibenden Kraft der Drogenszene geworden: Bei zwei Dritteln der rund 65 000 Menschen, die in den USA jährlich durch Drogen sterben, sind Schmerzmittel die Ursache.

Diese katastrophale Entwicklung hat weniger als 20 Jahre gedauert, und sie ist durch die Pharmaindustrie befeuert worden. 1996 brachte das Pharmaunternehmen Purdue Oxycodon auf den Markt, ein starkes Schmerzmittel, eigentlich für akute Notsituationen oder die palliative Versorgung von Sterbenskranken gedacht und dort auch ein Segen für die Betroffenen. Aufgrund der verharmlosenden Werbung des Herstellers wurde das Mittel bald auch schon bei vorübergehenden Schmerzsyndromen verschrieben, einem gequälten Ischiasnerv zum Beispiel. Das konnte eine Studie nachweisen: Von Patienten mit Ischiasbeschwerden, die von ihren Medizinern Oxycodon forderten, bekam jeder Fünfte das Medikament auch verschrieben. Von denjenigen, die einfach nur etwas gegen Schmerzen haben wollten, erhielt es hingegen nur jeder Hundertste.

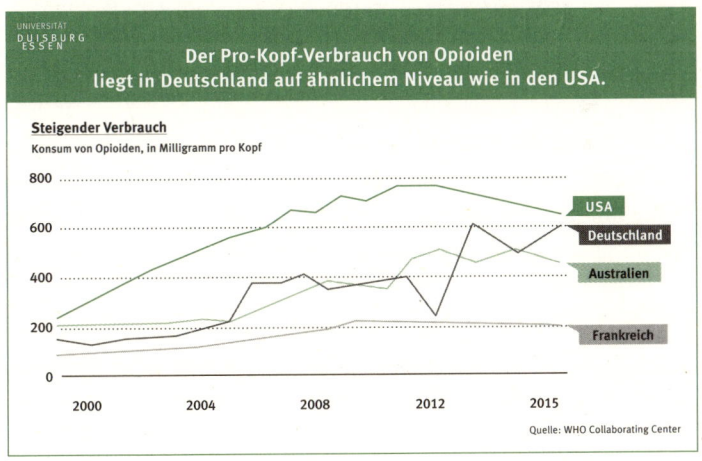

Auch die Wissenschaft ließ sich täuschen. 1980 war in einem Leserbrief an das renommierte *New England Journal of Medicine* behauptet worden, nur bei weniger als einem Prozent von über 11 000 stationär mit Opioiden behandelten Patienten sei es in der Folge zu einer Abhängigkeit gekommen. Obwohl die Autoren, zwei Ärzte vom Boston University Medical Center, diese Behauptung nicht mit Beweisen untermauert hatten und der nur einen Absatz lange Leserbrief auch nicht, wie es bei einer Studie der Fall gewesen wäre, von Gutachtern geprüft wurde, wurde er mehr als 600-mal unkritisch in der wissenschaftlichen Literatur zitiert. In Interviews nannten Experten die ersten Symptome einer Abhängigkeit »Pseudo-Sucht«. Erst im Jahr 2007 bekannten sich der Hersteller und drei der leitenden Angestellten für schuldig, die Öffentlichkeit wie auch Kontrollbehörden und Ärzte falsch informiert zu haben. Purdue wurde damals zu 635 Millionen Dollar Strafe verurteilt, hat aber seither Umsätze von mehr als 35 Milliarden Dollar mit dem Präparat gemacht

Während Heroin, Kokain, Crack und auch Haschisch also kriminalisiert wurden und werden, dürfen Opioide in den USA bis heute ganz legal verschrieben und beworben werden (in Deutschland ist Reklame für rezeptpflichtige Medikamente nicht ohne Grund verboten). »Das Medikament mit hohem Suchtpotenzial war eine Art Luxus-Morphium, wurde aber verteilt wie Aspirin«, kritisierte der britische *Guardian* den Umgang mit Oxycodon, der trotz des retardierenden Effekts des Mittels besonders leicht zur Sucht führte, vor allem, wenn man es nicht vorschriftsmäßig schluckte, sondern schnupfte.

Jetzt, wo man versucht, regulierend einzugreifen, ist es in vielen Fällen zu spät: Die durch Schmerzmittel süchtig Gewordenen weichen nun auf Heroin aus oder auf Schwarzmarktversionen des Opioids Fentanyl. Bei drei von vier Heroinabhängigen, die nach dem Jahr 2000 süchtig wurden, begann dies mit ihnen verordneten Opioiden. Ein solches Vorgehen hat die Sucht aus den Elendsvierteln und Luxusbars auch in den ganz normalen Mittelstand gespült und bis dahin unbescholtene Bürger zu Fixern gemacht. Der Bürgermeister von New York, Bill de Blasio, hat deshalb mehrere Hersteller von Opioiden im Frühjahr 2018 auf eine halbe Milliarde Dollar verklagt, 60 weitere Anklagen sind anhängig.

Fentanyl, ein synthetisches Opioid, ist um ein Vielfaches stärker als Heroin. Der Sänger Prince ist an einer Überdosis gestorben, bei Michael Jackson war dieses Mittel wohl mit verantwortlich für seinen Tod, und auch der Rocker Tom Petty, den starke Schmerzen an einer gebrochenen Hüfte quälten, hat eine tödliche Dosis davon eingenommen. Seine Familie gab im Januar 2018 den Obduktionsbericht mit folgender Erklärung frei: »Wir hoffen, dass dieser Bericht Anstoß gibt für eine weitere Auseinandersetzung mit der Opioid-Krise ...«

Der Weg in die Abhängigkeit – auch bei uns?

Bei uns sei so etwas nicht möglich, wiegeln Pharmahersteller und Gesundheitspolitiker ab. In der Tat lassen sich das US-amerikanische Gesundheitssystem und das deutsche kaum miteinander vergleichen. Doch auch hierzulande wird mit Schmerzmitteln zu sorglos umgegangen. Gerade die leicht zu handhabenden Fentanyl-Pflaster, die durch die Haut hindurch ihren Wirkstoff abgeben, verleiten Ärzte, die sonst kaum so starke Medikamente in Betracht ziehen würden, zur Verschreibung. 2013 wurde ein Bereitschaftsarzt verurteilt, weil er einem Geschäftsreisenden mit akutem starkem Hexenschuss ein Fentanyl-Pflaster verordnete, das bei diesem zu einem tödlichen Sauerstoffmangel im Gehirn führte. Indiziert sind Fentanyl-Pflaster nur bei chronischen starken Schmerzen unter ärztlicher Kontrolle.

Fentanyl ist in Deutschland zum stark wirksamen Opioid der ersten Wahl geworden. Die Zahl der Verschreibungen der Substanz hat sich zwischen 2000 und 2010 mehr als verdreifacht, obwohl bei drei Vierteln der Behandelten kein Krebs vorlag und deshalb für eine Langzeitbehandlung keine ausreichenden Wirknachweise vorliegen, schreibt das *Bayerische Ärzteblatt*. »Bei Verordnung und Umgang werden Empfehlungen für eine sichere Anwendung nicht immer beachtet«, kritisiert auch die Arzneimittelkommission der deutschen Ärzteschaft, unter anderem, weil Fentanyl trotz Kontraindikation immer wieder auch bei akuten Schmerzen verordnet würde. Ein Schmerzmittelpflaster, so die Kritik weiter, sei auch bei chronisch Kranken nur bei einem Viertel der Patienten erforderlich, zum Beispiel wegen einer Schluckstörung.

Auch bei uns entsteht ein Drogenschwarzmarkt, zum Beispiel durch den Handel mit gebrauchten Fentanyl-Pflastern, die immer noch bis zu 70 Prozent ihres Wirkstoffs beinhalten und ausgekocht und »recycelt« werden. Bei bis zu 30 Prozent der Drogentoten in Bayern spielt dieses Schmerzmittel inzwischen eine Rolle.

Generell werden auch in Deutschland Langzeit-Opioide zu hoch dosiert und nicht nur Krebskranken verschrieben, sondern auch Patienten mit chronischen Schmerzerkrankungen, Bandscheibenschäden, Osteoporose-Schmerzen und Depressionen, nicht selten in Form von »riskanten Medikamentenverordnungen« von Beruhigungsmitteln, so die *Ärzte-Zeitung*. Und auch, wenn die Rahmenbedingungen in Deutschland die sozialen Folgen abmildern: »Der Pro-Kopf-Verbrauch von Opioiden unterscheidet sich kaum noch von dem in den USA«, kritisiert Christoph Stein, Professor für Anästhesiologie an der Charité Berlin.

Schmerzmittel – Fluch und Segen

Wer starke Schmerzen hat, für den ist es natürlich ein Segen, wenn ein hochwirksames Medikament zur Verfügung steht: Das weiß jeder, der zum Beispiel nach einer Operation aus der Narkose aufwacht und dann spürt, wie die Wunden sich melden. Auch Tumorschmerzen können unerträglich sein und erfordern eine gute Symptomkontrolle durch potente Schmerzmittel. Problematisch wird es erst, wenn chronische Schmerzen – und davon sind nach einer internationalen Vergleichsstudie mindestens 12 Millionen Erwachsene in Deutschland betroffen – zur Dauermedikamentierung führen. Denn jedes Analgetikum, das hilft, hat immer auch unerwünschte Wirkungen. Das betrifft vor allem die synthetischen Wirkstoffe, die auf eine möglichst effiziente Wirkung hin zugeschnitten sind und nicht wie zum Beispiel eine Pflanze ein Gemisch von Substanzen beinhalten, die sich gegenseitig unterstützen und im Zaum halten.

Die Nebenwirkungen von Schmerzmitteln sind zwar bekannt, werden aber weitgehend ignoriert – zumal in Deutschland ein Patient sich »auf Tour« durch die Praxen von verschiedensten Ärzten immer neue Mittel verschreiben lassen kann. »Warnsignale« seien ignoriert worden, kritisierte zum Beispiel der renommierte US-Kardiologe Eric Topol, als 2004 das bei Knochen- und Gelenkschmerzen beliebte Mittel Vioxx weltweit von dem Hersteller zurückgerufen wurde. Nach Jahren der Anwendung hatte sich herausgestellt, dass das Mittel – in Deutschland von rund zwei Millionen Menschen eingenommen – das Herzinfarkt- und Schlaganfallrisiko deutlich erhöhte. Experten hatten das jedoch schon längst als Ergebnis von Experimenten prognostiziert.

»Unbehagen«, schreibt die *Deutsche Apotheker Zeitung*, bereiten Experten auch die steigenden Verschreibungszahlen des krampf- und schmerzlösenden Wirkstoffes Metamizol, das zum Beispiel in Novalgin enthalten ist. Das Bundesinstitut für Arzneimittel und Medizinprodukte appellierte 2009 an die Ärzte, auf eine strenge Indikationsstellung zu achten – das sind vor allem Koliken und Tumorschmerzen, mitunter auch hohes Fieber, das auf andere Medikamente nicht anspricht. Metamizol kann nämlich in das Immunsystem eingreifen und dort eine Agranulozytose auslösen, eine Verminderung von Teilen der weißen Blutkörperchen.

»Das Leben ist zu schön für Schmerzen«

Der größte Teil der in Deutschland eingenommenen Analgetika (drei Milliarden Einzeldosen) sind jedoch Over-the-Counter-Produkte, nicht rezeptpflichtige Medikamente, die über den Ladentisch gereicht werden. Eine halbe Milliarde Euro setzen Apotheker jährlich damit um, fast doppelt so viel wie mit rezeptpflichtigen Schmerzmitteln. 100 Millionen Euro geben die Hersteller jährlich allein für Werbung auf diesem lukrativen Markt aus. Diese verspricht Menschen mit

Schmerzen »ein gutes Gefühl«, »neue Leistungsfähigkeit« und ein »Er-ist-weg«-Gefühl.

Natürlich ist es verlockend, in null Komma nichts oder, sagen wir, in einer halben Stunde beschwerdefrei zu sein – um sich dann weiter überfordern zu können. Vor allem Frauen nehmen deshalb Schmerzmittel, ergab eine vom Pharmahersteller Bayer beauftragte Umfrage: 50 Prozent wollten dadurch ihre alltäglichen Aufgaben bewältigen, 44 Prozent einen wichtigen Termin wahrnehmen. Bei Männern waren es nur 38 bzw. 30 Prozent, die diese Antworten gaben.

Kopfschmerzen und Migräne zum Beispiel medikamentös wegzudrücken, löst das Problem nicht – denn die Rebellion des Nervensystems hat einen Sinn: Sie macht auf eine Überforderung aufmerksam. Die ist aber nicht weg, wenn der Schmerz weg ist. Viele Menschen glauben außerdem, diejenigen Schmerzmittel, die man ohne Rezept kaufen kann, seien harmlos. Das ist nicht richtig – das Thema »Risiken und Nebenwirkungen« wird in der Werbung auf den »Arzt oder Apotheker« verlagert. Besonders problematisch sind Kombi-Präparate mit anregendem Koffein, was laut Angaben des *DHS Jahrbuchs Sucht* von 2017 Missbrauch der Arzneien und in der Folge Entzugskopfschmerzen fördern kann. Der kritische Pharmakologe Gerd Glaeske, Leiter des Instituts »Länger besser leben« der Universität Bremen und BKK24, sagt dazu: »Wenn Werbung so aussieht, dass Risiken nicht auftreten, dass das Positive immer im Vordergrund steht, dass der Missbrauch verharmlost wird, dann muss man sagen, gehört die Werbung nicht ins Fernsehen, die muss verboten werden.« Er fordert auch, die Packungsgrößen zu reduzieren – und größere Rationen rezeptpflichtig zu machen. Seit dem Sommer 2018 müssen OTC-Präparate nun mit deutlichen Warnzeichen versehen werden.

Damit das ganz klar ist: Auch freiverkäufliche Schmerzmittel machen abhängig, wenn sie häufig eingenommen und somit überdosiert werden. Und natürlich haben auch sie erhebliche Nebenwirkungen.

Aspirin – der Klassiker

Aspirin ist ein Klassiker unter den Schmerzmitteln: Ende des 19. Jahrhunderts hatte der Ludwigsburger Chemiker Felix Hoffmann nach einem Rheumamittel gesucht. Gegen Gliederschmerzen hatten schon die Kelten und Germanen Auszüge aus Weidenrinde eingesetzt, denn ein Grundsatz der Volksmedizin lautete: Gegen Beschwerden, die durch Feuchtigkeit entstehen, helfen Bestandteile von Pflanzen, die an nassen Standorten wachsen. Die Volksmedizin war aber im wahrsten Sinne eine bittere Medizin, denn Sud und Extrakt der Weidenrinde schmeckten scheußlich und führten nicht selten zu Übelkeit und Erbrechen. Durch Zufall fand Hoffmann heraus, dass die enthaltene Salicylsäure durch den Austausch eines Wasserstoffatoms mit Essigsäure (Acetylierung) diese negativen Eigenschaften verlor. Heute ist Aspirin in über 80 Ländern der Welt erhältlich.

Helfen tut Acetylsalicylsäure (ASS) vor allem bei leichten und mittelstarken Schmerzen. Es hat darüber hinaus verschiedenste Eigenschaften: So ist es entzündungshemmend, fiebersenkend und verringert die Blutgerinnung. Seine Wirkungen entstehen dadurch, dass diese Substanz Enzyme hemmt, die für die Bildung von Prostaglandin E2 und Prostacyclin, zwei Botenstoffe, die Schmerzen, Entzündungen und Fieber fördern, zuständig sind. Sie wirkt auch Thromboxan A2 entgegen, das für die Blutgerinnung wichtig ist. Zusätzlich erhöht der Wirkstoff den Stickoxid-Spiegel im Blut, was die Tätigkeit der weißen Blutkörperchen und damit des Immunsystems erleichtert.

Aspirin hat den Ruf, ein Allheilmittel zu sein. Jährlich werden neue Studien veröffentlicht, die unterschiedlichste positive Wirkungen des Aspirins belegen sollen – von der Krebsvermeidung bis zur Vorbeugung von Demenz. Diese Forschungsstrategie macht aus dem Schmerzmittel fast so etwas wie ein Vitamin, einen vorgeblich gesundheitsförderlichen Zusatz zum täglichen Leben. Ich erinnere mich noch gut daran, wie, als unsere Kinder noch klein waren, unser amerikanisches Au-pair die mitgebrachte Tausender-Packung Aspirin auspackte und auf unseren Küchenschrank stellte.

Alle Mittel, die wirken, haben wie bereits angedeutet auch Nebenwirkungen. In welchem Verhältnis Nutzen und Schaden bei Aspirin stehen, lässt sich noch nicht endgültig beurteilen. Fest steht nur, dass Aspirin die Schleimhäute im Magen-Darm-Trakt angreift und dort zu Blutungen führen kann. So wurde seine gerinnungshemmende Wirkung überhaupt erst entdeckt, weil mit der Einnahme verbundene Magenblutungen auffielen. In Großbritannien geht eine 2017 im renommierten Fachblatt *The Lancet* veröffentlichte Studie von rund 3000 Todesfällen aus, bei denen ASS eine Rolle spielte (dass allein die Acetylsalicylsäure Ursache sei, konnte bei dieser Beobachtungsstudie nicht belegt werden). Das Forscherteam aus Oxford betonte jedoch, dass gerade bei älteren Patienten, denen wegen eines Schlaganfalls oder Herzinfarkts Aspirin verschrieben wurde, das Blutungsrisiko besonders hoch ist. Das Medikament kann außerdem bei empfindlichen Menschen Asthmaanfälle auslösen und, wie alle Schmerzmittel, die Nieren schädigen.

Ibuprofen – der Marktführer

Fast die Hälfte der rezeptfreien Schmerzmittel macht in Deutschland Ibuprofen aus. Auch dieser Stoff ist bei der Suche nach einem Wirkstoff gegen das Rheuma entdeckt worden. Anfang der Sechzigerjahre des 20. Jahrhunderts schluckte der britische Pharmakologe Stewart Adams nach einer durchzechten Nacht den Stoff, an dem er gerade forschte – weil er einen Vortrag halten musste und hoffte, dadurch einen klaren Kopf zu bekommen. Es funktionierte – und ein neues Schmerzmittel war entdeckt.

Heute wird Ibuprofen vor allem bei Glieder- und Rückenschmerzen, gegen Zahnweh und bei fiebrigen Erkältungen eingenommen.

Auch dieser Wirkstoff hemmt Enzyme, die für die Bildung der Boten-stoffe Prostaglandine notwendig sind – die Cyclooxygenasen, wes-halb diese Schmerzmittelgruppe auch »Cox-Hemmer« genannt wird. Weil Ibuprofen die Produktion der Schleimzellen im Magen bremst, können Schleimhautschäden und – wie bei Aspirin – Blutungen die Folge sein. Der Wirkstoff Naproxen ist dem Ibuprofen ähnlich.

Zu den Cox-Hemmern gehört auch der Wirkstoff Diclofenac, der, abhängig von Indikation und Dosis, rezeptfrei in der Apotheke zu erhalten ist. Diclofenac, gegen Rheuma oder andere Gelenkschmer-zen eingenommen, ruft sehr häufig Probleme im Verdauungstrakt hervor. Dazu zählen Übelkeit, Erbrechen, Durchfall, Bauchschmer-zen, Blähungen, mangelnder Appetit, Oberbauchbeschwerden sowie Magen- und Zwölffingerdarmgeschwüre sowie leichtere Blutungen. Die Substanz kann aber auch zu Leber- und Nierenfunktionsstörun-gen führen, und sie interagiert mit sehr vielen Stoffen, verstärkt also die Wirkung anderer Medikamente oder schwächt sie ab.

Wer Diclofenac für längere Zeit in hoher Dosis einnehmen muss, für den besteht ein erhöhtes Risiko, einen Herzinfarkt oder Schlagan-fall zu erleiden. 2013 warnte die europäische Arzneimittelbehörde EMA deshalb, diese Substanz leichtfertig oder ohne gezielte Indika-tion »systemisch«, also als Tablette oder Infusion, einzunehmen. Die *Deutsche Apotheker Zeitung* forderte über ihr Internet-Portal Ärzte dazu auf, »in regelmäßigen Abständen die Sinnhaftigkeit der Medi-kation kritisch zu überprüfen«.

Antirheumamittel und ihre Risiken

Acetylsalicylsäure, Ibuprofen und Diclofenac gehören sämtlich zur Klasse der nichtsteroidalen Antirheumatika, kurz NSAR genannt. Sie heißen so, weil sie ursprünglich alle zur Behandlung der rheumati-schen Arthritis entwickelt wurden. Bei etwa 70 Prozent der mit sol-chen Antirheumatika behandelten Patienten kommt es zu Schleimhautverletzungen, so die *Deutsche Apotheker Zeitung*, 30 bis 50 Prozent haben Magenbeschwerden, bei jedem Fünften entwickeln sich endoskopisch nachweisbare Geschwüre im oberen Gastrointestinaltrakt, und zahlreiche Patienten bekommen Magengeschwüre. Wer regelmäßig NSAR einnimmt, hat darüber hinaus ein erhöhtes Risiko für eine Herzinsuffizienz, so eine jüngere Studie im *British Medical Journal*. Eine Studie des Schweizer Mediziners Martin Tramèr, in *Pain* veröffentlicht, fasst zusammen: Einer von 1200 Patienten, die mindestens zwei Monate lange antirheumatische Schmerzmittel einnehmen, stirbt an Komplikationen im Verdauungsstrakt.

Bei Paracetamol ist die Lage etwas anders. Es gehört nicht zu den NSAR, denn es entwickelt seine schmerzlindernden und fiebersenkenden Eigenschaften nicht im Magen-Trakt, sondern vor allem im Rückenmark und Gehirn. Dort nimmt es Einfluss auf Botenstoffreaktionen, die an der Wahrnehmung von Schmerz beteiligt sind. Der antientzündliche Effekt ist bei diesem Wirkstoff weniger stark ausgeprägt, gleichzeitig fehlen die unangenehmen Nebenwirkungen. Nur bei hohen Dosen greift Paracetamol die Leber an. (Als ich während meiner Ausbildung auf der Intensivstation zum ersten Mal mit Fällen akuten Leberversagens konfrontiert wurde, war in den meisten Fällen eine versehentliche oder absichtliche Überdosierung mit Paracetamol die Ursache.) Gefunden wurde die Substanz bereits Ende des 19. Jahrhunderts, aber wirklich als Schmerzmittel angewendet wird sie erst seit den Fünfzigerjahren des 20. Jahrhunderts. Heute steckt sie in über 600 Arzneimitteln, oft in Kombinationspräparaten wie Erkältungsmitteln.

Die europäische Arzneimittelbehörde EMA möchte diejenigen Paracetamolpräparate verbieten lassen, die ihren Wirkstoff verzögert (»retard«) freisetzen. Das nämlich birgt das verstärkte Risiko einer Überdosierung. Kinder erhalten Paracetamol oft gegen Fieber. Eine Studie der Universität Edinburgh aus dem Jahr 2011 zeigte, dass gerade kleinen Kindern zu hohe Dosen dieses Wirkstoffs verordnet wurden. Problematisch kann auch hier die Kombination mit anderen paracetamolhaltigen Arzneimitteln werden.

Schlimmer als Alkohol

In Deutschland sind mehr Menschen von Medikamenten abhängig als von Alkohol, so das *DHS Jahrbuch Sucht* von 2017: nämlich 1,9 Millionen. Dazu zählen vor allem Schlaf- und Beruhigungs-, aber auch Schmerzmittel. Der dänische Pharmakologe Peter C. Gøtzsche, Leiter des Nordic Cochrane Centers am Rigshospitalet in Kopenhagen, war früher selbst in der Pharmaindustrie tätig. Seither hat er sich zu einem der international bekanntesten und streitbarsten Kritiker von Medikamenten entwickelt. Er fordert dazu auf, die Gesellschaft von ihrer Medikamentenabhängigkeit zu befreien, und schreibt: »Wenn Sie ein Medikament nicht unbedingt brauchen, dann nehmen Sie es nicht. Wir brauchen selten Medikamente. Es kommt selten vor, dass ein Medikament ein Leben rettet oder unser Leben erheblich verbessert. Die meisten Medikamente haben keinerlei positive Wirkungen.«

Ich bin ganz ähnlicher Ansicht. Die Medizin tendiert dazu, Krankheiten als Ausdruck eines Medikamenten-Mangelsyndroms zu verstehen – als müsse man nur die richtigen Arzneistoffe nehmen, um wieder ins Lot zu kommen. Dieses Denken negiert jedoch die körpereigenen Ressourcen, die durch Medikamente eher unterdrückt als gefördert werden. Gerade in einer Gesellschaft, die altert und in der Abnutzungserscheinungen zum Alltag der Menschen gehören, ist es wichtig, die Zahl der Arzneimittel auf ein notwendiges Minimum zu reduzieren. Denn als Internist weiß ich, dass bei jemandem, der drei und mehr Medikamente nimmt, sich Wirkungen und Nebenwirkungen schon nicht mehr sicher auseinanderhalten lassen. Die Kombination von Arzneistoffen bringt unvorhersehbare Risiken mit sich – vor allem für ältere Patienten. Zu wenige Ärzte sind sich dessen bewusst, und noch weniger wissen damit verantwortungsvoll umzugehen. Noch fehlen uns auch die diagnostischen Hilfsmittel, wie zum Beispiel Algorithmen, um die Folgen eines komplexen Wirkstoffgebrauchs besser einschätzen zu können.

Bei jüngeren Menschen scheint es der Leistungsdruck zu sein, der einen neuen Typus stressbedingter Schmerzen schafft: Immer mehr junge Erwachsene haben, so der Barmer Arztreport 2017, chronische Kopfschmerzen – ihre Zahl hat in zehn Jahren um 42 Prozent zugenommen. Die Verordnungsrate von Migränemitteln ist in diesem Zeitraum sogar um 58 Prozent gestiegen. Auch hier zeichnet sich leider ein Trend zur Tablettenabhängigkeit ab: 42 Prozent der Kinder und Jugendlichen zwischen neun und 19 Jahren sind daran gewöhnt, jeden einzelnen Kopfwehanfall mit einem Medikament zu bekämpfen. Das ist eine erschreckende Entwicklung.

2. So viele Medikamente wie nötig, so wenige wie möglich

Ein Gesundheitsrisiko bei Schmerzmitteln, aber auch anderen Medikamenten ist, dass die Nieren irgendwann nicht mehr mitmachen. Weil sie als Filter funktionieren, kommen die Gefäßwände der Nierenkörperchen mit den im Blut gelösten Substanzen in enge Berührung und können auf Dauer geschädigt werden.

Die Begegnung mit Nierenpatienten war sicher einer der Auslöser, warum ich begann, nach Alternativen zur klassischen Medikamentenmedizin zu suchen. An der Universität Freiburg, wo ich meinen Facharzt in Innerer Medizin, spezieller internistischer Intensivmedizin und Nephrologie machte, arbeitete ich unter anderem auf der Dialysestation. Eine Nierenwäsche ist keine Kleinigkeit für den Körper, die Patienten sind häufig instabil, und man muss als Arzt ständig auf Überraschungen gefasst sein. Damals, vor dreißig Jahren, waren 40 Prozent der tödlich verlaufenden Nierenversagen und jede fünfte der notwendigen Nierentransplantationen auf Schmerzmittelmissbrauch zurückzuführen. Seit der Wirkstoff Phenacetin, der als eine der Ursachen identifiziert wurde, vom Markt genommen wurde, sind die Zahlen deutlich zurückgegangen: Heute werden noch drei Prozent eines akuten Nierenversagens auf Schmerzmittel zurückgeführt.

Es gab aber noch eine weitere Erfahrung, die mich nachdenklich stimmte: Als Leiter eines nephrologisch-immunologischen Forschungslabors hatte ich häufiger Kontakt mit Patienten, die unter unklaren Schmerzen litten. Sie wurden aus diagnostischen Gründen stationär aufgenommen, um sie dann medikamentös auf antirheumatische Schmerzmittel einzustellen, die, wie in Kapitel 1 beschrieben, erhebliche Nebenwirkungen haben können. Bei Rheuma zum Beispiel nimmt man das aber in Kauf, um die schleichende Zerstörung der Gelenke durch die Immunreaktion zu verhindern.

Es gab jedoch auch einige Patienten, die schon älter waren und bereits seit Jahren als rheumakrank galten, die aber erst jetzt auf Antirheumatika eingestellt werden mussten. Bis zu diesem Zeitpunkt hatten sie ihre Krankheit auf andere Weise im Zaum gehalten – durch fleischarme Diät zum Beispiel oder regelmäßiges Fasten, Bewegung und Entspannung oder auch pflanzliche Mittel. Meine ärztlichen Kollegen straften das bei den regelmäßigen Frühbesprechungen meistens mit Häme: »Geht wohl doch nicht ohne Medizin«, triumphierte einer. »Die haben geglaubt, wenn sie kalt duschen, das bringt was«, ätzte ein anderer.

Ich selbst war vielmehr fasziniert. Auf welche Weise hatten es diese Patienten geschafft, ihrer Krankheit bis dahin die Stirn zu bieten – und zwar ohne die nebenwirkungsreichen Medikamente? Und ich war unangenehm berührt, wie wenig diese Leistung von Seiten meiner Kollegen honoriert wurde. Der blinde Glauben an die Medikamentenmedizin ärgerte mich. Also begann ich, die Patienten auszufragen, wie sie bisher mit ihrer Krankheit umgegangen waren und welche Behandlung ihnen am meisten gebracht hatte. Sehr häufig genannt wurde die Physiotherapie. Fast alle Patienten empfanden diese als besonders stärkend: eine Medizin, die berührte und auch das Gespräch suchte.

Schock mit Happy End

Warum bin ich überhaupt Arzt geworden? Vielleicht hatte das etwas mit meinem Interesse an Biografien zu tun, mit der Frage, was uns eigentlich zu dem macht, wer und was wir sind – gesund wie krank. Ich stamme nicht, wie so viele meiner Kollegen, aus einer Medizinerdynastie, wo der Großvater und Sanitätsrat schon in Öl porträtiert im Esszimmer hängt. Im Gegenteil: Mein Vater war gelernter Konditormeister und Flüchtling aus Pressburg, heute Bratislava. Als die deutschstämmigen Einwohner und auch die Ungarn, die den anderen Teil meiner Vorfahren ausmachen, dort nicht mehr gerne gesehen wurden, kam er nach Baden-Württemberg. Mein Vater wollte, dass ich einen soliden Beruf ergriff – damit meinte er, keinen akademischen. Also machte ich nach dem Abitur eine Lehre als Zahntechniker, ein zugegeben wichtiger Beruf, aber einer, der mir persönlich überhaupt nichts sagte. Das Manuelle lag mir zwar, weil ich auch immer gerne künstlerisch gearbeitet hätte und mir hätte vorstellen können, Bildhauer zu werden. Aber Zähne – das befriedigte meine Neugier auf das Leben nicht. Daher überwand ich den hartnäckigen Widerstand meines Vaters und bewarb mich um einen Studienplatz in Medizin.

Das war 1980, und ausgerechnet im ersten Semester wurde ich gleich krank und kam in Freiburg ins Krankenhaus. Ich hatte mich während eines Pflegepraktikums mit Hepatitis B angesteckt und fühlte mich elend und deprimiert, denn das bedeutete Quarantäne und eine längere Genesungszeit. Der behandelnde Arzt aber schien wenig besorgt, und mehr als meine Symptome interessierte ihn ein silberner Anhänger, den ich um den Hals trug und selbst gegossen hatte. Ich war mächtig stolz darauf und freute mich über die Anerkennung. Das war der Beginn einer positiven therapeutischen Beziehung, und ich kann mich noch heute, 38 Jahre später, an dieses Gefühl der Unterstützung und Stärkung erinnern. Aber dann nahm die Geschichte eine Wendung.

Der Heilungsprozess war gut verlaufen, doch mein Arzt empfahl mir, vor meiner Entlassung zur Sicherheit eine Leberbiopsie durchführen zu lassen. Da ich großes Vertrauen zu ihm hatte, willigte ich ein. Er biopsierte mich und fuhr danach für vier Wochen in den Urlaub. Das Ergebnis teilte mir einer seiner Kollegen zwischen Tür und Angel mit: »Chronische Hepatitis mit beginnenden Mottenfraßnekrosen.« Ich war wie in Trance. Als ich ihn fragte, was das bedeutete, antwortete er lakonisch: »In fünf Jahren haben Sie eine Leberzirrhose«, und ging. Danach fühlte ich mich wochenlang sterbenskrank und kann seither jedem Patienten die Hilflosigkeit nachfühlen, wenn er die Diagnose einer tödlichen Krankheit erhält.

Doch als mein eigener Arzt aus dem Urlaub zurückkam, las er sich den Befund des Pathologen durch, schüttelte den Kopf und sagte, das könne er sich nicht so recht vorstellen. Er schlug mir vor, eine erneute Biopsie durchführen zu lassen, und die zeigte nun Gott sei Dank die normale Ausheilung einer abgelaufenen Hepatitis! Vermutlich war der erste Befund im Labor vertauscht worden ...

Auf diese Weise machte ich bereits im ersten Semester meines Medizinstudiums eine Erfahrung, die mich als Arzt für immer prägen sollte – wie vernichtend negative Aussagen sein können und wie aufbauend eine positive Beziehung. Das war der Moment, als ich begann, über Medizin neu nachzudenken.

Hochleistungsmedizin plus Naturheilkunde

An meiner Klinik in Essen arbeiten wir »integrativ«, also mit einer Kombination von Hightech-Medizin und klassischer Naturheilkunde, deren Wirkung durch Studien oder zumindest gut dokumentierte Erfahrung belegt sein muss. Die Bewegung der Integrativen Medizin begann in den Neunzigerjahren in den USA: Als dort Umfragen zeigten, dass bereits jeder Dritte Komplementärmedizin anwendete (was die Angloamerikaner CAM nennen, Complementary and Alternative Medicine, sie ist weiter gefasst als unsere Naturheilkunde), waren die Behörden alarmiert, denn es gab keinerlei Forschung dazu. Wie weit wurde die Gesundheit der Nation von dieser Tendenz beeinflusst? Was machte das mit den Amerikanern? Als der Harvard-Professor David Eisenberg seine Umfragedaten im *New England Journal of Medicine* veröffentlichte, lebte ich mit meiner Familie gerade in den USA. Ich arbeitete am Research Institute of Scripps Clinic und später an der University of California, in San Diego. Wenn ich damals Kollegen nach ihrer Meinung über die Komplementärmedizin fragte, bekam ich immer dieselbe Antwort: »That's all voodoo!« Inzwischen hat sich das geändert, und die USA sind Vorreiter der Integrativen Medizin geworden.

Nach dem Schock der Eisenberg-Studie, als die Hochschulmedizin realisieren musste, dass die Bevölkerung auch noch zu ganz anderen Heilmitteln Zuflucht suchte, begann man, mit staatlicher Hilfe den Nutzen von Heilkräutern, Massagen, Akupunktur, Ayurveda, Meditation, Yoga und vielem mehr zu untersuchen. Als ich mit meinen Teamkollegen 1999 eine Klinik für Naturheilkunde an den Kliniken Essen-Mitte eröffnete (siehe Seite 18), konnte ich damit schon auf die ersten wissenschaftlichen Daten zurückgreifen. Das half uns, auch die Krankenkassen ins Boot zu holen – die seither die Behandlung schwer chronisch Kranker in unserem Haus bezahlen, samt den naturheilkundlichen Therapien.

Ein gutes Beispiel für unsere Arbeitsweise ist Rheuma. Wenn Sie mit dieser Krankheit zu uns kommen, machen wir zunächst eine ganz klassische Anamnese: Wir befragen Sie nach Ihrer Krankheitsgeschichte, machen Blut- und Röntgenbilder sowie Rheumatests, um Auskunft über Entzündungsaktivitäten und mögliche Gelenkveränderungen zu erhalten. Ist der Status einmal abgeklärt, interessieren wir uns von nun an aber mindestens ebenso sehr für Ihre gesunden Anteile. Denn nur, wenn es gelingt, Sie aus der Abhängigkeit von Ihren Medikamenten und Symptomen zu lösen, Sie von der Passivität wieder ins aktive Handeln zu bringen, dann wird es gelingen, Ihre Krankheit zurückzudrängen oder vielleicht sogar ganz zum Abklingen zu bringen. Rheuma verläuft wie viele chronische Erkrankungen in Schüben, und mit naturheilkundlichen Therapien kann es gelingen, den nächsten Schub um Jahrzehnte nach hinten zu verlagern.

● ●

Fallbeispiel:
Rheuma und chronisch entzündliche Darmkrankheit

Eine unserer Patientinnen hatte als junge Frau eine chronisch-entzündliche Darmerkrankung entwickelt. Gegen die häufigen Durchfälle und Bauchkrämpfe musste sie jahrelang starke Medikamente einnehmen, die unter anderem das Immunsystem unterdrückten – bis vor zehn Jahren auch noch Rheuma zu ihren Beschwerden hinzukam. Jetzt war die Patientin 40 und die Rheumatologin am Ende. »Wir haben alle Wirkstoffe durch«, sagte sie zu ihrer Patientin, »einen einzigen können wir noch ausprobieren.« Doch die Frau hatte über eine Nachbarin von unserer Klinik gehört und wollte sich gerne naturheilkundlich behandeln lassen. »Was wollen Sie denn mit sanfter Medizin?«, fragte die Ärztin entsetzt. »Sie sind schwer krank!« Aber die Rheumatologie hatte auch nicht mehr viel anzubieten – bis auf den einen Wirkstoff.

Bei uns machte die Patientin ein naturheilkundliches Basisprogramm durch. Jeder Tag beginnt mit einer achtsamen Morgenbewegung zum Aufwachen und Aktivieren in der großen Halle der Station – mit meditativen Bewegungen aus Qigong und Yoga. Am Vormittag erhielt die Patientin einen feucht-kalten Brustwickel, der nur im allerersten Moment Gänsehaut macht, denn gleich darauf arbeitet der Körper intensiv gegen den Kältereiz, und wohlige Wärme breitet sich unter der Bettdecke aus. Kaum eine andere Behandlung führt das Nervensystem so schnell zur Entspannung. Auf das Auswickeln nach 40 Minuten folgten noch 20 Minuten Ruhepause im Bett.

Wegen der häufigen Durchfälle hatten die zuvor behandelnden Gastroenterologen unserer Kranken empfohlen, nur ganz leichte Kost zu essen, auf gar keinen Fall Körner, sondern am liebsten Weißbrot, um den Darm zu »schonen«. Unsere Ernährungswissenschaftlerin sah das anders: Um den Körper wieder besser mit Nährstoffen zu versorgen, die bei den Durchfällen verlorengingen, empfahl sie ihr Vollwertkost.

»Sie vertragen natürlich kein Vollkornbrot«, erklärte sie ihr, »auch keine Rohkost. Aber wir könnten kleine Portionen an gekochtem vollwertigem Reis oder auch Hirse ausprobieren.« Die Patientin reagierte auf diese Kost mit erneuten Durchfällen, drei Tage lang. Sie weinte und war verzweifelt. »Geben Sie nicht auf«, bat die Ökotrophologin. »Einen Tag lang versuchen wir es noch – der Körper muss sich erst umgewöhnen.«

Am nächsten Tag normalisierte sich der Stuhlgang, und die Patientin war glücklich. Nach vielen Jahren hatte sie zum ersten Mal etwas gefunden, mit dem sie Gutes für sich tun konnte, anstatt immer nur Verboten zu folgen. Pflanzliche Entzündungshemmer wie Brennnesselextrakt oder Teufelskrallenwurzel verbesserten ihren Zustand zusätzlich.

Als sie entlassen wurde, hatte sich ihr Gesamtzustand deutlich verbessert. Ihre Entzündungsschübe im Darm wie an den Gelenken traten nach dem Klinikaufenthalt viel seltener auf. Ihre Medikamentendosis konnte sie, seit sie regelmäßig Entspannungsübungen machte, auf ihre Ernährung achtete und auch regelmäßig fastete, reduzieren.

· ·

Der Patient kann mehr, als ihm die Medizin zutraut

Was zeigt dieses Fallbeispiel? Gelingt den Patienten mehr als der Medizin? Das nicht unbedingt, schließlich lassen wir Ärzte uns über viele Jahre hinweg zu Spezialisten für den Körper ausbilden. Doch ein

Körper ist mehr als die Summe seiner Symptome. Und die Medizin könnte noch viel mehr erreichen, wenn sie den Patienten in seiner Ganzheit sehen würde, anstatt ihn in einzelne Krankheitsbilder zu zerlegen. Wenn sie ihm zutrauen würde, selbst etwas für sich tun zu können, und ihm dabei als Partner zur Seite stünde.

Die Realität ist leider anders. Viele Ärzte fürchten den Verlust ihrer Autorität. Nur 27 Prozent finden es gut, dass sich Patienten schon informieren, bevor sie zum Arzt gehen (Gesundheitsmonitor 2016 der Bertelsmann Stiftung/Barmer GEK). Und jeder zweite Arzt zweifelt daran, dass er auf dem Gesundheitsinteresse seiner Patienten seine Therapie aufbauen kann – erwartet al.so wenig Eigeninitiative von ihnen. Viele Mediziner sind generell skeptisch, was die vielen Informationsangebote im Internet angeht, und würden gerne die Informationshoheit behalten. Doch wir kommen um den selbst informierten Patienten nicht mehr herum und sollten diese Entwicklung eher fördern, als ihr im Weg stehen: Die internationale Open-Notes-Bewegung, die sich für mehr Transparenz im Gesundheitswesen einsetzt, zeigt, dass die Patienten emanzipierter werden, wenn sie Zugang zu all ihren Gesundheitsdaten erhalten. Sie kommen dann besser mit den Einschränkungen ihrer Krankheit zurecht.

Darüber hinaus sind es sehr schöne Erlebnisse mit Patienten, wenn diese auf einmal erkennen, welches Potenzial in ihnen steckt.

● ●

Fallbeispiel: Steißbeinschmerz

»Love is Pain« hatte diese Patientin auf ihrem Rücken tätowiert, aber so wörtlich hatte sie es wohl doch nicht gemeint. Vor vier Jahren hatte die Bankangestellte aus Bochum mit damals 30 Jahren einen Sohn zur Welt gebracht – ein Wunschkind. Sie und ihr Mann waren überglücklich, das Kind war gesund, das schien das Wichtigste – doch dann setzten bei ihr unerträgliche Schmerzen im Bereich des unteren

Beckens ein. Das Steißbein, der unterste Teil der Wirbelsäule, hatte sich bei der Geburt um 90 Grad verschoben und drückte nun auf die umliegenden Nervenbahnen. Allein schon, sich im Bett aufzusetzen, verursachte der jungen Mutter unerträgliche Schmerzen. Das Stillen wurde zur Herausforderung an die Nerven von Mutter und Kind. Noch in der Klinik versuchte ein Physiotherapeut, das Steißbein wieder in seine alte Position zu rücken. Mit dem Zeigefinger durch den Mastdarm und dem Daumen von außen zog er das Steißbein nach hinten, während das darüber liegende Kreuzbein nach unten gedrückt wurde. Gewöhnlich lindert das die Schmerzen sofort, aber in diesem Fall rührte sich das Steißbein nicht. Nach der Entlassung konnte die junge Mutter weiterhin nicht sitzen, und jedes Niesen fühlte sich an, als würde die Erschütterung ihr Becken auseinanderreißen. Schlafen funktionierte nur auf dem Rücken.

Vier Jahre lang versuchte die Patientin alles Mögliche, ging zu Gynäkologen, Orthopäden, Chiropraktikern, Neurologen – alles ohne Ergebnis. Schmerzmittel zeigten keinerlei Wirkung, bis auf Morphium, aber das wollte sie aus Angst vor Abhängigkeit nur im äußersten Notfall nehmen. Die Ärzte rieten ihr nun, das Steißbein operativ entfernen zu lassen. »Aber wer gibt mir die Garantie, dass das hilft?«, fragte sie mich in der Klinik. Nach und nach hatte sie das Steißbeinsyndrom in eine Sackgasse manövriert, aus der sie sich nicht befreien konnte. Schließlich hatte sich auch ihr Mann getrennt, weil sie »nur noch auf die Schmerzen fixiert« gewesen sei, wie er ihr sagte. Sie lebte nun allein mit ihrem Sohn in der ständigen Angst, auch ihr Kind mit ihren Beschwerden zu belasten.

Über die Empfehlung einer Freundin war sie schließlich zu uns in die Klinik gekommen. Wir begannen mit Ruhe. Die ersten Tage fanden nur wenige Therapien statt, denn die Patientin musste zunächst »loslassen«, die innere Anspannung verlieren. Dabei halfen Nadelkissen zur Durchblutung und wärmende feuchte Ingwerwickel um den Lendenbereich. Yoga verbindet Atmung mit sanfter

Dehnung – zum ersten Mal in ihrem Leben machte sich die Patientin auf diese Weise bewusst, wie ihr Körper auf An- und Entspannung reagierte.

Das Wichtigste aber war, neben all den medizinischen Therapien, sagte die Patientin bei ihrer Entlassung, dass sie in der Klinik gelernt habe, wieder zu genießen. Zum Beispiel hatte sie das Thema Ernährung, nachdem sie als junge Frau eine Magersucht überstanden hatte, ziemlich ignoriert. Jetzt war sie entschlossen, sich wieder mehr um Qualität und Genuss des Essens zu kümmern, auch ihres Sohnes wegen. Bei unserem Abschlussgespräch konnte die junge Frau schon wieder entspannt auf einem Stuhl sitzen, ohne sich dabei zu verkrampfen. Die Schmerzen waren deutlich besser geworden, auch wenn das Steißbein noch immer seine ungewöhnliche Position behielt. »Ich spüre, wie das meinen Körper verändert«, sagte sie. »Vielleicht gibt sich das Steißbein doch eines Tages einen Ruck. Ich vermeide es jedenfalls nicht mehr, daran zu denken, sondern konzentriere mich sogar darauf, mich ihm freundlich zuzuwenden. Das habe ich hier in der Meditation gelernt.« Sie wolle regelmäßig am Ruhr-Ufer walken gehen und die in der Klinik gelernten entspannenden Selbsthilfemaßnahmen zu Hause fortführen. Jetzt freue sie sich, so die Patientin, mit neuen Kräften zu ihrem Sohn zurückzukehren.

• •

Die Perspektive der Gesundheit

»Solange du noch atmest, ist mehr Gesundheit in dir als Krankheit«, betont der Molekularbiologe Jon Kabat-Zinn. Der Stressforscher und legendäre Vertreter der Achtsamkeitsmeditation war einer unserer ersten Lehrer, als wir begannen, neue Behandlungskonzepte für unsere Klinik in Essen zu entwickeln. Er schulte unser Kern-Team, das nun schon bald 20 Jahre zusammenarbeitet, in »Mindfulness-Based Stress Reduction (MBSR)«, seinem für therapeutisches

Handeln wertvollen Programm zur Stressreduktion. Die Konzentration auf den Fluss des Atems ist dabei ein wichtiges Element (siehe Seite 246).

Mediziner befassen sich vor allem mit Krankheiten, um die Gesundheit kümmern sich andere. Zum Beispiel der Soziologe Aaron Antonovsky, der 1960 aus den USA nach Israel auswanderte. Dort untersuchte er unter anderem Frauen, die das Konzentrationslager überlebt hatten, und stellte zu seinem Erstaunen fest, dass rund ein Drittel von ihnen die Zeit des Grauens gut überstanden hatte – ohne tiefgreifende mentale wie körperliche Schäden. Wie konnte das sein? Was hatte sie dazu befähigt?, fragte sich Antonovsky und begründete mit seiner Forschung die Salutogenese, die Wissenschaft von der Gesundheit.

Im Gegensatz zur Pathogenese der Medizin, die nach den Ursachen von Krankheit fragt, will die Salutogenese herausfinden, über welche inneren Ressourcen Menschen verfügen und was sie stark macht. Ein »Spin-off« der Salutogenese ist die aktuelle Resilienzforschung.

Antonovskys Antwort war ein »Gefühl der Kohärenz« – in Alltagsdimensionen übersetzt bedeutet das, dass Menschen ihre Lage verstehen müssen, das Gefühl haben, damit irgendwie umgehen zu können, und Sinn darin sehen zu handeln. In unserer Klinik setzen wir dieses Konzept um, indem wir unseren Patienten Informationen geben (Verstehbarkeit), sie Erfahrungen machen lassen (Handhabbarkeit) und sie motivieren, etwas für ihre Gesundheit zu tun (Sinnhaftigkeit).

Bezogen auf die oben zitierte Rheumapatientin bedeutet dies: Sie hat verstanden, dass »Schonung« allein sie nicht gesund machen wird, ebenso wenig wie Medikamente. Das Experiment mit dem Vollwertreis hat ihr gezeigt, dass ihr Körper stärker ist, als sie dachte, und dass sie ihm etwas Gutes tun kann. Das motiviert sie, diesen Weg weiterzugehen, weil sie nun einen Sinn darin sieht.

Kaum eine andere Dimension des Seins ist so wichtig wie das Gefühl, einer Situation nicht ausgeliefert zu sein, sondern selbst etwas tun zu können. Umfragen zeigen immer wieder, dass genau darin auch die Hauptmotivation der Bevölkerung liegt, sich mehr Naturheilkunde im Gesundheitssystem zu wünschen.

3. Schmerz – das große Rätsel

Etwa die Hälfte unserer Patienten kommt zu uns wegen unstillbarer Schmerzen. Ihnen zu helfen ist eine unserer zentralen Aufgaben. Chronische Schmerzen verändern Menschen, machen sie reizbarer, verzagter, ängstlicher. Sie erhöhen das Risiko für Bluthochdruck und Depressionen, schwächen das Immunsystem, führen zu Arbeitsunfähigkeit und sozialer Isolation. Denn nach anfänglichem Mitgefühl und Verständnis wollen die Partner, Freunde und Verwandten irgendwann nichts mehr hören von dem andauernden Leid. Bei manchen schleicht sich der Verdacht ein, dass die Betroffenen vielleicht einfach nur mehr Aufmerksamkeit wollen oder die Ursache »eher psychisch« sei – und in der Tat reagieren Schmerzkranke empfindsamer als früher auf ihre Umwelt. Man weiß heute sogar, dass der Dauerbeschuss von Schmerzsignalen im präfrontalen Cortex, demjenigen Teil des Gehirns, der bewertet und Entscheidungen trifft, zu Veränderungen führt. Er reduziert die graue Substanz in einer Region, die für sämtliche Wahrnehmungsprozesse und motorische Leistungen zuständig ist.

Wenn Sie selbst schon einmal stärkere und anhaltende Schmerzen hatten, dann wissen Sie vielleicht, wie ratlos viele Ärzte in solch

Schmerzwahrnehmung

Ein Schmerzreiz erreicht über das Rückenmark das Gehirn und wird dort in verschiedenen Zentren verarbeitet: Er wird verortet und löst körperliche Reaktionen aus. Als Alarm schärft er die Aufmerksamkeit. Er hat aber auch emotionale Folgen. Bis zu einem gewissen Grad kann das Gehirn den Schmerz hemmen.

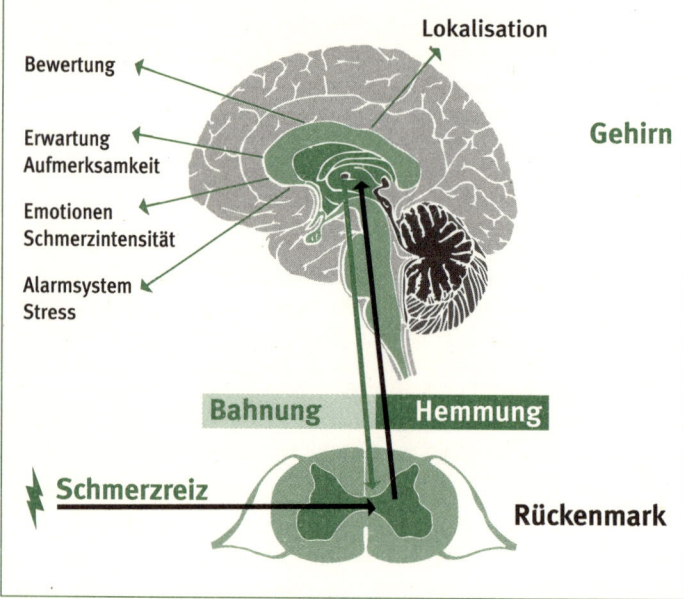

einer Situation sind. Schmerzmittel bringen längst nicht immer Erleichterung. Manchmal tut Wärme gut, aber dann ist es doch wieder eher die Kälte. Manche Ärzte stellen wehe Regionen still, andere empfehlen vorsichtige Bewegung. Manche spritzen Kortison, andere sagen, das verschlimmere die Symptome langfristig. Dem einen hilft Akupunktur, der Nächste spürt dabei gar keine Linderung. Um das Rätsel gleich aufzulösen: Es gibt nicht *die eine* Schmerztherapie, weil es nicht *den einen* Schmerz gibt. Jeder Schmerz ist ein einzigartiges Ereignis und noch dazu eines, das jeden Moment wechseln kann. Schmerz ist auch nicht objektiv zu diagnostizieren – nur wenn man einen Hirnscan macht, wird der Schmerz sichtbar: Dann leuchtet das Gehirn an vielen Stellen gleichzeitig auf, während man Probanden zum Beispiel einen Hitzeimpuls am Unterarm zufügt. Im klinischen Alltag aber müssen wir uns mit den subjektiven Angaben der Patienten zufriedengeben und damit auch ihrer Antwort auf unsere Frage: »Wenn Sie an Ihren Schmerz denken – wie stark empfinden Sie ihn, auf einer Skala von Null bis Zehn?«

Leuchtfeuer im Gehirn

Was also ist Schmerz überhaupt? Die meisten Menschen halten Schmerz für ein Warnsignal, das eine konkrete Verletzung ans Gehirn meldet. Das stimmt auch, aber warum gehören zu den stärksten Schmerzen überhaupt solche von Gliedmaßen, die gar nicht mehr existieren – sogenannte Phantomschmerzen? Und wie kann es sein, dass ein Mensch nach einem Zusammenprall aus seinem beschädigten Auto aussteigt, um sich um seinen Hund zu kümmern, der aus dem Fenster geflogen war – und erst nach Minuten plötzlich zusammenbricht, weil beide Oberschenkel gebrochen sind? Die britische BBC interviewte in einer großen Schmerzdokumentation unter anderem einen jungen Mann, der sich bei einem Arbeitsunfall den rechten Unterarm mit einer Stichsäge fast durchtrennt hatte, dabei aber »nur ein leichtes Unbehagen« empfand – weil er wusste, er musste sich den Arm sofort abbinden und Hilfe holen, sonst würde er verbluten. Sein Gehirn hatte in diesem akuten Notfall andere Dinge zu tun, als »Schmerz« zu melden. Der kam erst, als der Verletzte im Krankenhaus und in Sicherheit war.

Schmerz ist eine Alltagserfahrung. Vielleicht erscheint er uns deshalb so simpel: Wenn der Hammer den Finger trifft statt den Nagel, das heiße Fett aus der Pfanne auf die Hand spritzt oder der Blumentopf auf den großen Zeh fällt, ist das Ergebnis eindeutig: Es tut verdammt weh. Übrigens – mit Zeitverzögerung. Denn während die Nachricht des Ereignisses selbst das Gehirn mit etwa 90 Stundenkilometern erreicht – über die Aδ-Nervenfasern –, kommt das dicke Ende erst hinterher: Die C-Fasern transportieren den intensiven Schmerz langsamer, mit nicht einmal vier Kilometern in der Stunde, also in Schrittgeschwindigkeit.

Verschiedene Schmerzen und ihre Ursachen

Art des Schmerzes	Ursachen	Beispiele	Klassische Schmerztherapie
Nozizeptorschmerz	Erregung von Nervenzellenendigungen im Gewebe durch Hitze/Kälte, Säuren oder Druck und Dehnung	Verletzungen, entzündete Gelenke, Gewebeschäden durch Tumor	Antientzündliche Analgetika wie etwa Paracetamol
Neuropathischer Schmerz	Reizung oder Verletzung der Nervenfaser selbst – Ausstrahlung in umliegende Bereiche	Ischias, Trigeminus-Neuralgie	Schmerzmittel häufig erfolglos, evtl. Antidepressiva (schmerzdistanzierend)
Phantomschmerz	Verlust eines Körperteils der Peripherie führt zu Fehlaktivität im Rückenmark und starken Schmerzen	Amputationen von Arm oder Bein	Schmerzmittel häufig erfolglos, evtl. Epilepsiemedikamente
Reflektorischer Schmerz	Gestörte Motorik führt zu Verspannungen, Muskelverhärtungen und Verkürzungen	Rückenschmerz, Kreuzschmerzen	Schmerzmittel häufig erfolglos, stattdessen Mobilisierung und Lockerung
Psychosomatischer Schmerz	Seelische Belastungen, Stress	Kopfschmerzen, Migräne	Medikamente und Lebensstilveränderung

Art des Schmerzes	Ursachen	Beispiele	Klassische Schmerztherapie
Viszeraler Schmerz	Ausgehend von den Eingeweiden, begleitet von Übelkeit oder Kreislaufschwäche, strahlt häufig auf die Körperoberfläche aus	Reizdarm, Gallenkolik, Magengeschwür	Auch mit starken Medikamenten (Opioiden) schwer zu behandeln
Übertragener Schmerz	Schäden an inneren Organen werden nach außen projiziert	Herzinfarkt (strahlt oft in linken Arm oder Rücken aus), Leberprobleme wirken auf die Schulter	Organspezifisch behandeln

Alles Nervensache

Was passiert bei einer Verletzung? Unsere oberste Hautschicht, aber auch die tiefer liegende Dermis enthalten etwa drei Millionen Nozizeptoren, das sind Nervenzellen mit zwei langen Ausläufern. Das eine Ende fungiert als Sensor und sitzt in der Haut (auch auf Gelenkkapseln, Faszien und der Haut von Organen). Die Sensoren reagieren auf verschiedene Arten von Reizen: erhöhten Druck (der Blumentopf), Temperatur (das heiße Fett, aber auch Eiseskälte) und Säure. Nur einige haben Spezialaufgaben.

Das andere Ende aller Nozizeptoren führt zum Rückenmark, wo sich die Nervenbahnen über Kreuz verschalten und dann über das Rückenmark ihre Signale zum Gehirn senden. Dort angekommen, verteilen sie sich auf verschiedene Hirnregionen: den Thalamus, ein sensorisches Zentrum, das uns registrieren lässt, wo es uns wehtut; den Hirnstamm, über den das autonome Nervensystem gesteuert wird, weshalb wir auf Schmerz automatisch mit Herzklopfen, erhöhtem Blutdruck und Schweißausbrüchen reagieren, und das Mittelhirn, in eine Region mit dem fantasievollen Namen »zentrales Höhlengrau«. Sie ist eng verbunden mit dem limbischen System und dem

Hypothalamus – kurz: Hier machen sich Schmerzen in unserem Gefühlsleben bemerkbar, mit Depression oder Wut.

Diese vereinfachte Darstellung zeigt schon sehr deutlich, dass Schmerz ein komplexes Phänomen ist, denn alle diese Regionen im Gehirn sind nicht nur Empfänger der Signale, sondern sie reagieren auch mit- und aufeinander. Die Nozizeptoren selbst funken nicht einfach nur Signale, sondern ihre Leistung wird von Botenstoffen im Gewebe oder auch Kalium und Wasserstoffionen beeinflusst. Diese Stoffe öffnen Kanäle in der Zellwand und erhöhen dadurch die Empfindlichkeit der Nervenzelle, oder sie bringen sie auf andere Weise dazu, Impulse auszusenden.

Das Ökosystem des Schmerzes

Ich will Sie hier nicht mit Biochemie und Neurologie langweilen – wichtig ist aber zu verstehen, dass nicht nur das Ereignis den Schmerz bestimmt, also die Wucht, mit der Sie den Hammer auf den Daumen fallen lassen, sondern sozusagen auch das Ökosystem des Körpers, in dem der Reiz weitergeleitet wird. Wenn wir zum Beispiel Entzündungen in uns tragen, die mit einer Vielzahl von Reaktionen des Immunsystems einhergehen und Botenstoffen wie Bradykinin oder Histamin, dann sinkt die Erregungsschwelle der Nozizeptoren, und wir spüren auch Reize, die normalerweise gar nicht bewusst werden. Dann kann es schon schmerzhaft werden, wenn jemand nur leicht über die Haut streicht.

Auch die Ernährung spielt eine Rolle. Wenn Zellen bei einer Verletzung zerstört werden, setzen sie ihr Innenleben frei. Die Zellflüssigkeiten werden dann durch Enzyme in Arachidonsäure umgewandelt. Die wiederum ist ein Baustein für Prostaglandine, die das Gewebe anschwellen lassen und den Schmerz verstärken. Arachidonsäure ist aber auch in Fleisch, Eiern und Milchprodukten enthalten – weshalb es für chronische Schmerzpatienten Sinn macht, den

Konsum von tierischen Lebensmitteln stark zu reduzieren und vielleicht ganz zu Vegetariern zu werden (siehe Seite 189).

Solche Faktoren tragen dazu bei, dass einige Menschen besonders schmerzempfindlich sind, zum Beispiel schon das Aufliegen der Füße auf dem Bett als schmerzhaft empfunden wird, weil die Nozizeptoren überaktiv sind (Allodynie) oder, wie bei einer Hyperalgesie, die Leitneuronen im Rückenmark »verrückt spielen«.

Umgekehrt kann der Körper aber auch Mechanismen zur Schmerzunterdrückung aktivieren. Akupressur auf bestimmte Punkte zum Beispiel wirkt über Botenstoffe wie Glutamat auf zwischengeschaltete Nervenzellen und hemmt die Weiterleitung von Schmerzsignalen. Gleichzeitig kann sie körpereigene Opioide freisetzen, die Enkephaline. Aber wir können auch »top-down« den Schmerz in Zaum halten, für kurze Zeit zumindest: Wenn Sie zum Beispiel eine zu heiße Tasse in die Hand nehmen, aber dann nicht fallen lassen wollen, unterdrückt das Gehirn bewusst den Schmerzimpuls, bis Sie den rettenden Tisch erreicht haben und sie abstellen können. Erst dann tut es richtig weh.

Manchmal kann das Gehirn die Informationen der Nervenfasern räumlich nicht genau zuordnen – deshalb tut ein Herzinfarkt weh, obwohl das Herz selbst nicht schmerzt, sondern zum Beispiel in Arm oder Magen ausstrahlt. In der medizinischen Diagnostik bedeutungsvoll sind die Headschen Zonen, das sind Hautareale, auf die innere Organe projizieren. Das führt dazu, dass es an Stellen wehtun kann, die selbst gar nicht betroffen sind: Eine Entzündung der Bauchspeicheldrüse zum Beispiel schmerzt in der Gürtelregion, und eine Nierenkolik strahlt in den Genitalbereich aus.

Ein Spezialfall sind viszerale Schmerzen (*viscera* = lateinisch für Eingeweide). Sie gehen vom Magen-Darm-Trakt und der Beckenregion aus und sind aufgrund des dichten Nervennetzes des sogenannten »Bauchgehirns« meistens diffus und schwer zu lokalisieren. Häufig werden sie von Übelkeit und Erbrechen begleitet. Was die

Naturheilkunde tun kann, um chronische Darmentzündungen und Reizdarm oder auch die bei Kindern so häufigen Bauchschmerzen zu behandeln, darauf kommen wir später zurück (siehe Seite 205).

Leiden wird gelernt

Es gibt also keine unmittelbare Entsprechung zwischen dem Grad der Verletzung und dem Schmerz: Wenn mehr »vom Arm ab« ist, tut das nicht unbedingt mehr weh, als wenn nur der kleine Finger verbrüht wurde – es kommt immer darauf an, wie das Gehirn die Verletzung bewertet. Wenn ich in Lebensgefahr bin, schaffe ich es, mich auch mit zwei gebrochenen Beinen aus einem brennenden Haus zu retten. Wenn ich aber Angst vor dem Zahnarzt habe, tut das Bohren von vornherein viel mehr weh.

Irene Tracey, Neurowissenschaftlerin am Pembroke College der Universität Oxford, hat Freiwillige in einen Hirnscanner gelegt und ihnen zusammen mit schmerzhaften Temperaturreizen Bilder eingespielt. Bei einem leichten Schmerzimpuls (»Drei« auf einer Skala von Eins bis Zehn) erschien ein grünes Dreieck, das bei deutlich stärkerem Schmerz (»Sieben«) zu einem Quadrat wurde. Es wurde also die Erwartung geschult: »Grün« bedeutet Schmerz. Und selbst, als schließlich nur noch grüne Dreiecke erschienen, also ein schwacher Schmerzimpuls verabreicht wurde, bewerteten die Teilnehmer das plötzlich mit »Fünf«, also stärker als anfangs. Sie waren sensibilisiert worden.

Was lernen wir daraus? Unsere Erwartung spielt eine große Rolle, und die Erwartung ist durch Erfahrungen geprägt. Man weiß zum Beispiel, dass Frühgeborene, die aufgrund notwendiger Untersuchungen in dieser kritischen Lebensphase mehr als ein Dutzend Mal täglich schmerzhafte Reize aushalten müssen (zum Beispiel beim Absaugen der winzigen Nase oder bei Pricktests), im späteren Leben schmerzempfindlicher sind. Interessant ist auch der soziale Kontext: Wenn ihre Mütter anwesend sind, reagieren Kinder meist stärker auf

Schmerzen, weil sie unbewusst einen Teil der Sorge ihrer Eltern übernehmen.

Schmerzen werden auch kulturell geprägt: Südländer fallen in Krankenhäusern und Arztpraxen häufig durch lauteres Klagen auf, weil das Zähnezusammenbeißen in ihrem Kulturkreis weniger Anerkennung findet. Der kulturelle Kontext ist also wichtig: Bei praktizierenden Katholiken, so zeigten Tests, lindert der Anblick eines Marienbildes ihre Schmerzen, während bei nichtreligiösen Personen ein zuvor ebenso sympathisch bewertetes Frauenporträt keine Wirkung zeigt.

Man kann das Gehirn auch ablenken, wenn es wehtut. Patienten, denen – zum Beispiel nach Verbrennungen – das Wechseln ihrer Verbände durch die Pfleger große Schmerzen bereitet, empfinden das nur halb so schlimm, wenn sie währenddessen auf einem Tablet ein Videospiel spielen. Das liegt daran, dass bei konkurrierenden Sinneseindrücken die visuellen Reize dominieren. Nach einem ähnlichen Prinzip hängen Zahnärzte über dem Behandlungssessel Bildschirme mit blühenden Landschaften auf – um die Aufmerksamkeit vom Bohrer abzulenken.

Die Rolle des Rituals

Unser Schmerzempfinden hängt also davon ab, was das Gehirn erwartet. Es gibt legendäre Versuche in der Placeboforschung, die das zeigen – und gleichzeitig auf die wichtige Rolle des Rituals verweisen, das in der Medizin eine große Rolle spielt. International führender Experte auf diesem Gebiet ist der italienische Neurowissenschaftler Fabrizio Benedetti von der Universität Turin. Er hat einen Versuch gemacht, bei dem Schmerzmittel einmal »offen« verabreicht wurden, also durch einen Arzt im weißen Kittel, und einmal »verdeckt«: Die Patienten waren über einen Infusionsschlauch mit einem Automaten verbunden, wussten aber nicht, ab welchem Zeitpunkt nicht mehr nur Kochsalzlösung floss, sondern auch ein Analgetikum.

Das Ergebnis ist beeindruckend: Diejenigen Patienten, die eine offene Injektion erhielten, verspürten sofort Erleichterung – selbst dann, wenn die Spritze des Arztes nur ein Placebo, ein Scheinmedikament, beinhaltete. Umgekehrt spürten diejenigen, die ein Schmerzmittel über einen Infusomaten erhielten, längere Zeit nicht, dass der Automat bereits ein Schmerzmittel in ihre Venen entließ. Vier klassische Schmerzmittel wurden bei diesem Experiment getestet, und bei *allen* war die Wirkung des Rituals stärker als die Substanz selbst, in der Regel doppelt so groß.

Vor der Entwicklung effizienter Narkosemittel gehörte das Ritual zum medizinischen Handgepäck wie ein Stethoskop. Der naturheilkundlich orientierte Hals-Nasen-Ohren-Arzt Jochen Gleditsch erzählte auf Vorträgen staunenden Medizinstudenten, wie er selbst vor rund 60 Jahren als junger Arzt bei Kindern die Mandeln operierte – ohne Narkose: »Wir mussten ihnen die Angst nehmen und sie so sehr ablenken, dass der Schnitt schon gemacht war, bevor sie das überhaupt merkten!«

Heute erfährt diese Kunst der Ablenkung durch das Wiederaufleben der Hypnose in der Medizin eine Renaissance: An der belgischen Universitätsklinik Lüttich zum Beispiel wurden in 20 Jahren über 8000 Patienten nur unter Hypnose operiert, um die Nebenwirkungen starker Narkosemittel zu vermeiden (ein Anästhesist war jedoch auf Stand-by im OP, um jederzeit eingreifen zu können). In Deutschland findet Hypnose weniger Anwendung, auch weil sie personal- und zeitintensiv ist und von den Kassen deshalb nicht bezahlt wird. Aber es gibt Ärzte, die Suggestionen einsetzen – wie der Hamburger Kinderarzt Raymund Pothmann, der eine Spezialpraxis für kindliche Schmerzpatienten führt. Er zieht Kindern zum Beispiel symbolisch einen unsichtbaren Zauberhandschuh über, der den unangenehmen Pieks einer Spritze abmildert. »Das funktioniert«, erzählt er auf einem Symposion den Teilnehmern, »selbst bei schwierigen Jugendlichen, die an gar nichts glauben und sagen: Eh, Sie wollen mich wohl verarschen?!« Teile des Gehirns, die sich der rationalen Kontrolle entziehen, »glauben« dem Ritual.

Glaube, Liebe, Hoffnung

Entdeckt wurde das Placebophänomen übrigens gegen Ende des Zweiten Weltkriegs. Nach der Landung der Alliierten in Italien ging dem amerikanischen Truppenarzt Henry Beecher aufgrund der Vielzahl der Verletzten das Morphium aus. In seiner Verzweiflung täuschte der Arzt die Verletzten und spritzte ihnen einfache Salzlösung. Zu seiner Überraschung half die Injektion so, als hätte er Morphium verwendet.

In der Medizin haben Placebos keinen guten Ruf. Das kommt daher, dass das Gros der Forschung Arzneimitteln gilt und von der Pharmaindustrie finanziert wird. Da ist es nur verständlich, dass es auf wenig Gegenliebe stößt, wenn sich herausstellt – wie bei dem Versuch von Fabrizio Benedetti –, dass das Ritual besser ist als der Wirkstoff-Cocktail selbst. Schließlich dauert die Entwicklung eines neuen Medikaments rund 10 Jahre und kostet bis zur Zulassung 2,4 Milliarden Euro (!).

In der Medikamentenforschung wird die Wirkung eines Arzneistoffes »gegen Placebo« getestet: Man hat mindestens zwei Vergleichsgruppen, von denen die eine den Wirkstoff erhält, die andere ein Scheinmedikament – verschlüsselt, also ohne dass Prüfer und Probanden wissen, wer was bekommen hat. Diese Versuchsanordnung, auch RCT *(randomized controlled trial)* oder Doppelblindversuch genannt, ist schon häufig kritisiert worden, weil sie unter Laborbedingungen stattfindet. Um zu gesicherten Ergebnissen zu kommen, tut man also alles, um die Bedingungen so weit wie möglich zu standardisieren, was bedeutet, dass man die Wechselfälle des normalen Alltags möglichst ausklammert. So sind die Probanden meistens junge gesunde Männer. Vor allem aber, und diese Kritik können Sie inzwischen sicher gut nachvollziehen, wird die Medikamentengabe so neutral wie möglich gehalten und das Ritual dabei völlig negiert.

Der Placebofaktor, der bei solchen Studien herauskommt, liegt im Schnitt bei 30 Prozent, häufig auch höher. Weil man nicht untersucht, *warum* ein Arzneistoff bei jedem dritten Probanden versagt hat, sondern den Fokus auf die pharmakologische Wirkung legt, ist der Placeboeffekt in den Augen der Forscher nur ein unerwünschter Stolperstein auf dem Weg zur Zulassung. Viele Ärzte setzen ihn mit »Einbildung« gleich, ohne sich weiter Gedanken darüber zu machen.

Alles, was sich nicht messen, wiegen und mit einfachen Mitteln beschreiben lässt, bekommt in der naturwissenschaftlich orientierten Medizin schnell das Etikett »unwissenschaftlich« verpasst. Bei der Placebowirkung geht es aber nicht um irgendein Voodoo, sondern um soziale Faktoren, um Zuwendung, positive Worte und Berührung, die für ein Heilungsritual ganz entscheidend sind. Deshalb hat sogar der Wissenschaftliche Beirat der Bundesärztekammer 2008 die Ärzte Deutschlands aufgefordert, den Placeboeffekt stärker zu nutzen. Sein Ziel: »unerwünschte Wirkungen von Medikamenten zu verringern« (zum Beispiel die Antibiotikaresistenz) »und Kosten im Gesundheitswesen zu sparen«.

Der Placeboeffekt kann aber auch dazu dienen, die Wirkung von Medikamenten zu verstärken, betonte die Stellungnahme. Das bestätigt der deutsche Placeboforscher Manfred Schedlowski, Professor an der Universität Duisburg-Essen, der dafür plädiert, in künftige Arzneimittelforschung den Kontext, in dem die Medikamente verabreicht werden, einzubeziehen, anstatt das Placebo nur als Versagerquote zu behandeln. Er ist zuversichtlich, dass man so herausfinden kann, wie man einen Wirkstoff am optimalsten einsetzt.

Über sieben Brücken musst du gehn ...

Seit der Jahrtausendwende hat vor allem die Hirnforschung viele spannende Erkenntnisse zur Schmerzverarbeitung gebracht. Die Patienten haben leider bisher kaum davon profitiert. Sieben Jahre dauert es im Schnitt immer noch, bis ein chronischer Schmerzkranker Hilfe bekommt. »Sieben dunkle Jahre überstehn«, hatte Rockstar Peter Maffay gesungen – das ist eine lange Zeit. 20 Prozent der Patienten führt sie (EU-weit) bereits in die Arbeitsunfähigkeit oder Frühverrentung. Bei ihnen dominiert der Schmerz den Alltag. Manche haben sich so daran gewöhnt, dass sie sich trotz dieser Missempfindungen ein normales Leben gar nicht mehr vorstellen können. Sie halten unbewusst an ihrem Schmerz fest – auch solche Patienten kommen zu uns in die Klinik. Bei ihnen hilft die beste Medizin nichts, wenn wir es nicht schaffen, zu den Wurzeln des Schmerzes vorzudringen.

Schmerzen sind ein Phänomen, an dem immer noch im wahrsten Sinne des Wortes »herumgedoktert« wird. Die Zahlen, die dazu kursieren, sind allerdings mit Vorsicht zu genießen, da mächtige Lobbys nicht nur für eine bessere Schmerztherapie, sondern auch für mehr Schmerzmittel plädieren. Die Deutsche Schmerzliga, eine Vereinigung von Schmerzpatienten und Ärzten, gibt an, dass jeder zweite deutsche Allgemeinmediziner nicht adäquat mit Schmerzen umgehen kann. In der Onkologie hat sich die Situation erst gebessert, als die Palliativmedizin mehr Raum bekam. Ärzte mit einer speziellen Zusatzausbildung (wie unsere Klinik sie zum Beispiel anbietet) gibt es rund 1100 in Deutschland – das sind noch viel zu wenig. In den Krankenhäusern fehlen spezialisierte Zentren und sogenannte Pain Nurses, besonders ausgebildetes Pflegepersonal für Akutschmerz. Es gibt keine Behandlungsprotokolle, die Orientierung für den fachgerechten Umgang mit Schmerzen bieten. In einer Studie von 2010 gaben über 45 Prozent der Patienten in Krankenhäusern an, keine ausreichende Schmerzlinderung erfahren zu haben.

Warum ist dieses Defizit bedeutsam? Wird akuter Schmerz nicht richtig behandelt, chronifiziert er. Er hinterlässt Spuren im Körper, welche die Empfindlichkeit gegenüber Reizen generell erhöhen. Wenn Nervenzellen zum Beispiel über einen längeren Zeitraum immer wieder Schmerzimpulsen ausgesetzt sind, verändern sie ihre Struktur. Sie bilden vermehrt Rezeptoren aus, die schon bei schwachen Reizen die Zelle zum Feuern bewegen: Der Körper hat ein Schmerzgedächtnis entwickelt.

Richtig indizierte Schmerzmittel sind nur ein kleiner Teil einer möglichen Antwort. Vor allem mangelt es an Angeboten einer »multimodalen« Schmerztherapie, die interdisziplinär den biologischen, sozialen und psychischen Anteilen des Schmerzes auf den Grund geht und auf mehreren Ebenen gleichzeitig ansetzt. Die Naturheilkunde hat hier einiges anzubieten.

4. Das Netz der Körpererinnerung

»Als die Ärztin die Spritze rauszog, fing ich sofort an zu heulen. Dabei wusste ich gar nicht, warum!« Die Patientin war Ende 30 und übergewichtig. Sie hatte Schmerzen, die durch den gesamten Körper wanderten, und diese waren so massiv, dass sie dagegen sogar Morphium verschrieben bekommen hatte. Doch das starke Opioid reichte nach ihren Aussagen gerade einmal dazu aus, dem Schmerz die Spitze zu nehmen.

Wir bemühten uns, bei der Patientin, die vor jeder Berührung zurückschreckte, die Angst davor aufzulösen und stattdessen positive Gefühle zu wecken, durch vorsichtige Wärmeanwendungen und achtsame Bewegung wie Yoga, Qigong oder Tai-Chi. Gezielte Entspannung ist generell wichtig, um die Erregbarkeit des Nervensystems herunterzuregulieren. Der eigentliche Wendepunkt in der folgenden Geschichte einer Fybromyalgiepatientin wurde jedoch mittels einer Injektion ausgelöst – durch eine Reaktion, wie ich sie als wissenschaftlich ausgebildeter Arzt nicht glauben würde, wenn sie mir nicht immer wieder begegnete.

Ein Stich in die Vergangenheit

Bei einer therapeutischen Lokalanästhesie spritzt man eine geringe Dosis des örtlichen Betäubungsmittels Procain in die Umgebung schmerzender Gewebe oder auch in Gebiete, wo es irgendwann einmal zu Verletzungen gekommen ist, zum Beispiel in Narben früherer Operationen. Obwohl die Charakterisierung dieser Zonen als »Störfelder« sehr einleuchtend klingt, gibt es bisher keine überzeugende Erklärung für die Reaktionen, die eine Injektion dort mitunter auslöst. Wir versuchen, das Phänomen weiter zu erforschen, denn die Ergebnisse dieser »Neuraltherapie« sind sehr beeindruckend, und viele Menschen profitieren davon, ohne dass wir bisher den Wirkmechanismus begreifen.

• •

Fallbeispiel: Neuraltherapie bei Fibromyalgie

Unsere Patientin hatte bei der Anamnese angegeben, dass an ihr mehrere Zahnoperationen durchgeführt worden waren und dass sie häufiger unter Entzündungen der Kieferhöhlen gelitten hatte. Die Ärztin unterspritzte also mit einer sehr dünnen Nadel vorsichtig die Region der betroffenen Zähne.

»Das fühlte sich an wie beim Zahnarzt, nichts Besonderes«, so die Patientin. »Aber dann hat sie in den Bereich der Kiefernhöhle gestochen, wenn auch nicht direkt hinein, und als sie die Spritze rauszog, wurde ich plötzlich von Traurigkeit übermannt. Ich fing an zu weinen und konnte mich überhaupt nicht mehr beruhigen. Tausende Bilder aus meiner Vergangenheit tauchten auf, Themen, die ich längst vergessen hatte, Dinge, die ich innerlich weggepackt hatte – das war völlig verrückt!«

Nach etwa einer Stunde war die Patientin so müde und erschöpft, dass sie einschlief, und als sie aufwachte, empfand sie nach eigenen

Aussagen »ein tiefes Glücksgefühl«. Die Fibromyalgieschmerzen waren deutlich besser. Nachträglich befragt gab die Frau an, dass die Bilder bis in ihre Kindheit zurückgereicht hatten, etwa bis zum Alter von zehn Jahren, und etwas später fiel ihr noch ein, dass sie damals mit ihren Eltern im Urlaub in Spanien war und dass ihr dort ein entzündeter Zahn gezogen worden war, ohne Betäubung. Stattdessen war sie von fünf Personen festgehalten worden. Sicher ein traumatisches Ereignis für ein kleines Mädchen.

• •

Ob das die Ursache ihrer späteren Schmerzempfindlichkeit war, können wir nicht mit Sicherheit sagen. Doch die Schmerzen waren danach um die Hälfte reduziert, und wir konnten bisher rund 20 ähnliche Fälle wissenschaftlich dokumentieren. Fibromyalgiepatienten haben oft sehr bewegende Krankheitsgeschichten.

Die Trauer unter dem Schmerz

Aus der Hirnforschung wissen wir, dass frühe Lebensereignisse die Ausprägung individueller Schmerzpfade beeinflussen und dass seelische Verletzungen wie zum Beispiel Liebeskummer dieselben Regionen im Gehirn aktivieren wie ein körperliches Trauma. Worte wie »herzzerreißend« beschreiben diese Art von Parallelen. Legt man solche Patienten in einen Hirnscanner, so kann man das unmittelbar nachvollziehen: Bei kleinerem Kummer leuchten nur solche Areale auf, die Gefühle verarbeiten. Bei großem Leid aber werden auch diejenigen Regionen aktiviert, die Sinneseindrücke wie Schmerz verarbeiten. Deshalb können wie aus dem Nichts nach seelischen Krisen körperliche Erkrankungen auftauchen, wie zum Beispiel eine Stress-Kardiomyopathie oder »Broken-Heart-Syndrom«, was 1990 zuerst in Japan beschrieben wurde. Sie wird dort »Tintenfisch«-Syndrom genannt (Tako-Tsubo), weil sich die Herzkammer dabei wie ein

Kalmar zusammenzieht. Dieses Herzleiden tritt ohne zuvor erkennbare körperliche Ursache auf.

Psychischer und körperlicher Schmerz werden vom Nervensystem ähnlich verarbeitet: Bei Menschen, die im Experiment zu Außenseitern gemacht werden (indem sie zum Beispiel von Teammitgliedern keine Bälle mehr zugespielt bekommen), reagieren ähnliche Hirnregionen wie bei chronischem Schmerz, fand die Psychologin Naomi Eisenberger von der University of California heraus. Schmerzmittel wie zum Beispiel Paracetamol, so das Ergebnis der Studie, helfen deshalb nicht nur bei körperlichen, sondern auch bei seelischen Verletzungen. Das wäre ja nicht das Schlechteste. Doch Schmerzmittel dämpfen auch unser Mitgefühl.

Dass wir soziale Wesen sind, wird durch Spiegelneuronen in unserem Gehirn unterstützt, die uns Empathie verleihen: Wir fühlen mit, wenn wir die Gefühle anderer Menschen sehen, und lernen dabei soziales Verhalten. Wenn wir den Schmerz eines anderen erkennen, aktiviert das diejenigen Regionen in unserem Gehirn, die auch eigenen Schmerz verarbeiten. Sie kennen sicher das Gefühl, wenn Sie zum Beispiel im Kino eine Gewaltszene sehen und unwillkürlich das Gesicht verziehen oder Ihre Muskeln wie zum Schutz anspannen.

Schmerzmittel dämpfen diese Fähigkeit zur Empathie und haben damit auch Einfluss – darf man daraus schließen – auf unser soziales Verhalten. Was hat das für Folgen, fragten sich amerikanische Forscher, wenn zum Beispiel 50 Millionen US-Bürger jede Woche Tylenol nehmen, ein Paracetamol-haltiges Medikament gegen Kopfschmerz, das diese dämpfende Wirkung hat und sogar Studien zufolge die Todesangst senkt?

Fallbeispiel: Multiple Sklerose und Ganzkörperschmerz

Eine Patientin, inzwischen 48 Jahre alt, erzählte von ihrem unerfüllten Kinderwunsch. Nach mehreren gescheiterten Schwangerschaften hatte sie sich dem belastenden Prozess einer künstlichen Befruchtung unterzogen, und nicht nur das, sondern sie und ihr Partner hatten auch eine Spermieninjektion direkt in die Eizelle vollziehen lassen (ICSI). Die Befruchtung gelang, es waren Zwillinge, doch erneut nisteten sich die Embryonen nicht stabil ein, sondern gingen ab. Kurze Zeit danach trat bei der Patientin überraschend eine Multiple Sklerose auf, mit schweren Schüben und akuten Lähmungserscheinungen.

Als die MS endlich durch Medikamente stabilisiert war, fing plötzlich der gesamte Körper an zu schmerzen.

Nach eineinhalb Jahren kam die Patientin zu uns. Als wir sie aufnahmen, gab sie fast unerträgliche Schmerzen als Grund an – »Neun« auf der Skala von Null bis Zehn. Wir schlugen eine Neuraltherapie vor. Bei einer ersten Behandlung im Kopf-Kiefer-Bereich passierte gar nichts. Dann aber erwähnte die Patientin, dass sie noch eine Narbe von einem Leistenbruch am Unterleib habe, und wir wiederholten dort den Versuch. Das Ergebnis war ähnlich wie bei der ersten Patientin: tiefe Trauer, viele Tränen, intensive Bilder der Schwangerschaften, die Hoffnung auf die Zwillinge, das Gefühl beim Abgang. Als ich die Frau Monate nach der Behandlung erneut kontaktierte, um nachzufragen, wie es ihr gehe, sagte sie, die Schmerzen tauchten nur noch vereinzelt auf und seien viel schwächer als zuvor.

Die Erinnerung der Zellen

Am schlimmsten ist für chronische Schmerzpatienten die soziale Isolation, die sich auf Dauer einstellt, wenn die Therapien nicht helfen und die eigenen Aktivitäten immer weniger werden. Da sind die

Menschen im persönlichen Umfeld leicht versucht, die hartnäckigen Symptome irgendwann als »Macke« abzuschreiben. Sicher hat die Psyche, wie wir gerade gehört haben, Einfluss auf körperliche Symptome. Eine Psychotherapie kann manchmal helfen, aber sie ist langwierig und eine Art russisches Roulette, da die Therapieplätze knapp sind und nicht jeder Therapeut zu jedem Patienten passt. Außerdem haben viele Betroffene Scheu, ihr Seelenleben aufzudecken, oder auch Angst, von Kollegen und Freunden diskriminiert zu werden. Und: Die Psyche ist selten die ganze Erklärung.

Die Naturheilkunde hat einen ganzheitlichen Ansatz und trennt Seele und Körper nicht von vornherein. Der englische Schriftsteller Tim Parks, selbsterklärter »Skeptiker«, was traditionelle Heilverfahren angeht, hat das in seinem Buch *Die Kunst stillzusitzen* ganz wunderbar beschrieben: Als er wegen einer schwer zu behandelnden und sehr schmerzhaften Prostataentzündung irgendwann in Indien bei einem ayurvedischen Arzt landete, sagte der ihm, er könne zwar Einläufe und Kräutermittel verschreiben, aber wenn er »das Gerangel« in seinem Kopf nicht abstelle, dann würde das alles nichts nutzen. »Wollen Sie mir damit sagen, dass das alles nur psychisch ist?«, fragte Parks empört. »Das würde ich so nie sagen«, antwortete der ayurvedische Mediziner gelassen, »weil wir in Indien Kopf und Körper nicht getrennt wahrnehmen wie Sie im Westen.«

Ich fühle, also bin ich

Neurowissenschaftler wie der Portugiese António Damásio von der University of California, die sich mit dem Zusammenspiel von Geist und Körper beschäftigen, gehen davon aus, dass Erfahrungen (er nennt sie »emotions«) in einer Nervenmatrix im Körper gespeichert werden. Diese somatischen Marker bilden eine Art biografische Landkarte und werden, so die These des Wissenschaftlers, vom Gehirn, das ununterbrochen den Status des Körpers scannt und über-

Was ist ein Gefühl: Der Zusammenhang von Körper und Emotion

Das Gehirn empfängt ständig Signale aus dem Organismus – über Botenstoffe und Nervenreize. Gefiltert werden sie von Erfahrungen und Verhaltensmustern, Antrieben und Motivation. Daraus resultieren Empfindungen *(emotions)*: die Wahrnehmung der Körperlandschaft. Gefühle *(feelings)* sind laut António Damásio Teil des Verstandes und werden von dem Anteil des Gehirns produziert, den wir Geist nennen.

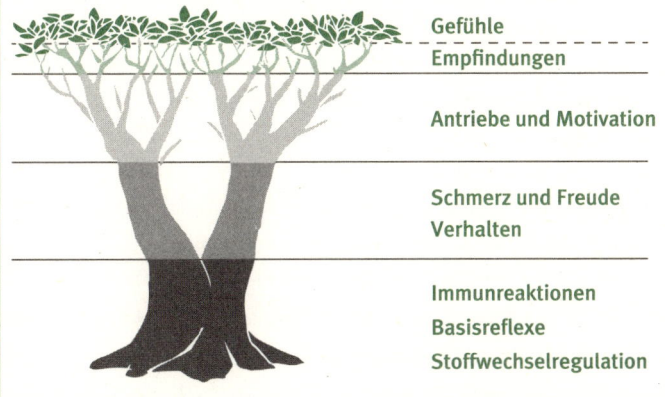

Gefühle

Empfindungen

Antriebe und Motivation

Schmerz und Freude
Verhalten

Immunreaktionen
Basisreflexe
Stoffwechselregulation

prüft, als Gefühle (»feelings«) abgespeichert: Entweder werden sie als Erinnerung abgelegt oder in andere Areale des Gehirns verdrängt. Sie sind dann vergessen, aber nicht weg. Damásio bestreitet die Dominanz des Gehirns als identitätsstiftendes Kontroll- und Steuerorgan des Menschen – und rückt stattdessen den Körper wieder stärker in den Fokus. Sein Credo lautet in Abwandlung zu Descartes: »Ich fühle, also bin ich.«

Es gibt verschiedene Weisen, wie man die Bunker unserer verschütteten Gefühle knacken kann, um damit an die Wurzeln unserer Schmerzerfahrungen zu kommen, psychisch wie körperlich. Aus der

Traumapsychotherapie stammt eine interessante Technik: EMDR – Eye Movement Desensitization and Reprocessing. Diese in den Achtzigerjahren entwickelte Methode besteht darin, dass der Patient einem Therapeuten gegenübersitzt und nur mit den Augen den Bewegungen eines Pendels oder Stabs folgt. Die raschen Rechts-links-Bewegungen sorgen dafür, dass die Nervenbahnen im Kopf sich anders verschalten – der Mechanismus ist den Augenbewegungen im REM-Schlaf vergleichbar, der Phase, in der die Geschehnisse des Tages verarbeitet werden. Es ist verblüffend, wie bei dieser Methode Bilder und Gefühle auftauchen, und zwar innerhalb weniger Minuten. Die klassische Psychotherapie hätte dafür vielleicht Jahre gebraucht.

Der EMDR-Therapeut bemüht sich, seine Klienten behutsam durch die Erinnerungen zu steuern, die nun nicht mehr abgekapselt sind, sondern im Stadium des Bewusstseins verarbeitet und aufgelöst werden können. Ich habe selbst eine EMDR-Ausbildung gemacht und ihre verblüffenden Wirkungen kennengelernt. An unserer Klinik setzen wir dieses Verfahren allerdings nicht ein, da wir keine Einrichtung für Psycho- oder Verhaltenstherapie sind. Unser Ansatz ist eben kein spezialisierter, sondern ein ganzheitlicher.

Narben im Gefühlsleben

Wir wissen nicht, ob António Damásio schon einmal so behandelt wurde, doch seine Thesen einer Körpererinnerung passen zu den Erfahrungen, die unsere Patienten mit der Neuraltherapie machen. Sie wurde vor rund hundert Jahren von den Ärzte-Brüdern Ferdinand und Walter Huneke entdeckt und von anderen zur therapeutischen Lokalanästhesie weiter entwickelt. Die Gebrüder Huneke berichteten von erstaunlichen, wenn auch seltenen »Spontanheilungen« durch Injektionen mit einem kurz wirkenden Lokalanästhetikum. Wir machen die Erfahrung, dass einige Patienten mit plötzlichen

»flash-backs« reagieren – rückwärts ablaufenden emotionalen inneren Filmen –, wenn man die Narben früherer Wunden mit Procain unterspritzt.

In einem ersten Gefühl, so beschreiben es unsere Patienten, macht sich an der Einstichstelle ein angenehmes Wärmegefühl breit, manche empfinden eine euphorisierende Wirkung. Dann aber kann es zu unbestimmten vegetativen Reaktionen im Körper kommen, leichter Schwummrigkeit, dem Gefühl innerer Leere, manchmal aber auch der Entspannung. Die Nase fängt vielleicht an zu laufen, bei Frauen kann die Menstruation plötzlich einsetzen, oder Harndrang tritt auf. Solche körperlichen Reaktionen können sich zu einem Gefühl der inneren Aufruhr verdichten und zur emotionalen Entladung führen: Trauer oder Wut drängen an die Oberfläche, begleitet von Weinkrämpfen und unerwarteten Erinnerungen. »Ich habe alles wiedergesehen, was ich schon längst vergessen hatte«, sagte eine Patientin, die wegen starker Rückenschmerzen bei uns war. »Aber irgendwie aus einer gewissen Entfernung, als würde ich es noch mal neu und ganz anders betrachten.«

Die Wirkung auf die Schmerzen ist selten unmittelbar, aber manchmal beschreiben die Patienten am nächsten Tag, dass Schmerzen plötzlich weg waren: »Ich bin aufgewacht, und die Arthritis war aus meinen Händen verschwunden – völlig verschwunden! Ich bewegte meine Finger und bewegte sie und konnte es gar nicht fassen!« Bei manchen hält dieser Effekt nur ein paar Stunden oder Tage an, bei anderen Wochen und Monate, und wieder andere berichten, dass der Schmerz sich reduziert habe, auf bestimmte Teile ihres Körpers zurückgezogen oder deutlich gelindert sei, wenn auch nicht verschwunden.

Die Gefühlsentladung (»emotional release«), die bei so einer Neuraltherapie passieren kann, ist berührend, auch für uns Mediziner und die Schwestern und Pfleger, die im Raum sind. »Die Bilder kamen mit irrsinniger Geschwindigkeit, von rechts nach links«, beschrieb es ein Mann, als er sich wieder beruhigt hatte. »Ich fühlte etwas in mir anschwellen«, erzählte eine Patientin, »und wusste plötzlich, ich bin so traurig. Dann sah ich Bilder von meinem Vater, der vor 49 Jahren gestorben ist. Ich konnte mich damals nicht von ihm verabschieden.« – »Ich fing an zu zittern, aber das machte nichts, weil es sich so echt anfühlte«, so eine andere Frau. »Es war nicht bedrohlich, eher eine Erleichterung.«

Solche Erfahrungen führen zu etwas, was die Psychologie »Reframing« nennt – einer Neubewertung: »Ich spürte immer, dass ich irgendeine Trauer in mir trage. Aber dann dachte ich wieder: Ich habe doch die Fehlgeburt gut verkraftet. Das kann es nicht sein.« Bis dann plötzlich alle Empfindungen von damals wieder da waren. Indem sie nochmals durchlebt werden, aber diesmal aus einer neuen Perspektive, scheinen sie sich weitgehend auflösen zu können. In einzelnen Fällen werden die Betroffenen zwar noch von Albträumen verfolgt, oder die Trauer verweilt hartnäckig. Meistens jedoch erfahren sie Erleichterung und ein Gefühl der Reintegration, das viele in der einen oder anderen Weise beschreiben, zum Beispiel: »Ich wollte mein schmerzendes Knie am liebsten abtrennen. Ich wollte es nicht mehr. Aber plötzlich spürte ich, wie es ganz warm wurde und wieder zu mir gehörte!«

Anscheinend löst die Neuraltherapie nicht, wie sonst die Reaktivierung eines Traumas, eine erneute Identifikation aus. Die inneren und äußeren Wunden werden eher aus einer Art Abstand neu wahrgenommen, wie er mit meditativen Zuständen vergleichbar ist. Aus dieser Haltung des Bewusstseins können auch schmerzhaft erinnerte Geschehnisse besser angenommen, geklärt und integriert werden.

Rilke hat in dem einzigen Roman, den er neben seinen Gedichten verfasst hat, eine solche heilsame Veränderung im Leben auf wunderschöne Weise beschrieben:

Ich lerne sehen.
Ich weiß nicht, woran es liegt.
Es geht alles tiefer in mich ein
und bleibt nicht an der Stelle stehen,
wo es sonst immer zu Ende war.
Ich habe ein Inneres, von dem ich
nicht wusste. Alles geht jetzt dorthin.

(Die Aufzeichnungen des Malte Laurids Brigge, 1910)

Wissenschaft weiß nicht immer

Die Neuraltherapie ist auch deshalb interessant, weil sie zeigt, was wir alles in der Medizin noch nicht wissen. Es gibt zwar ein Erklärmuster auf der Basis der Biophysik, ein eigenes diagnostisches Schema mit Vorstellungen von »Störfeldern« durch Narben oder tote Zähne. Überzeugend belegt und wissenschaftlich anerkannt sind sie jedoch nicht. Wir haben an meiner Klinik in Essen versucht, dem Phänomen näherzukommen, in dem wir Neuraltherapeuten mit Schmerzexperten, Physiologen und Pathologen haben diskutieren lassen, aber so richtig zusammengekommen sind die Fraktionen nicht. Was die eine Seite glaubte, messen zu können, hat die andere als physiologisch oder physikalisch unmöglich bezeichnet. Eingefleischte Neuraltherapeuten, mit denen ich mich über die von uns erlebten Phäneme der Patienten unterhielt, hielten sie im Übrigen für Unsinn und wollten keinen Zusammenhang zwischen der Neuraltherapie und dem »emotional release« herstellen: »Bei mir in der Praxis weint da keiner!«

Wir haben diese Effekte der Körpererinnerung 2017 in einer qualitativen Studie von Heidemarie Haller an 22 unserer Patienten beschrieben. Sieben davon erlebten eine zutiefst emotionale spontane Rückerinnerung an Erlebnisse, die längst vergessen schienen. »Jede Menge Bilder liefen vor meinem innere Auge ab, wie in einem Kino.

Aber von rechts nach links! Ich war verwirrt ...«, so ein Bericht. »Während der Injektion hatte ich plötzlich den Satz im Kopf: ›Ich kann mich nicht mehr zusammennehmen.‹ Und dann, wie ein Vulkanausbruch, kamen die Tränen.«

Jetzt könnte man mit Berechtigung kritisch fragen, ob die Verdrängung eines traumatischen Erlebnisses nicht vielleicht ihren Sinn hatte und ob das Aufwühlen der Vergangenheit nicht neue Probleme wachruft. Ich kann dazu nur sagen, dass die von uns befragten Patienten ihren »emotional release« als befreiend schilderten und dass sie alle wie bereits erwähnt angaben, die früheren Ereignisse wie aus größerer Distanz gesehen zu haben, also nicht mehr wie aus unmittelbarem Erleben heraus. »Danach war es irgendwie gut«, sagte eine Patientin. Und merkte erst einen Tag später, dass auch ihre Schulterschmerzen verschwunden waren.

Berührung als Therapie

Ich hatte übrigens selbst ein einprägsames Erlebnis mit der Körpererinnerung. Wegen Rückenschmerzen ließ ich mich eine Zeit lang von einer chinesischen Therapeutin mit Thai Yoga behandeln. Dabei liegt man passiv und in leichter Kleidung auf einer Matte und wird von der behandelnden Person in verschiedene Yoga-Positionen gebracht und sanft gedehnt. Dabei werden auch die Meridiane behandelt und aktiviert. Als meine Therapeutin mit meiner Schulter eine aktivierende Bewegung machte, hatte ich plötzlich ein Flashback einer traumatischen Erfahrung: Ich war als Student beim Wildwasserkanu-Fahren gekentert und hing kopfüber unter Wasser fest. Ich schaffte es nicht, mein Kanu mit der notwendigen schwungvollen Bewegung wieder aufzurichten, da ich mir die rechte Schulter ausgerenkt hatte. Als mir klar wurde, dass ich kurz davor war zu ertrinken, schaffte ich es, mir trotz großer Schmerzen mit der anderen Hand die Schulter wieder einzurenken und mich aus der Spritzdecke zu befreien.

Die Berührung an der Schulter während der Thai-Yoga-Massage ließ mich für einen kurzen Moment wieder die völlige Hilflosigkeit meiner damaligen Situation erleben. Und mehr noch: Plötzlich tauchte hinter diesem Gefühl noch ein ganz anderes Erlebnis aus meiner frühen Kindheit auf, das ich völlig verdrängt hatte – obwohl es anscheinend immer noch in mir weiterwirkte. Ich war beeindruckt ...

Im Prinzip kann man solche Körpererinnerungen mit unterschiedlichen körperbezogenen Methoden hervorrufen – mit einer Ohrakupunktur zum Beispiel, aber auch mit einer Craniosakral-Massage oder den Bewegungsübungen der Alexandertechnik, die ein Bewusstsein für Fehlhaltungen schafft und dazu die Körperwahrnehmung schult. Die Neuraltherapie zu erforschen scheint mir aber schon deshalb besonders wichtig, weil sie nach einer Untersuchung der Universität Tübingen dasjenige komplementärmedizinische Verfahren ist, das von Hausärzten in Deutschland am häufigsten angewandt wird. Dabei geht es zwar meistens nicht um Neuraltherapie im engeren Sinn, sondern um das eher unspezifische Quaddeln, also Miniinjektionen rund um schmerzende und verspannte Gewebebereiche. Doch eigentlich wissen wir nicht wirklich, was dabei im Körper passiert. Und das, finde ich, ist unbefriedigend. Wir bleiben also am Ball und forschen weiter. Und machen mit der Neuraltherapie so positive Erfahrungen, dass wir sie all unseren Schmerzpatienten anbieten. Zumal gravierende Nebenwirkungen bisher nicht aufgetreten sind.

5. Wenn der Körper überreagiert

Vielleicht sind Sie schon einmal an einem wunderschönen Strand eingeschlafen und haben nicht mitbekommen, wie Ihre Haut langsam, aber sicher von der Sonne verbrannt wurde. Als Sie aufwachten, war Ihr Körper zwar rot, aber mit ein bisschen Lotion schien sich alles wieder zu normalisieren. Doch nachts hatten Sie dann das Gefühl, als steckte Ihr Rücken voller winziger Pfeile. Selbst das dünne Laken bereitete körperlichen Schmerz, wenn es die Haut berührte.

So ähnlich wie ein heftiger Sonnenbrand fühlt sich eine Allodynie an, eine sensorische Störung, bei der eigentlich harmlose Empfindungen wie zum Beispiel die sanfte Berührung der Haut sich in Schmerz verkehren. Diese Menschen reagieren häufig viel empfindlicher auf Schmerzreize als andere (Hyperalgesie). Sie sind zum Beispiel besonders druckempfindlich, wenn man ihre Triggerpunkte drückt, das sind kleine Muskelverhärtungen, die durch Verspannung entstehen und massive Schmerzen verursachen können, oft in weiter entfernten Regionen.

Die Empfindsamen halten auch keine Vibration aus, zum Beispiel von einer elektrischen Zahnbürste oder einem Staubsauger. Und häufig empfinden sie ihren eigenen Herzschlag als unangenehm pulsierend – im Bauch, an den Schläfen, in der Brust. Wie kommt es zu solchen Überreaktionen?

Noch einmal zurück zur Haut (siehe Seite 51) und zur Frage, was unser Tastsinn mit Schmerz zu tun hat. Der Tastsinn verknüpft Kopf und Körper mit der äußeren Welt, er ermöglicht Interozeption – die bewusste Wahrnehmung von Informationen aus unserem Körperinneren sagt uns, in welcher Haltung sich unser Körper gerade befindet (Propriozeption, wichtig für den aufrechten Gang), und hilft, unsere Bewegungsabläufe zu koordinieren.

An die 800 Millionen Tastkörperchen sind über den ganzen Körper verteilt, die meisten davon in Haut, Mund und Zunge, aber auch in den Gelenken. Sie sind jederzeit bereit, Reize aufzunehmen: Die Merkel-Zellen unter ihnen registrieren vor allem Druck und helfen uns unter anderem, Form und Beschaffenheit von Objekten zu erfühlen. Die Meissner-Körperchen sprechen vor allem auf Vibrationen an und melden sich zum Beispiel, wenn uns etwas aus der Hand gleitet, ähnlich den Vater-Pacini-Körperchen, die trotz des Namens nicht nach einem Priester benannt wurden, sondern nach zwei Anatomen. Für das Temperatur- und Schmerzempfinden sind unzählige freie Nervenendigungen rund um diese Tastkörperchen verantwortlich, die mit Abstand häufigsten Bausteine unseres Tastsinns. Allein die Lederhaut enthält auf einem Quadratzentimeter durchschnittlich 200 Schmerzrezeptoren.

Die Haut reagiert auf Berührung, Temperatur, Juckreiz und Verletzungen. Möglicherweise gibt es noch eine fünfte Dimension, die Wohlbefinden vermittelt. Die Reize auf der Haut werden in elektrische Nervenimpulse verwandelt (Transduktion). Mechanorezeptoren reagieren auf Schlagen, Dehnen oder Vibration, Wärme- und Chemorezeptoren reagieren auf Temperaturveränderungen oder Botenstoffe wie Histamin.

Wenn wir uns verletzen, zum Beispiel weil wir in einen Glassplitter treten, werden Hautzellen zerstört. Sie entlassen Substanzen, die von den Chemorezeptoren wahrgenommen werden und über das Nervensystem Signale an das Immunsystem aussenden. Der Tastsinn arbeitet mit unterschiedlichen Geschwindigkeiten: Die Mechanorezeptoren reagieren zuerst, und wir spüren den Kontakt mit dem Glas als scharfen Stich. Erst wenn wir den Fuß zurückziehen, setzt intensiverer Schmerz ein.

Unter den Nozizeptoren gibt es welche, die nur zu Beginn eines Impulses ansprechen, und solche, die das nur am Ende tun. Bleibt der Reiz konstant, schalten sich viele wieder ab. Nicht aber die Schmerz- und Druckrezeptoren – sie feuern weiter Signale an das Nervennetz zum Gehirn, bis das verletzte Gewebe verheilt ist.

Chronisches Dauerfeuer

Tast- und Schmerzsinn schlafen also nie. Wie eng die beiden Empfindungen zusammengehören, zeigt sich dann besonders, wenn der Schmerz sich wie bei der Allodynie oder der Hyperalgesie verselbstständigt. Dann schaukeln sich die Alarmsignale gegenseitig auf (der international gebräuchliche Begriff dafür lautet »wind-up«), und die Nervenzellen verbleiben in einem Zustand deutlich erhöhter Aktivität – obwohl es längst keinen Grund mehr dafür gibt. Die verrutschte Bandscheibe zum Beispiel, die auf den Nervenstrang des Rückgrats gedrückt hatte, ist wieder an ihren Platz gerückt, doch der Schmerz bleibt.

Solch eine Übersensibilisierung kann dazu führen, dass die Betroffenen unabhängig von der ursprünglichen Verletzung schneller und heftiger mit Schmerzen reagieren – auch auf harmlose Berührungen. Streicheln kann schon Qual sein. Sich irgendwo auch nur zu stoßen, bringt sie bereits an die Decke. Erst recht empfinden sie eine Massage viel schmerzhafter als andere Menschen.

In einigen Fällen kann so eine Übersensibilisierung auch andere Sinnesreize verstärken, zum Beispiel die Wahrnehmung von Gerüchen. Ein penetrantes Rasierwasser, das auf der Rolltreppe zur

U-Bahn seine Spuren hinterlässt, kann dann schon Kopfschmerzen verursachen. Migränepatienten kennen das, sie sind besonders empfindlich, was Gerüche angeht. Auch die Gefühle, die, wie wir gesehen haben, vom Schmerzsinn tangiert werden, sind leicht erregbar. Das äußert sich in Ängstlichkeit und Nervosität.

Von ihrer Umwelt werden diese übersensiblen Menschen deshalb häufig für »hysterisch« gehalten, oder es wird ihnen unterstellt, dass sie mit ihren Schmerzen nur Aufmerksamkeit heischen wollen. Dabei leiden sie selbst darunter, dass sie »anders« sind, sie machen sich Vorwürfe, dass sie so wenig »aushalten«.

Schmerz ist nicht gleich Schmerz

So unterschiedlich, wie sich Schmerz äußern kann – dumpf, pochend, stechend, ausstrahlend usw. –, so viele unterschiedliche Wurzeln kann er haben. Der Schmerz, den eine Verletzung an der Peripherie des Körpers verursacht – wie der Tritt in den Glassplitter –, ist lokal und zeitlich begrenzt. Eine Neuralgie, der Schmerz, der durch eine Verletzung oder Fehlfunktion einer Nervenzelle ausgelöst wird, hat völlig andere Konsequenzen. Sie kann dazu führen, dass die Verarbeitung der Nervensignale gestört wird und der Schmerz sich chronifiziert.

Nerven können durch äußeren Druck verletzt werden, zum Beispiel wenn der Ischiasnerv, der vom Rückgrat ausgeht, durch eine verrutschte Bandscheibe eingequetscht wird. Aber auch Viren können Nervenzellen befallen und entzünden, zum Beispiel Herpes Zoster, der die äußerst schmerzhafte Gürtelrose auslöst. Diabetes und Alkoholmissbrauch zerstören die feinen Nervenendigungen und legen auf diese Weise einen Nerv lahm.

Werden Nervenzellen zerstört, setzt das Substanzen frei, welche die Gewebsrezeptoren in der Region quasi aufwecken. Das wiederum versetzt dann auch die intakten Nerven im Umfeld in einen Alarmzustand: Sie beginnen zu feuern, obwohl sie selbst gar keinen Grund hätten, und manchmal hören sie nicht mehr damit auf. Dieses Feuerwerk erreicht das Gehirn, und das Aufmerksamkeitssystem und die für Gefühle zuständigen Bereiche registrieren »Schmerz!«. Das Signalsystem des Körpers ist außer Kontrolle geraten.

Je genauer man sich unterschiedliche Schmerzsyndrome ansieht, desto vielfältiger werden die Signalpfade, die man dabei entdeckt. Neuropathischer Schmerz ist ein anderer als der, der durch Entzündungen wie Rheuma oder Herpes ausgelöst wird. Bauchschmerzen haben ein völlig anderes »Auftreten« als Knochenschmerzen. Chronischer Schmerz verändert jedoch immer das Gehirn – je länger er anhält, desto stärker dringt er in die limbischen Strukturen ein, Anteile des Gehirns, die mit unseren Gefühlen und Stimmungen, Angst und Depression verknüpft sind. Bei Menschen mit Kopf-, Rücken- und Phantomschmerzen konnte man ganz konkret beobachten, dass die graue Substanz in ihrem Gehirn abnimmt. Zunächst befürchtete man, dass dies ein dauerhafter Zustand wäre, der vielleicht auch Einschränkungen der kognitiven Fähigkeiten mit sich bringen und eine Demenz befördern würde. Doch in diesem Punkt gab es nun Entwarnung: Bei einer erfolgreichen Schmerztherapie organisiert sich das Gehirn um, und auch die graue Substanz nimmt wieder zu.

Das »appe« Bein

Ein sehr plakatives Beispiel der Wechselwirkungen mit dem Gehirn ist der Phantomschmerz.

• •
Fallbeispiel: Phantomschmerz

Einer unserer Patienten, ein Mann Anfang 50, hatte beim Sturz mit seinem Motorrad einen Unterschenkel verloren. Er war nicht einmal schnell gefahren, aber in einer leichten Kurve auf einer Ölspur ins

Schleudern gekommen und schließlich unter der Maschine gelandet. Das Gewicht hatte sein linkes Bein so weit zerstört, dass es über dem Knie amputiert werden musste.

Dieser Mann war ein tapferer, humorvoller und optimistischer Ehemann und Vater, der sich vom Schicksal nicht so leicht kleinkriegen ließ. Aber die Phantomschmerzen brachten ihn an den Rand dessen, was er verkraften konnte. Wenn die Schmerzwelle ihn wieder überrollte, schnappte er nach Luft, ballte die Fäuste zusammen, verkrampfte sich und wurde im Gesicht weiß wie die Wand. Nach wenigen Sekunden nahm sein Gesicht wieder Farbe an, und er entspannte sich. Es war vorbei. »Das war nur mein ›appes‹ Bein«, beruhigte er dann schon wieder lachend die anderen Patienten, die mit ihm die Luft angehalten hatten.

Er kam zu uns in die Klinik, um von dem Morphium entwöhnt zu werden, ohne das er die vergangenen Wochen nicht hätte aushalten können. Das war der erste Schritt auf dem Weg zu speziellen neurologischen Therapien, für die er im Anschluss in der Uniklinik angemeldet war.

• •

Phantomschmerzen zählen zu den neuropathischen Schmerzen. 80 Prozent aller Patienten, denen Gliedmaßen amputiert wurden, sind davon betroffen. Neben den unerträglichen Schmerzen müssen sie zusätzlich mit dem Unverständnis ihrer Umgebung zurechtkommen: Es ist für andere Menschen schwer vorstellbar, dass etwas so stark schmerzen kann, das gar nicht da ist. Doch bildgebende Verfahren zeigen, dass chronische Schmerzen die »Körperlandkarte« in der Großhirnrinde verändern. Sie kennen vielleicht den Homunculus, das Männchen, das symbolhaft zeigt, welche Körperteile in unserem sensorischen Cortex in welchem Umfang wahrgenommen werden. Hände und Mund sind zum Beispiel überdurchschnittlich groß. Normalerweise behalten diese Regionen ihre Aufgabenverteilung während des ganzen Lebens bei. Bei Patienten mit chronischen Schmerzen aber dehnen sich die Wahrnehmungsareale für die schmerzhaften Regionen aus.

Das könnte auch für diejenigen Gliedmaßen gelten, die diesen Schmerz erfahren hatten – bevor sie amputiert wurden, so eine Theorie von Neurologen der Universität Oxford. Gleichzeitig spielen aber wohl auch periphere Schmerzsignale eine Rolle, wie auch Schmerzerinnerungen des Körpers und, wie Tierversuche zeigen, genetische Faktoren. Es gibt hier noch viele Fragen zu klären, einig sind sich die Wissenschaftler jedoch, dass die Großhirnrinde ein Ansatzpunkt ist, um Phantomschmerzen zu therapieren.

• •

Der Motorradfahrer aus Essen konnte in dieser Hinsicht bei uns eine erste Erfahrung machen: Er lernte den »Body Scan«, das ist eine Meditationsübung des Molekularbiologen und Achtsamkeitspioniers Jon Kabat-Zinn. Dabei geht man liegend in Gedanken oder mit Anleitung konzentriert den gesamten Körper durch, Zentimeter für Zentimeter. Die Übung ist anfangs ziemlich langweilig, muss ich gestehen, denn sie dauert an die 45 Minuten. Aber die Effekte sind großartig, und nach einigen Wochen täglicher Übung kommt man viel schneller in den Zustand der wachen Aufmerksamkeit und heiteren Gelassenheit. Der Body Scan reguliert den Stresskreislauf hinunter, was sich positiv auf Schmerzen auswirkt.

Die ersten Patienten, denen Jon Kabat-Zinn sein Achtsamkeitstraining anbot, waren Schmerzpatienten, deren Pein unerträglich war und denen niemand helfen konnte. Bei unserem Patienten reichte der Effekt allerdings nicht, um so ein starkes Syndrom wie den Phantomschmerz zu beseitigen. Trotzdem war er fasziniert von der Wirkung: Anfangs, sagte er, habe er das Gefühl gehabt, sein amputiertes Bein bohre sich durch die Matratze, und er stehe mit dem linken Fuß senkrecht auf dem Boden. »Jetzt, nach zwei Wochen, liegt das Bein meinem Gefühl nach brav neben dem anderen.« Das mentale Training hatte also bereits die Repräsentation des Beines im Gehirn verändert.

• •

Ich selbst habe vor einigen Jahren an einem Meditationsexperiment teilgenommen, das ich so schnell nicht vergessen werde. Anna Choi, eine Wissenschaftlerin, die an meinem Lehrstuhl promovierte, suchte Freiwillige für eine ihrer Studien, bei denen die Probanden im Kernspin meditieren sollten. Ich stellte mich zur Verfügung – ein wichtiger Teil der Studie war mir aber leider entgangen. Zu dem Experiment gehörte nämlich ein starker Schmerzreiz, der mir durch zwei Elektroden an meinem linken Knöchel zugefügt wurde. Auf einer Skala von Null bis Zehn erreichte er »Acht«, war also bereits dicht am maximal vorstellbaren Schmerz. War dieser Punkt erreicht, sollte ich – während der Schmerzimpuls anhielt – mit einer 30-minütigen Meditation beginnen. Ich war nicht wenig überrascht, als ich am Ende der Meditationszeit fast keinen Schmerz mehr empfand. Das sah man auch auf den Bildern der Gehirntätigkeit. Die zeige ich gelegentlich bei Vorträgen und erzähle die Geschichte dazu.

Die Gummihandillusion

Virtuelle Technologien bieten neue Ansatzpunkte bei der Behandlung des Phantomschmerzes, und auch sie setzen im Gehirn an. Experimente zeigen, dass künstliche Extremitäten als Teil des eigenen Körpers empfunden werden können. Ein Beispiel ist die »Gummihandillusion«: Dabei blicken Probanden auf eine künstliche Hand, während ihre eigene verdeckt danebenliegt. Werden die Gummi- und die echte Hand von jemandem gleichzeitig gestreichelt, geben die meisten Probanden nach einer Weile an, die Berührung an der Hand zu spüren, deren Gestreicheltwerden sie sehen – der Gummihand.

Seither hat es viele Varianten dieses Versuchs gegeben, bei denen mit Virtual oder Augmented Reality Körperillusionen und außerkörperliche Erfahrungen erzeugt wurden. Bei der Spiegeltherapie, die auch unser Motorradfahrer vor sich hatte, wird das amputierte Bein hinter einem Spiegel verborgen, und man sieht nur die Spiegelung des gesunden anderen Beines. Während er dieses immer wieder bewegt, muss sich der Patient vorstellen, er sehe sein wiederhergestelltes Bein. Die Spiegelmethode funktioniert allerdings nicht bei allen Patienten.

Der Konflikt zwischen motorischen Befehlen, der Selbstwahrnehmung und dem visuellen Feedback gilt als eine Ursache des Phantomschmerzes. Laura Schmalzl vom Karolinska-Institut in Stockholm setzte deshalb bei Patienten mit einer amputierten Hand die Erfahrungen der »Gummihandillusion« ein. Die Patienten saßen wie gehabt vor einem Spiegel, doch statt nun selbst ihre Hand zu bewegen, sollten sie im Spiegel beobachten, wie jemand ihre gesunde Hand berührte. Parallel dazu wurde eine Stelle ihres Stumpfs berührt. Das löste eine Phantomempfindung in der nicht mehr vorhandenen Hand aus und reduzierte den Schmerz. Andere Forscher legten Elektroden an einem Armstumpf an und ließen einen amputierten Mann damit einen virtuellen Arm auf einem Bildschirm steuern. Damit konnten Forscher der TH Göteborg die Phantomschmerzen bei einem Mann lindern, der 48 Jahre lang auf andere Therapien nicht angesprochen hatte.

Fest steht: Es hilft den Patienten, wenn die amputierten Gliedmaßen etwas »zu tun« bekommen, selbst wenn es nur in der Vorstellung geschieht. Ich weiß leider nicht, was aus den Phantomschmerzen unseres Patienten und seiner Spiegeltherapie längerfristig geworden ist. Aber ich hoffe, auch die Meditationstechniken, die er bei uns gelernt hat, können ihn im Alltag unterstützen, so wie es viele unserer Patienten beschreiben (siehe Seite 238).

»Small fibers, big pain«

Ein weiterer neuropathischer Schmerz, gegen den es keine einfachen Rezepte gibt, ist die Polyneuropathie. Dabei nehmen die feinen Nervenendigungen an den äußeren Extremitäten, vor allem an den Füßen, Schaden, was ziemliche Schmerzen verursacht. »Small fibers, big pain« fasste dies eine Überschrift eines Vortrags der Harvard University sehr treffend zusammen: kleine Fasern, großer Schmerz.

Fast noch schlimmer für die Betroffenen sind jedoch die gleichzeitig auftretenden Empfindungsstörungen, vor allem an den Füßen und Beinen – Sie erinnern sich an das oben beschriebene Zusammenspiel von Tastsinn und Schmerz. Manche Menschen spüren ein Brennen oder eine Taubheit, andere reagieren mit Überempfindlichkeit, Kribbeln oder Kältegefühl. Sehr oft tritt Gefühllosigkeit auf, was zu Trittunsicherheit und Stürzen führt. An die fünf Millionen Menschen, schätzt der Berufsverband Deutscher Neurologen, leiden an solch einer Polyneuropathie.

Die Ursachen sind vielfältig, und nur bei rund der Hälfte der Fälle lässt sich ein Zusammenhang mit einer Erkrankung herstellen. Am häufigsten sind Diabetes mellitus oder Alkoholabusus die Ursache, doch auch bakterielle Infektionen wie Borreliose oder Viren wie Epstein-Barr können die feinen Nervenendigungen zum Absterben bringen. Genfaktoren, die zur Ausbildung zum Beispiel von Ionenkanälen der Zelle beitragen, spielen ebenfalls eine Rolle. Aber in vielen Patientenakten steht immer noch der Vermerk »Ursache unklar«. Bei Diabetikern mit Vitamin-B-Mangel kann man diesen durch die Vorstufe Benfotiamin kompensieren. Entzündliche Prozesse dämpfen Kortison und Immunoglobuline, die jedoch erhebliche Nebenwirkungen haben, wie die ebenfalls verschriebenen Epilepsiemedikamente oder Antidepressiva. Die Medikamentenforschung sucht nun nach Gemeinsamkeiten der unterschiedlichen Krankheitspfade, aber festzuhalten ist: Es gibt keine ursächliche Therapie der Polyneuropathie.

Deshalb ist diese Schmerzkrankheit eine typische Indikation für eine naturheilkundliche Behandlung mit ihrem ganzheitlichen Ansatz, der nicht nur auf die Nervenendigungen fokussiert ist, sondern auf die Regulationsvorgänge des Körpers.

Naturheilkunde gegen Polyneuropathie

An unserer Naturheilkunde-Klinik in Essen haben wir seit 2010 in Kooperation mit dem Interdisziplinären Brustzentrum unseres Hauses eine Abteilung für »Integrative Onkologie« aufgebaut. Integrativ – das bedeutet einen zwischen Onkologen und naturheilkundlichen Internisten abgestimmten Behandlungsplan für krebskranke Patienten. Im Januar 2012 wurde die naturheilkundlich begleitende Therapie auf den gesamten Bereich gynäkologischer Onkologie ausgeweitet und dann auch auf die Internistische Onkologie. Es geht dabei nicht um Alternativmedizin, sondern um Therapien mit nachgewiesener Wirkung (also evidenzbasiert, wie es die moderne Medizin fordert). Wir naturheilkundlichen Ärzte behandeln nicht statt den Onkologen, sondern im Gegenteil: Unsere Aufgabe ist es vor allem, die mitunter schweren Nebenwirkungen von Chemo- und Strahlentherapie zu lindern. Auf diese Weise unterstützen wir die konventionelle Krebsmedizin.

Das gilt auch für die Behandlung der Polyneuropathie, die relativ häufig als Folge der Chemotherapie auftritt, zum Beispiel bei Paclitaxel (Taxol), einem Mittel, das bei Brustkrebs eingesetzt wird. 30 Prozent der Patientinnen müssen das Chemotherapeutikum reduzieren oder auch ganz absetzen, weil sie so starke Nervenschmerzen davon bekommen. Das verschlechtert ihre Lebensqualität, aber auch ihre Lebenserwartung deutlich.

Zur lokalen Behandlung kann man zum Beispiel Capsaicin-Creme einsetzen, die Auszüge aus der Paprikapflanze enthält. Capsaicin ist es, der Chili oder Peperoni scharf macht. Im ersten Moment erhitzt die Creme die behandelten Hautflächen, Sie kennen diesen Effekt vielleicht von einem ABC-Pflaster gegen Rückenschmerzen, das ebenfalls Capsaicin enthält. Nach einer anfänglichen Aktivierung des Schmerzempfindens macht diese Substanz die Haut aber über chemische Reaktionen weniger sensibel, und schließlich legt sie Nozizeptoren lahm, die dann keinen Schmerz mehr melden können.

Bei Schmerz und Gefühllosigkeit der Beine hilft ein 4-Zellen-Bad, bei dem Arme und Beine in zwei unterschiedliche Wannen mit warmem Wasser getaucht werden, durch das Gleichstrom fließt. Das ist nicht gefährlich, sondern es sind ganz leichte, milde Ströme, die durch das Badewasser fließen und die Nerven stimulieren. Hilfreich sind auch kalt-warme Wechselgüsse, wenn sie regelmäßig gemacht werden. Erste Studien zeigen hier vielversprechende Ergebnisse, wenn die Nervenzellen zum Beispiel durch entzündliche Vorgänge nicht bereits zu sehr geschädigt sind.

Das eigentliche Kapital der Naturheilkunde sind jedoch nicht einzelne Therapien, sondern die Kombination verschiedener Ansätze, die abgesehen von der lokalen Behandlung bestimmter Beschwerden den gesamten Körper aktivieren und dadurch die körpereigenen Ressourcen wecken und die Selbstheilungskräfte stärken. Gerade bei Krebspatientinnen verstärkt sich eine vorbestehende Polyneuropathie nicht selten in Kombination mit Depression und chronischer Müdigkeit (Fatigue) deutlich. Wir behandeln diese Frauen mit Neuraltherapie, Akupunktur, hochdosiertem Vitamin C, Meditation und Yoga und erreichen dadurch deutliche Verbesserungen.

»Ich wollte mir das Leben nehmen«

Eine 53-jährige ehemalige Krebspatientin kam fünf Jahre nach ihrer OP mit dem Rollator in unsere Klinik, weil sie so starke Schmerzen hatte, dass sie arbeitsunfähig geschrieben war, eine Pflegestufe hatte

und eine Gehhilfe brauchte. Zum Abschluss ihrer naturheilkundlichen Behandlung zeichnete ich mit ihr das folgende Interview für
unsere Patientendokumentation auf.

Fallbeispiel: Neuropathie nach Krebstherapie

»2012 war mir am linken Eileiter ein Krebsgeschwür entfernt worden,
es war eine stundenlange, große Operation, ich musste sehr viele
Medikamente nehmen und bekam auch zwei verschiedene Chemothe-
rapien. Nach der vierten Infusion setzen schlagartig starke Schmerzen
in den Füßen ein, Neuropathie, verbunden mit Kopfschmerzen und
Ermüdungszuständen. Nach Abschluss der Behandlung war ich in der
Reha, aber viel hat das nicht gebracht, im Gegenteil: Die Schmerzen
bauten sich immer weiter auf. Nicht nur die Füße taten weh, der
gesamte Körper, auch der Darm, weil ich so viele Verwachsungen von
der OP hatte. Irgendwann habe ich dann die meisten Medikamente
abgesetzt, weil die mir nicht geholfen haben. Alles wurde immer nur
noch schlimmer. Zum Beispiel hatte ich eine Wurzelspitzenbehand-
lung, die während der Chemo nicht gemacht werden konnte. Jetzt war
im Mund alles in Ordnung, aber die Schmerzen hörten trotzdem
nicht auf, die Zahnärztin wusste sich keinen Rat mehr. Mein ganzer
Körper war ein einziger Schmerzherd. Ich war so verzweifelt: Ich
dachte, jetzt hast du den Krebs überstanden, die Chemo, und nun
habe ich diese Nebenwirkungen?! Es gab Tage, da wollte ich mir das
Leben nehmen ...«

Bei uns bekam die Patientin unter anderem Neuraltherapie
und Akupunktur, Darmmassagen und Kümmelauflagen. Als sie
uns verließ, sagte sie: »Das war ja tausendmal besser als jedes
Medikament! Ich dachte, wenn es hier um die Hälfte besser
würde, das wär schon was. Aber jetzt sind meine Beschwerden
zu 99,9 Prozent weg! Den Rollator brauche ich nicht mehr. Die

*Schmerzen in den Füßen, die spüre ich noch, aber das bekomme
ich auch noch hin. Schließlich habe ich hier gelernt, was ich alles für
mich zu Hause tun kann.«*

• •

Tut weh, aber was?

»Lady Gaga sagt Tournee ab! Platzt jetzt auch die Hochzeit?« Die
Schmerzerkrankung der amerikanischen Popsängerin hat dazu
geführt, dass ein ganz besonderes chronisches Leiden nun für
viele Menschen ein Begriff ist: die Fibromyalgie. Der Begriff bedeutet Faser-Muskel-Schmerz, denn besonders schmerzhaft sind die
Sehnenansätze der Muskeln. Fast drei Millionen Menschen, die
meisten zwischen 30 und 60 Jahre alt, sind nach Angaben der
Deutschen Rheuma-Liga in Deutschland betroffen. Bei einem Drittel lassen die Beschwerden im Verlauf von zehn bis 15 Jahren wieder
nach.

Bis vor ein paar Jahren hat man geglaubt, dass es diese Erkrankung gar nicht gibt – denn es finden sich trotz anhaltender Schmerzen in mehreren Körperregionen, Schlafstörungen und dem Gefühl,
sich einfach nie richtig ausschlafen zu können, keine körperlichen
Ursachen. Weitere Anzeichen sind Erschöpfung und Konzentrations-
störungen, oft reagieren die Betroffenen auch besonders empfindlich
auf bestimmte Lebensmittel oder Chemikalien – aber das alles ohne
auffällige klinische Befunde. Erst seit man nachweisen konnte, dass
auf den Faszien (deren wichtige Rolle ebenfalls von der konventionellen Medizin lange Zeit geleugnet wurde) sehr viele Schmerzrezeptoren sitzen, schien das Krankheitsbild des Faser-Muskel-Schmerzes
zumindest leichter nachvollziehbar. Die Krankenkassen übernehmen
inzwischen zumindest einen Teil der Therapie, allerdings vor allem
Medikamente – gegen Schmerz (was selten hilft) und gegen Depression. Wir hingegen verfolgen einen komplexen Behandlungsansatz,

stationär oder in Tagesklinik-Programmen, der in vielen Fällen erfolgreich ist. Wenn Patienten nachweisen können, dass frühere ambulante und rehabilitative Maßnahmen erfolglos waren, werden die Kosten dafür von den Kassen übernommen.

Fibromyalgiepatienten zählen vermutlich zu den übersensiblen Menschen. Sie reagieren häufig auf kleinste Berührungen und fühlen sich wie eine Prinzessin auf der Erbse, wie mir eine Patientin kürzlich gestand. Häufig halten sie Lärm oder auch intensivere Gerüche nur schwer aus. 60 Prozent von ihnen, wird geschätzt, sind sehr lichtempfindlich. Der Kontakt mit Kälte verursacht neuen Schmerz, und viele Betroffene vertragen Bestandteile von Lebensmitteln nicht, wie Zucker, Fruktose oder Zuckerersatzstoffe, Konservierungsmittel, den Geschmacksverstärker Glutamat oder Lebensmittelfarben. Am meisten aber leiden viele der Patienten darunter, dass ihre Beschwerden von ihrem behandelnden Arzt nicht erst genommen werden.

Eine Patientin erzählte unter Tränen, dass ihr Orthopäde, bei dem sie seit drei Jahren wegen des Ganzkörperschmerzes in Behandlung war, sie eines Tages anschnauzte, sie solle sich nicht so anstellen, den Kindern in Afrika ginge es viel schlechter als ihr. Obwohl er ihr nicht helfen konnte, weigerte er sich standhaft, sie in unsere Naturheilklinik zu überweisen, die sie fast schmerzfrei nach zwei Wochen verließ.

Rühr mich nicht an

Die Krankheit beginnt unspektakulär, mit Mattigkeit und Schlafproblemen, manchmal mit Nackenschmerzen, schließlich fangen die Arme und Beine an wehzutun. Heftige Schmerzattacken wechseln sich mit beschwerdearmen Perioden ab, manchmal sind die Betroffenen symptomfrei und schöpfen neue Hoffnung. Doch dann beginnt alles von vorn. Zusätzliche Krankheiten und Schicksalsschläge verstärken die Schmerzen.

Röntgenbilder oder Blutwerte zeigen keine Auffälligkeiten – nur, wenn komplizierte Labordiagnostik sich auf die Botenstoffe fokussiert, zeigt sich, dass die Schmerzverarbeitung gestört ist. Die Diagnose stützt sich auf das Vorhandensein von chronischen Schmerzen in mehreren Körperregionen, Schlafproblemen und dem Gefühl allgemeiner Erschöpfung. Viele Fibromyalgiepatientinnen (es sind überwiegend Frauen) waren in der Kindheit traumatischen Erlebnissen wie Gewalt, emotionalem oder sexuellem Missbrauch ausgesetzt – auch Lady Gaga.

Die Krankheit tritt gehäuft in Familien auf, sodass man genetische Faktoren dahinter vermutet. Doch ob eher biologische oder eher soziale Faktoren die Auslöser sind, bleibt bei diesem komplexen Krankheitsbild offen. Nicht selten haben die Betroffenen ein geringes Selbstwertgefühl, sind eher depressiv und können sich schlecht wehren. Sie sehnen sich nach Anerkennung und versuchen, über Disziplin und zum Beispiel Sport ihre Schmerzen im Zaum zu halten. Viele Fibromyalgiepatienten leiden an einem Reizdarm, ebenfalls eine neuronale Erkrankung.

Naturheilkundlich geht es zunächst einmal darum, dem Körper die Spannung zu nehmen: mit trockenen Wärme- und Kältebehandlungen oder Lymphdrainagen. Bewegung ist wichtig (zum Beispiel eine physiotherapeutisch angeleitete medizinische Trainingstherapie), darf aber nicht überdosiert sein. Wir setzen deshalb regelmäßige Bewegung ein, am liebsten die meditativen Formen des Yoga, Qigong oder Tai-Chi. Akupunktur beruhigt die Nerven, und vollwertige Ernährung stärkt das Bindegewebe.

Wichtig ist es auch, zur Ruhe zu kommen – mit Meditation Angst, Depression und Stress zu lindern und den Fokus der Aufmerksamkeit von den Schmerzen wegzulenken. Eine Kombination von beidem sind Qigong und Tai-Chi, die den Fluss der Energie Qi wieder in Gang bringen sollen. Wir können die Fibromyalgie zwar auch nicht schnell heilen, aber wir können unseren Patientinnen und Patienten zeigen, wie sie selbst mittel- und langfristig die Symptome deutlich verbessern können. Mein leitender Oberarzt Prof. Jost Langhorst arbeitet seit Jahren an der Erstellung von Leitlinien zur Behandlung der Fibromyalgie. Naturheilkunde und Komplementärmedizin spielen dabei eine wesentliche Rolle.

Das Entscheidende ist, dass Sie, falls Sie unter Fibromyalgie leiden, sich nicht von den Schmerzen unterkriegen lassen. Diese sind kein Anzeichen eines zerstörerischen Prozesses im Körper – lautet eine ganz wichtige Botschaft, die wir auch unseren Patienten mitgeben. Hören Sie auf, negative Gedanken zu wälzen, diese tendieren dazu, sich im Kreis zu drehen, ohne zu Lösungen zu führen. Stattdessen sollten Sie ganz in Ruhe herausfinden, was Ihnen – Körper wie Seele – guttut. Das kann ganz unterschiedlich sein. Einer meiner Kollegen hat zwar keine Fibromyalgie, aber Rückenschmerzen. Dann legt er sich, wann immer das möglich ist, aufs Sofa unter eine warme Decke und hört sein Lieblingskinderbuch, das er eigentlich längst seinen Kindern vermacht hat. »*Die drei Freunde,* da ist die Welt noch in Ordnung!«

Leider bekommen, was wenig bekannt ist, auch Jugendliche schon Fibromyalgie, vor allem Mädchen zwischen 13 und 15 Jahren. Bei anhaltenden Schlafstörungen verbunden mit wiederkehrenden Schmerzen könnte also das Schmerzsyndrom dahinterstecken.

6. Bio-Benefits:
Die Natur als Assistenzarzt

Kaum eine andere Schmerztherapie verdeutlicht so anschaulich den Reichtum natürlicher Heilverfahren wie der Blutegel. Er gehört zu den allerältesten therapeutischen Instrumenten und wurde schon vor dreieinhalbtausend Jahren im antiken Ägypten angewendet. Ich empfehle Blutegel unter anderem bei Kniearthrose – wenn die Patienten keine Scheu davor haben. Außerdem dürfen keine Kontraindikationen vorliegen: Zum Beispiel werden die Blutungen sehr stark, wenn die Patienten gerinnungshemmende Mittel einnehmen. Auch sollte der Patient keine das Immunsystem unterdrückenden Medikamente einnehmen. Bei Kniearthrose, so beweisen Studien, ist der Einsatz von Blutegeln das mit Abstand beste Verfahren zur Schmerzlinderung – besser als jedes Medikament oder zum Beispiel chirurgische Eingriffe wie eine Spiegelung oder Lavage.

Ich muss gestehen: Ich fand Egel zunächst eklig. Zum ersten Mal begegnete ich ihnen in einer Spezialklinik für Naturheilverfahren in Höhenkirchen bei München, wo ich 1996 einige Monate arbeitete. Die angeblichen Wunderwirkungen waren mir suspekt. Aber dann fiel mir auf, wie viele Patienten begeistert von der schmerzlindernden Wirkung der Blutegel erzählten, und ich wurde neugierig. Da musste etwas dran sein – auch wenn die Medizin sich das nicht erklären konnte.

Mein Praktikum in Höhenkirchen war die Vorbereitung für meine Zeit in Bad Elster im sächsischen Vogtland, wo die Klinikgruppe Sanitas eine ganzheitlich orientierte Modell-Rehaklinik zu betreiben plante. Dieter Melchart, der bereits seit einigen Jahren bestrebt war, die Naturheilkunde in die akademische Forschung und Lehre zu integrieren und später am Münchner Uniklinikum Rechts der Isar eine Stiftungsprofessur für Naturheilkunde und Komplementärmedizin erhielt, hatte für Bad Elster ein innovatives Konzept der Integration naturheilkundlicher Verfahren in die Medizin entworfen. Ihm ging es vor allem um Nachhaltigkeit: Die Patienten sollten einen gesünderen Lebensstil lernen und den therapeutischen Impuls der Naturheilkunde mit hinaus in ihren Alltag nehmen.

Melcharts Konzept steckte voller Ideen und Anregungen, das junge, begeisterte Mitarbeiter umsetzten. In Bad Elster formierte sich das Kernteam, von dem ein Teil noch heute in Essen mit mir arbeitet: Anna Paul, eine begabte Gesundheitspädagogin und inzwischen Mind-Body-Expertin, und meine späteren Oberärzte Felix Saha, Thomas Rampp und Andreas Michalsen, alles Mediziner, die mit großer Leidenschaft Naturheilkunde betreiben und sehr viel Erfahrung gesammelt haben.

Blutegel gegen Kniearthrose

Mit Andreas Michalsen, der inzwischen Professor für Klinische Naturheilkunde an der Berliner Charité ist und Chefarzt am Immanuel-Krankenhaus, beschlossen wir, dem Phänomen Blutegel auf die Spur zu kommen. Wir unternahmen mehrere Studien, die auch sehr gut publiziert werden konnten (in der Wissenschaft ist es wichtig, seine Erkenntnisse in einem hochrangigen Journal unterzubringen, wo die Studien von Peer-Reviewern geprüft werden – sonst wird man nicht ernst genommen). Als Indikation wählten wir die Kniearthrose – eine häufige, sehr schmerzhafte und einschränkende Erkrankung, bei der konventionelle Methoden wie Schmerzmedikamente, das Einspritzen von Hyaluronsäure oder sogar eine Operation mit Knorpelglättung und Kniespülung wenig erfolgreich sind.

Wie wissenschaftlich ist unsere Medizin? Angesichts der 500 000 Arthroskopien, die in Deutschland bis 2015 jährlich durchgeführt wurden, kann man sich das fragen. Denn erst seit dem 1. April 2016 zahlen die gesetzlichen Krankenkassen diesen Eingriff nicht mehr, weil ein Nutzen in Studien nicht nachweisbar war.

Die Ergebnisse der Blutegel-Studien hingegen sind beeindruckend: Eine einzige Therapie mit vier bis sechs Egeln reicht bereits aus, um bei 80 Prozent der Patienten die Schmerzen um die Hälfte zu reduzieren. Im Schnitt waren es 60 Prozent. Die Wirkung hält bei mehr als zwei Dritteln der Betroffenen länger als drei Monate. Und selbst nach zehn Monaten gibt jeder Zweite an, weniger Schmerzmittel einzunehmen.

Tausche Blut gegen Schmerzstiller

Wie kann das sein? Natürlich können die kleinen Sauger nicht den abgenutzten Knorpel ersetzen, also das Kniegelenk nicht im eigentlichen Sinne heilen. Doch wenn Blutegel zubeißen, geben sie mindestens 30 Substanzen in die winzige Wunde ab. Diese wirken nicht nur entzündungshemmend und durchblutungsfördernd, sondern beeinflussen auch das umliegende Gewebe und Stoffwechselfunktionen in der Region positiv. Das gilt übrigens ebenfalls für die Daumengelenksarthrose oder den Tennisellenbogen. Für die zehn bis 30 Milliliter Blut, die die Blutegel saugen, werden die Arthrosepatienten also reich belohnt – unter anderem mit Hirudin und anderen blutverdünnenden Substanzen, Schmerzstillern und immunaktiven Stoffen. Es gibt außerdem mit Sicherheit weitere Blutegelsubstanzen, die noch nicht identifiziert sind, so die führende Blutegelforscherin I. P. Baskova von der Lomonosow-Universität in Moskau. In Russland werden jährlich zehn Millionen Mal Egel verschrieben, häufig statt blutverdünnender Medikamente – das allerdings scheint mir heutzutage unsinnig, denn für diese Indikation gibt es erprobte und billigere Arzneistoffe, die auch besser steuerbar sind. In den USA sind Blutegel seit 2004 als medizinische Heilmittel anerkannt und zugelassen und werden unter anderem in der Wiederherstellungschirurgie eingesetzt.

Während die bräunlichen bis olivgrünen Egel, wenn sie sich langsam durch ihre Aquarien winden, spontan keinen sympathischen Eindruck machen, verlieren sie, einmal im Trockenen und auf der Haut, ihren Schrecken. Sie setzen dann brav den Saugfuß an einem ihrer Enden auf, um sich damit zu stabilisieren, während sich am anderen Ende zwischen 60 und 100 winziger Kalkzähnchen in die Haut bohren – das fühlt sich in etwa an wie ein Mückenstich. Dabei bildet ihr Körper einen kleinen Bogen. Vier oder fünf Egel umrahmen das Knie, und schon nach wenigen Sekunden pulsieren die kleinen Körper im Rhythmus des Saugens. Sind sie nach etwa 60 bis 90 Minuten satt, öffnen sie ihre Kiefer, lassen los und rollen zu Boden, wo sie auf einer Papierunterlage aufgefangen werden. Die Patienten erhalten dann einen leichten Druckverband und ruhen noch etwa eine Stunde.

Liebevolles Egelkraulen

Man muss im Übrigen liebevoll mit den kleinen Egeln umgehen – sind sie gestresst, beißen sie nicht. Sie mögen kein helles Licht und auch keine kühle Haut, selbst der Luftdruck spielt eine Rolle. Manchmal fühlen sie sich aber auch so wohl, dass sie einfach unter dem Trinken einschlafen wie ein sattes Baby; dann muss man sie vorsichtig an der Seite kraulen und an ihre Aufgabe erinnern. Als Dank für ihre Dienste am Menschen werden sie nach Gebrauch nicht zu Fischfutter, sondern kommen auf den meisten medizinischen Farmen, wo sie gezüchtet werden, in eigene Rentnerbecken. Jedenfalls dürfen sie, um ein Infektionsrisiko auszuschließen, kein zweites Mal verwendet werden. Bei manchen Patienten rötet sich die Bissstelle leicht, und es kann zu allergischen Reaktionen kommen. Wir haben an der Klinik noch nie schwerwiegende Nebenwirkungen erlebt.

Die Forschungsabteilung unserer Klinik hat mit einer chinesischen Gruppe von Wissenschaftlern in einer Metaanalyse alle relevanten Studien zur Therapie der Kniearthrose zusammengefasst und bewertet und gezeigt, dass Blutegel die mit Abstand effektivste Methode bei der Behandlung gegen Schmerzen durch Kniearthrose sind – noch vor Akupunktur (die auch hilft) und Schmerzmitteln. Die Krankenkassen sind trotz aller Befunde noch nicht bereit, die Kosten für die rund 40 000 Behandlungen im Jahr in Deutschland zu übernehmen. Die Patienten müssen deshalb leider zwischen 50 und 120 Euro pro Sitzung selbst bezahlen.

Medizinischer Vampirismus

Die Behandlung mit Blutegeln ist auch in der ayurvedischen Medizin bekannt. Die antiken Ärzte des Abendlandes verwendeten sie bei chronischem Kopfschmerz, Fieber, Psychosen und Epilepsie, Leiden von Leber, Milz und Dickdarm, Ischialgien, Arthritis und Gicht sowie allen Symptomen, die sich durch Härte, Schwere, Spannung, Schwellungen oder Schmerzen auszeichneten. Grundlage dafür war die Humoralpathologie, die Viersäftelehre, die bis ins 19. Jahrhundert Einfluss auf die Medizin hatte. Krankheit wurde als Ungleichgewicht dieser Körpersäfte gedeutet. Die erste schriftliche Erwähnung von Blutegeln im deutschen Raum stammt von der Gelehrten und Klosterfrau Hildegard von Bingen (1098–1179).

Dass Blutegel später als »mittelalterlich« diskreditiert wurden, hängt eher mit der Entwicklung im 18. und frühen 19. Jahrhundert zusammen. In einer Phase der Stagnation der medizinischen Forschung setzte man Blutegel inflationär und bei immer mehr Krankheiten und Syndromen ein – ähnlich dem Aderlass. Man sprach sogar von einem medizinischen »Vampirismus«. Bereits um 1830 waren die Bestände in Frankreich und Deutschland so gut wie erschöpft, man importierte nun aus Polen und Ungarn, später aus Ägypten, Syrien, der Türkei, Russland und Zentralasien. Einige Länder verhängten Ausfuhrsperren, Schmuggel und Betrug (Verkauf von bereits gesättigten Egeln oder zum Saugen ungeeigneten Spezies) waren die Folge.

Als Mitte des 19. Jahrhunderts Rudolf Virchow dann die Zellen als Grundeinheit des Organismus beschrieb, war die Humoralpathologie in der Medizin endgültig abgeschrieben, und die Entdeckung der Mikroorganismen durch Robert Koch machte zudem deutlich, welche Infektionsgefahr von den Tieren ausging, wenn man sie aus unsicheren Quellen bezog. Ärzte wurden nun in Kliniken ausgebildet und kamen kaum mehr mit Blutegeln in Berührung.

Parallel dazu wurde aber auch ein Teilaspekt ihrer Wirkung entschlüsselt: 1884 entdeckte der britische Physiologe John Berry Haycraft eine Substanz in Mund und Schlund des Blutegels, welche die Blutgerinnung hemmte. Sie wurde chemisch isoliert und erhielt 1903 den Namen Hirudin (Sie kennen diesen Namen vielleicht von Salben gegen Blutergüsse). Der französische Chirurg Termier propagierte 1922, Blutegel bei Operationen zur Prophylaxe von Embolien und Thrombosen einzusetzen, eine Methode, die viele namhafte Kliniken in ganz Europa übernahmen. Erst nach dem Zweiten Weltkrieg verdrängten Heparin und später Marcumar die Egel als Gerinnungshemmer.

Bioprinzipien statt synthetischer Chemie

Der Einsatz lebender Organismen als Heilmittel in der Medizin ist also eine sehr alte Disziplin, die nun als eine sehr junge Forschungsrichtung wiederbelebt wird – 2004 wurde in den USA eine Stiftung zur Förderung des Wissens dazu gegründet. In Deutschland steckt sie noch sehr in den Anfängen – so zum Beispiel die Apitherapie, die therapeutische Verwendung von Bienenprodukten bis hin zum Bienengift. Der Ichtyotherapie, dem Einsatz von Knabberfischen, werden gute Aussichten bei der Behandlung von Psoriasis und anderen Hautleiden nachgesagt, aber Studien fehlen noch, und die hygienischen Probleme sind ungelöst. Besser untersucht und vielversprechend ist der Einsatz von Fliegenlarven zur Reinigung komplizierter Wunden. Fadenwürmer (Helminthen) werden im Einsatz gegen Autoimmunerkrankungen wie Morbus Crohn erprobt.

Bakteriophagen, auf Bakterien spezialisierte Viren, die man zum Beispiel in Georgien gegen Entzündungen der Luftwege bis hin zu Lungenentzündungen einsetzt, könnten nach Ansicht von Mikrobiologen eine echte Alternative zu den wirkungslos werdenden Antibiotika werden. In den USA und Kanada wurden die ersten Präparate im Bereich der Tiermedizin wie auch der Lebensmittelhygiene zugelassen. Auch hier werden die Bakterien zwar irgendwann gegen ihre Feinde resistent, aber dann können die Bakteriophagen wieder angepasst werden – ein Ansatz der biotechnologischen Forschung. Ist das noch Naturheilkunde? Sicher nicht, aber das Beispiel zeigt, dass die therapeutische Zukunft eher darin liegt, biologische Mechanismen statt isolierte Wirkstoffe einzusetzen. Doch solange die Pharmaindustrie noch Geld mit Antibiotika verdient, hat sie wenig Anreize, in diese Richtung zu forschen. »Es fehlt der politische Druck«, sagte ein deutscher Phagen-Experte, der Mikrobiologe Wolfgang Bayer von der Universität Hohenheim, in einem Interview im *Deutschlandfunk*. Das zumindest trifft auf die Naturheilkunde auch zu, die in Deutschland nur mit Unterstützung von Stiftungen forschen kann. Solange die Pharmaindustrie die dominante Kraft der Medizinforschung ist, bleibt ihr riesiges Reservoir an nicht pharmakologischen Behandlungswegen unerschlossen oder zumindest unerklärt.

7. Stich für Stich:
Wie ist das mit der Akupunktur?

Als ich Medizin studierte, also in den frühen Achtzigerjahren, hatte ich wilde schwarze Locken und teilte mir mit fünf anderen Medizinstudenten eine Wohnung in Freiburg. Alle interessierten wir uns für exotische Heilverfahren. Zum Beispiel brachte Barbara, die später Anästhesistin wurde, von ihrem Südamerika-Aufenthalt eine Therapie mit, mit der die Indios angeblich Kopfschmerzen behandelten. Wir probierten das aus: Die betroffene Person wurde vorsichtig an den Haaren gezogen, aber doch stark genug, dass es irgendwann »Plopp« machte – und danach war der Schmerz in der Regel verschwunden. Das »Opfer« musste nicht einmal Haare lassen. Im Selbstversuch schien es zu helfen, und aus heutiger Sicht war das eine meiner ersten Begegnungen mit dem Reiz-Reaktionsprinzip – auch wenn ich diese doch recht brachiale Methode nicht weiter verfolgte. Angeregt durch eine pakistanisch-stämmige Assistenzärztin, testen wir allerdings gerade in einer kleinen Studie ein ähnliches Prinzip: die Dupatta-Methode. Bei Migräne oder Spannungskopfschmerzen wird ein Tuch zu einem etwa 4 Zentimeter breiten Schal gefaltet, der dann fest um den Kopf gebunden wird – einen Knoten auf der Stelle des größten Schmerzes, einen zweiten genau gegenüber. Das sieht dann ähnlich aus wie ein Indianertuch. Das Wirkprinzip soll die oberflächliche Drosselung der Blutzufuhr sein.

Relativ bald begannen wir Studenten, uns für die Chinesische Medizin zu interessieren. Ein Sinologiestudent brachte Literatur mit und übersetzte daraus, und eine Japanerin zeigte uns Shiatsu, eine japanische Druckpunktmassage, die sich aus der chinesischen Tuina-Massage ableitete und mit der Vorstellung von Energieströmen im Körper arbeitete. Doch insgesamt wusste man damals noch sehr wenig über asiatische Heiltraditionen. Es war gerade mal rund zehn Jahre her, dass sich die Kommunistische Volksrepublik für den Westen geöffnet hatte. 1972 war Richard Nixon bei Mao zu Gast gewesen, und die Vorberichterstattung über diesen spektakulären Staatsbesuch war der Startschuss für das geworden, was als TCM, als Traditionelle Chinesische Medizin, in der Folge in der westlichen Welt vermarktet wurde.

James Reston, ein Reporter der *New York Times*, musste sich nämlich im Vorfeld der Nixon-Reise in China wegen einer akuten Blinddarmentzündung operieren lassen. Die Schmerzen nach der OP linderten die chinesischen Ärzte allein mit Akupunktur, was Reston in einer Reportage voller Begeisterung beschrieb. Die Geschichte ging um die Welt und weckte das Interesse von Laien wie der medizinischen Fachwelt. 1972 publizierte der Sinologe Manfred Porkert als wichtiges westliches Standardwerk die *Theoretical foundations of Chinese Medicine*.

TCM – ein Marketingkonzept

Anfangs versuchte man, die für uns am ehesten nachvollziehbaren Teile aus der Chinesischen Medizin auf das westliche Körperverständnis zu übertragen, und es ist kein Wunder, dass dabei die Akupunktur, die in China selbst gar keine so große Rolle spielt, überproportional beachtet wurde. Das Konzept des Qi, der Lebensenergie, die über Akupunkturnadeln beeinflusst werden sollte, entsprach am ehesten dem mechanistischen Körpermodell, wie es seit Descartes im Westen vorherrschte. Immerhin gab es da definierte Punkte und Leitbahnen, die Meridiane, und es schien etwas zu fließen, ähnlich dem Blutkreislauf oder der Lymphe. Inzwischen wissen wir allerdings durch historische Forschung, dass die traditionelle chinesische Heilkunst viel komplexer ist und dass es naiv war, nach irgendwelchen Kanälen und Äquivalenten für die beschriebene Energie zu suchen, wie es die ersten westlichen Forscher taten.

Überhaupt haben wir inzwischen gelernt, dass die Vorstellungen und Praktiken der Chinesischen Medizin keinem einheitlichen Theoriegebäude entspringen, sondern ein heterogenes Konglomerat sind – Ausdruck nicht nur von Erfahrungswissen, das in China traditionell vom Vater auf den Sohn übertragen wurde, sondern auch von historischen und kulturellen Prozessen, die das Bild vom Körper prägten und veränderten. Mao und die chinesische Führung, auch das weiß man heute, forcierten eine »abgespeckte« Version der umfassenden und komplexen Heilkunde – zum einen, weil sich das große Reich die westliche Heilkunde nicht leisten konnte und vor allem die ländlichen Regionen (aufgrund des Mangels an westlich ausgebildeten Ärzten) durch sogenannte »Barfußärzte« volksmedizinisch versorgt werden mussten (die letzten Barfußärzte wurden 1985 abgeschafft und zu Dorfmedizinern weitergebildet). Zum anderen aber auch, weil die Traditionelle Chinesische Medizin (TCM), in diesem »Branding« eigentlich ein Kunstbegriff, zu einem erfolgreichen Kulturexport wurde, der Devisen und internationales Renommee zurück ins Land schwemmte.

Ohne all das damals zu wissen, hatte ich also als Medizinstudent Interesse für asiatische Heilmethoden entwickelt, ahnte aber nicht, dass ich bald die Möglichkeit erhalten würde, mir diese aus nächster Nähe selbst anzusehen. Das kam so: Auf einem Fest hatte ich eine junge blonde Frau kennengelernt, die ich sehr sympathisch fand und die mich faszinierte, aber sie verriet mir nur ihren Vornamen, Karin, und dass sie Sinologie studierte. Kurz darauf war sie verschwunden. Sie ging mir nicht aus dem Kopf, und ich nervte alle meine Freunde und Bekannten mit meinen Erkundigungen nach ihr. Bis ein paar Tage später einer meiner ältesten Freunde, der Orientalistik studierte, plötzlich sagte: »Die kenne ich! Die ist bei mir im Seminar und wohnt hier um die Ecke!«

Um es abzukürzen: Es gelang mir, Karin wiederzufinden, und wir verliebten uns ineinander. Doch nach kurzer Zeit sagte sie: »Ich habe ein Stipendium für China, in vier Wochen reise ich ab.« – »Aber«, stammelte ich, »das geht doch nicht, was wird dann aus uns?« – »Du«, sagte sie lachend, »du kommst einfach mit!« Ganz so einfach war das natürlich nicht, doch Karin, die heute meine Frau und Mutter meiner beiden Töchter ist, war schon damals voller Energie und durchsetzungsstark, wenn sie etwas erreichen wollte. Sie reiste also ab, und nach ein paar Monaten organisierte sie ein Visum für mich. Einen Tag nach meinem ersten Staatsexamen machte ich mich also mit rudimentären Sprachkenntnissen auf in ein Abenteuer: Chinesische Medizin im Reich der Mitte zu studieren.

Mein Studium in Peking

Damals, es war 1983, konnte man nicht einfach wie heute in eine Air-China-Maschine einsteigen, um nach Peking zu gelangen. Die Anreise war kompliziert: Man flog mit Pakistan Airways nach Islamabad und wechselte dort in ein rotchinesisches Flugzeug. Die Ankunft in der chinesischen Hauptstadt war für mich nach eineinhalb Tagen Anreise wie ein Film. Ausländer fielen damals noch sehr auf innerhalb der Tausenden von Menschen, die sich – bis auf wenige offizielle Fahrzeuge – auf Fahrrädern in kilometerlangen Schlangen durch die Straßen bewegten. Wir zogen viele Blicke auf uns, vor allem natürlich die blonde Karin, eine typische »Langnase« für chinesische

Vorstellungen. Der erste Eindruck in der Ankunftshalle des Pekinger Flughafens war der einer riesigen Menschentraube von schwarzhaarigen, zumeist chinesischen Männern, und in der Mitte leuchtete ein kleiner, heller Punkt, die blonden Haare von Karin, die mittlerweile des Chinesischen schon recht mächtig war und die neugierigen Fragen der Chinesen beantwortete. So viele Menschen – rund sechs Millionen lebten damals in der chinesischen Hauptstadt, heute sind es fast vier Mal so viele. Karin schien sich jedoch ganz wohlzufühlen und schleuste mich zielsicher zu dem Yuyan Xueyuan, dem Ausländer-Campus, auf dem sie ein einfaches rund zwölf Quadratmeter großes Zimmer hatte, etwa eine Stunde entfernt vom Platz des Himmlischen Friedens.

Peking war groß, aber nach dem beschaulichen und etwas verschlafenen Freiburg kam mir natürlich alles riesenhaft vor. Und gleichzeitig eng. Wir hatten jeder ein Fahrrad, eine Kostbarkeit in Peking, aber meine Hochschule war für das Fahrrad zu weit, und an der Bushaltestelle konnte ich das Rad nicht stehen lassen. Also fuhr mich Karin jeden Morgen auf dem Weg zu ihren Sprachkursen auf dem Gepäckträger an die Bushaltestelle. Dort stieg ich in einen der klapprigen blau-weißen Busse, in denen man nur mit Glück einen Sitzplatz bekam und meistens dicht an dicht gepresst eine Stunde lang stand, bis man die Innenstadt von Peking erreichte.

Mit der Zeit hatte ich eine Technik entwickelt, einen Sitzplatz zu ergattern – Durchsetzungsfähigkeit ist Voraussetzung für ein Leben in China –, und versuchte, während der Fahrt zu schlafen. Doch jedes Mal, wenn wir einen kleinen Fluss überquerten, wachte ich auf, weil schon damals das grünliche Wasser so stank, dass der Geruch die Nase reizte und ich die Luft anhielt. Den Chinesen schienen der Geruch und die bedrückende Enge nichts auszumachen, der Schweiß, die Gerüche, der Lärm – die Sehnsucht nach »personal space« ist nichts, was man sich in den Milliardenbevölkerungen Asiens leisten kann. Ich steckte mir also täglich die Kopfhörer meines Walkmans in die Ohren und versuchte, mich auf meinen Chinesisch-Kurs oder auf das Köln Concert von Keith Jarrett zu konzentrieren – und mich so schmal wie möglich zu machen, bevor mir mein Busnachbar auf die Schuhe spucken konnte.

Nadeln von der Stange

Wie Sie sicher bereits ahnen, ließ auch der Unterricht in Akupunktur wenig von konfuzianischer Transzendenz spüren. Die China Academy of Traditional Chinese Medicine (inzwischen China Academy of Chinese Medical Sciences, CACMS), 1955 gegründet, ist zwar bis heute das wichtigste Ausbildungsinstitut für die klassische Chinesische Medizin in der Welt. Doch die chinesische Chefärztin, die ich vormittags bei ihrer Arbeit in der Ambulanz begleitete, war nicht wie bei uns die oberste Autorität, im Gegenteil: Ideologisch gesehen war ihre Stellung geringer als die jedes Arbeiters, der sich zumindest theoretisch um den Sozialismus verdienter machte. Der Unterricht im Krankenhaus endete für mich jeden Tag abrupt, sobald der Taxifahrer kam, der mich zum Campus für den Nachmittagsunterricht bringen sollte. Denn seine geheiligte Mittagspause war im chinesischen Kommunismus viel mehr wert als der Unterricht durch die Professorin, die als Akademikerin als Überbleibsel einer überholten Epoche galt.

Bei der Auswahl der Akupunkturpunkte diskutierten die betroffenen Patienten lebhaft mit und kommentierten kritisch, ob denn nun dieser oder jener Punkt wirklich der richtige in ihrem Fall wäre. Jeder hatte da seine eigene Meinung traditionell von der Großmutter oder dem Dorfarzt übernommen. Nicht selten mischten sich auch die vor offenen Türen Wartenden in die Debatte ein. Von ärztlicher Schweigepflicht keine Spur.

Die Ärztin bemühte sich ihrerseits nicht im Geringsten um das, was wir eine positive Arzt-Patienten-Beziehung nennen würden – und das ist im Übrigen heute noch so. Besonders renommierte chinesische Ärzte, die in der Regel Kräuterexperten sind, tragen häufig einen Mundschutz, hinter dem ihr Gesicht kaum zu erkennen ist. Sie stellen dem Patienten, der in einer Schlange vor dem Arzt wartet, einige wenige Fragen, kontrollieren ohne große Zuwendung Puls und Zunge und diktieren dem Assistenten, der neben ihnen sitzt, Diagnose und das Kräuterrezept. Das Ganze dauert selten länger als fünf Minuten. Bei den Akupunkteuren liegen die Patienten dann 20 Minuten auf einer einfachen Pritsche, die meisten schlafen nach wenigen Minuten ein, auch wenn manchmal die Nadeln in der Einstichstelle nochmals gedreht werden, und nach einer Ruhezeit ist die Behandlung fertig.

Nichts also mit konfuzianischer Gelassenheit, buddhistischer Weisheit und taoistischer Mystik: Die Chinesische Medizin ist keine Beziehungsmedizin, wie wir sie uns wünschen. Aber das scheint die Behandlung nicht zu beeinträchtigen, denn die Patienten hegen ganz andere Erwartungen. Sie vertrauen der Heilkunde an sich und wären sogar irritiert, wenn der Arzt besonders lange mit ihnen spräche. Sie denken, dass ein guter Arzt nur wenige Fragen stellen muss, weil ihm Puls und Zunge verraten, was dem Patienten fehlt.

Chinesischer Beifuß und Löwenschwanz aus Bayern

Ohne Zweifel ist die klassische Chinesische Medizin eine der größten und reichsten Heilkunden der Welt. Schon im 3. Jahrhundert unserer Zeitrechnung war Medizin in China Lehrgegenstand an der kaiserlichen Universität, die verschreibungsberechtigte Ärzte und Apotheker ausbildete. Präzise Anweisungen zum Sammeln und Zubereiten der Bestandteile der Kräutermedizin füllen die Klassiker der Chinesischen Medizin. Ihr eigentlicher Kern ist also nicht die Akupunktur, sondern die Arzneimitteltherapie: 5600 überwiegend pflanzliche, aber auch einige mineralische und tierische Substanzen sowie Pilze gehören zu der chinesischen Pharmakologie. Die bei uns bekanntesten sind Ginseng, Ginkgo, japanische Minze, Rhabarber oder auch Süßholz. Auch die Ernährung wird rezeptiert und behandelt wie ein Medikament.

Warum nutzen wir diesen Erfahrungsschatz so wenig? Zum einen sind viele der Heilkräuter für uns exotisch: Beim Import der zu Ballen getrockneten Pflanzenteile müssen DNA-Tests gemacht werden, um festzustellen, ob es sich überhaupt um die botanischen Spezies handelt, die auf den Papieren angegeben sind. Gerade bei den seltenen und teuren Kräutern passiert es nicht selten, dass der Export die Gesamtproduktion bei Weitem übersteigt und von daher nicht alles mit rechten Dingen zugehen kann. Die nächste Frage ist, ob sie in unserem westlichen Erbgut dieselbe positive Wirkung haben. Zum Dritten sind Einfuhren aus China wegen der häufig hohen Belastung durch Pestizide, Schwermetalle und der Luftverschmutzung kritisch. TCM-Ärzte verschreiben deshalb ihren Patienten oft Arzneidrogen, die aus Kalifornien importiert, kontrolliert und zertifiziert wurden.

Was die Amerikaner können, muss auch hier funktionieren, dachte sich der Münchner Internist und TCM-Experte Josef Hummelsberger. Nach Jahren der Forschung in Kooperation mit der Bayerischen Landesanstalt für Pflanzenzucht wachsen jetzt in Bayern chinesische Arzneidrogen, kontrolliert und evaluiert, die von spezialisierten Herstellern oder Apotheken verarbeitet und von rund 1000 in Chinesischer Medizin ausgebildeten Ärzten in Deutschland verschrieben werden können. Die pharmakologischen Prüfungen von China-Heilkräutern wie Beifuß *(Artemisia)* oder Löwenschwanz *(Leonurus japonicus)* verlaufen positiv.

Ökosystem statt pharmakologischer Monokultur

Seit ich damals in Peking die Akupunktur erlernte, habe ich den Kontakt zur östlichen Medizin nie abreißen lassen. Es gibt so vieles aus dieser traditionsreichen Heilkunde, das man noch erforschen kann und sollte. Inzwischen haben auch die Chinesen, wie auf vielen Gebieten, enorm aufgeholt. Verfälschte Ergebnisse hatten unter anderem auch damit zusammengehangen, dass es kulturell betrachtet al.s unhöflich gilt, seinem Arzt mitzuteilen, wenn eine Therapie nicht gewirkt hat. Mittlerweile aber gibt es 14 Cochrane-Zentren in China, die sich um evidenzbasierte Medizin bemühen, und auch wenn die Standards noch lange nicht an die westlichen heranreichen, so lassen sich doch deutliche Fortschritte konstatieren. Das stellen wir auch bei den chinesischen Gastwissenschaftlern fest, die an meinem Lehrstuhl immer wieder im Rahmen von Forschungsprojekten tätig sind. Wir haben an unserer Klinik eine (privatärztliche) Ambulanz für Traditionelle Chinesische Medizin, an der wir nach den Regeln der TCM diagnostizieren und behandeln.

2009 haben wir mit Unterstützung der Robert Bosch Stiftung und in Kooperation mit der Charité auf einem Symposion versucht zu klären, was man aus dem enormen Schatz der traditionellen chinesischen Heilkunde in die westliche Medizin integrieren könnte – wissenschaftlich überprüft. Gerade was die chinesischen Arzneimitteltherapien angeht, ist das nicht einfach, wie ein Vertreter des Bundesinstituts für Arzneimittel und Medizinprodukte (BfArM) dort erläuterte. In China werden in der Regel verschiedene Kräuter zu einem komplexen Heilmittel zusammengestellt, wobei nach Ursachen und Symptomatiken unterschieden wird. Klassische Rezepturen enthalten ein »Kaiser«-Kraut mit dem Hauptwirkstoff sowie mindestens ein unterstützendes »Minister«-Kraut sowie »Helfer«- und »Boten«-Pflanzen. Dabei summieren sich die Wirkungen einzelner Pflanzen nicht einfach, sondern sie ergänzen sich und können einander auch in bestimmter Weise abmildern und regulieren. Das soll mögliche Nebenwirkungen so gering wie möglich halten.

In der europäischen Arzneimittelgesetzgebung ist man hingegen vor einigen Jahrzehnten zum genauen Gegenteil übergegangen: Die Hersteller sind verpflichtet, einen einzigen Wirkstoff zu identifizieren und dessen Wirksamkeit und Unbedenklichkeit in Studien nachzuweisen. Wir stellen also eine Monokultur gegen ein pharmakologisches Ökosystem. Warum? Es ist viel einfacher, die Wirkung eines einzigen Stoffes zu testen, als den komplexen Prozess eines Wirkstoffgemisches nachzuverfolgen. Gleichzeitig geraten dabei die längerfristigen Nebenwirkungen einer isolierten Substanz aus dem Fokus. Es gibt zwar Ausnahmen für »traditionelle pflanzliche Arzneimittel«, aber die sehen vor, dass ein solches Arzneimittel mindestens 30 Jahre lang ohne Schaden und davon mindestens 15 Jahre lang in Deutschland angewendet wurde. Diese Zeitdauer ist jedoch ein sehr vages Kriterium für die Unbedenklichkeit einer Substanz, zumal gerade Heilkräuter oft bei einer Vielzahl zum Teil ganz unterschiedlicher Erkrankungen zum Einsatz kommen. Hier sind ganz andere Forschungsstrategien gefragt.

Die Vorurteile gegen pflanzliche Heilmittel aus China sind ohnehin groß. 1994 wurde in einer belgischen Abnehmklinik statt »Han Fang Ji« *(Stephania tetrandra)* »Guang Fang Ji«, also eine Pflanze mit Aristolochiasäure, in ein Präparat gemischt, und es kam bei 100 Patienten zu einem akuten Nierenversagen. Manche der Betroffenen wurden dadurch dialysepflichtig, andere entwickelten Nierentumoren. Die Nachlässigkeit der Verantwortlichen ist sicher zu kritisieren, und die Betroffenen verdienen Mitgefühl – aber es gibt über 2000 weitere chinesische Kräuter, die häufig angewendet werden, und kein einziges davon hat diese Nebenwirkungen ausgelöst. In Deutschland kam es zu einem einzigen Zwischenfall durch ein Importprodukt, das per Internet aus Holland bestellt wurde. Aristolochiasäurehaltige Human- und Tierarzneimittel galten bei uns schon lange als bedenklich und sind seit 1981 zu Recht verboten. Dennoch löste der belgische Fall weltweit 196 Veröffentlichungen zur »Chinese Herbs' Nephropathy« aus. Gemessen an den 16 000 Menschen, die jährlich in den USA allein an den Nebenwirkungen von antirheumatischen Schmerzmitteln sterben, scheint die Aufregung zumindest sehr einseitig zu sein. Hier gibt es eine Asymmetrie in der Wahrnehmung.

2015 erhielt die chinesische Pharmakologin Youyou Tu aus Peking den Nobelpreis für Physiologie und Medizin für ihre Forschung über *Artemisia annua,* eine traditionelle Heilpflanze, mit der man Malaria behandeln kann. Interessant ist in dem Zusammenhang, dass sie in 2000 Jahre alten klassischen Schriften über eine spezielle Zubereitungsart eines fiebersenkenden Krauts las, was ihr bei der Suche nach dem zentralen Wirkstoff zum Durchbruch verhalf. Das hat das Interesse an dem riesigen Pool neuer pharmakologisch wirksamer Heilkräutersubstanzen neu entfacht, sodass zum Beispiel Bayer ein Forschungsprojekt ins Leben gerufen hat.

Akupunktur – eine Scheinbehandlung?

Zurück zur Akupunktur. Auch sie steht unter kritischer Beobachtung. In der medizinischen Öffentlichkeit wird über sie immer dann diskutiert, wenn es zu einer Verletzung kam, zum Beispiel wenn ein Lungenflügel kollabierte oder eine Nadel im Körper des Patienten vergessen wurde. Doch solche Fälle sind sehr selten, wie die Forschung zur Akupunktur zeigt: Seit Anfang der 1970er-Jahre sind weltweit über 1000 randomisierte, placebo-kontrollierte Studien zur Untersuchung ihrer Wirksamkeit und Therapiesicherheit publiziert worden. Außerdem wurden seither über 800 systematische Reviews (Überblicksarbeiten) und Metaanalysen veröffentlicht.

Die konkreten Ursprünge der Akupunktur sind ungewiss. Einer Theorie zufolge liegen sie in der Steinzeit, wo der Körper mit geschliffenen Steinen *(bianshi)* bearbeitet wurde – vielleicht, um Schmerzen und Schwellungen auszutreiben. Einer These nach hatten die spitzen Steine ursprünglich den Zweck, böse Geister aus dem Körper zu vertreiben; dabei stellte man fest, dass auch die Schmerzen häufig verschwanden. Die Penetration der Haut mit spitzen Gegenständen ist jedoch keine originäre chinesische Methode, sondern fand zur Behandlung von Geschwüren und Geschwulsten in vielen Kulturkreisen statt. Die spezifische Methode der Akupunktur hat sich erst im Rahmen einer immer ausgefeilteren Vorstellung des Qi-Konzeptes entwickelt: Sie erhielt nun die Aufgabe, Mangel- oder Stauzustände zu beseitigen, was über definierte Leitbahnen (Meridiane) möglich schien.

Anfangs gab es dort auch noch keine Akupunkturpunkte, sondern nur die Aufforderung, individuell zu palpieren, also das Gewebe tastend zu erforschen. Da die Chinesische Medizin lange Zeit nur mündlich überliefert wurde, fand sich zunächst auch kein objektives Schema, wie das zu erfolgen habe. Die erste eindeutig beschriebene therapeutische Intervention mit Nadeln findet sich in einer Quelle aus dem 1. Jahrhundert. Die Leitbahnen als regulatorisches Instrument tauchen zum ersten Mal ein Jahrhundert später auf, als das Körperverständnis ein Spiegel der gesellschaftlichen Entwicklung wurde, mit »Verwaltungszentren« und »Beamten«. Die Vorgänge im Körper spiegelten die Ordnung des Staates und des Kosmos wider. So gab es anfangs genau 365 Akupunkturpunkte, was den Gradzahlen im himmlischen Zirkel wie auch den Tagen eines Jahres entspricht. Dann aber wuchs die Zahl der Punkte ständig. Sie wurden nun auch kategorisiert und differenzierter beschrieben.

Über den Daumen gepeilt

Ein wichtiger Medizinklassiker aus dem 7. Jahrhundert, das *Qian Jin Yi Fang* des Arztes Sun Simiao, stellte die Forderung auf, die Akupunkturpunkte entsprechend den Proportionen der Patienten zu lokalisieren. Da diese unterschiedlich groß waren, wurde als individuelle Maßeinheit ein *cun* definiert – die Länge des ersten Gliedes des Mittelfingers: bei Männern der linken und bei Frauen der rechten Hand. Im Rahmen der allgemeinen Verwissenschaftlichung der Akupunktur hat sich eine weitere Definition etabliert, die den Abstand der Hautfalten des zweiten Fingergelenks des Mittelfingers als ein *cun* betrachtet – oder auch schlicht eine Daumenbreite.

Die erste anatomische Figur und Basis weiterer Illustrationen zur Demonstration der Lage der Akupunkturpunkte stammt aus dem 11. Jahrhundert und diente zur Prüfung von Medizinstudenten. Rund 500 Jahre später erschien der letzte Klassiker der Akupunkturlehre: das Große Kompendium der Akupunktur und Moxibustion (*Zhenjiu Da Cheng,* 1601), ein sehr differenziertes Werk, das auch eigene empirische Beobachtungen der Wirkung der Nadelung enthielt. Doch schon im 18. Jahrhundert wurde in China kritisiert, dass wichtige traditionelle Akupunkturtechniken verloren gegangen seien und die moderne Entwicklung in Richtung einer Art »Kochbuchakupunktur« verlaufe. Diese Debatte um die »Punktgenauigkeit« reicht bis in unsere Zeit. Im Rahmen der zunehmenden Vereinfachung und Systematisierung wurde die Lage der Akupunkturpunkte schließlich auf moderne anatomische Strukturen projiziert. Dies entspricht jedoch nicht ihrer ursprünglichen Konzeption.

Chinesische Medizin kurz gefasst

Die in der westlichen Welt heute übliche Bezeichnung TCM (Traditional Chinese Medicine) entspricht keinem eindeutigen Therapiekonzept. Sie ist ein Sammelbegriff für diejenigen Elemente der Chinesischen Medizin, die seit 1956 mit der Gründung von vier TCM-Hochschulen in der Volksrepublik China Verbreitung erfuhren. Seit den Achtzigerjahren ist TCM als »Kulturgut« auch ein bedeutender und staatlich geförderter Exportartikel der Volksrepublik.

Wichtige Elemente sind Akupunktur, Moxibustion (Erwärmung durch glimmende Kräuter), Kräuterheilkunde und Diätetik (Ernährungstherapie) sowie Tuina (Chinesische

Massage) und verschiedene Formen der Lebenspflege *(yangsheng)* wie Bewegungs- und Atemtherapien, insbesondere Qigong und Tai-Chi. Im Westen am besten untersucht und am häufigsten angewendet ist die Akupunktur, die in der Summe der chinesischen Heilverfahren jedoch bei Weitem nicht dieselbe zentrale Rolle einnimmt wie die Chinesische Arzneimitteltherapie bzw. Diätetik.

Das äußerst facettenreiche Kulturerbe der chinesischen Heillehren lässt sich in seinen schriftlichen Ursprüngen auf die Han-Dynastie (206 v. Chr. – 220 n. Chr.) zurückführen. Inhalte und theoretische Grundlagen wurden seither in über 12 000 Texten festgehalten, doch nur wenige davon sind in westliche Sprachen übersetzt. Deshalb kommt es in den Darstellungen der Chinesischen Medizin auch immer wieder zu Verzerrungen und Kontroversen über das, was als originär »chinesisch« gilt. Die ältesten schriftlichen Überlieferungen finden sich als Inschriften auf Orakelknochen aus der Shang-Dynastie (1500–1050 v. Chr.). Die Ursache von Erkrankungen wurde damals auf Störungen in den Beziehungen zu den Ahnen oder dritten Personen zurückgeführt. In der Folge prägten Daoismus und Konfuzianismus die weitere Entwicklung durch ihre Forderung, im Einklang mit der Natur zu leben, später auch in Harmonie mit dem Sozialsystem und der Familie. In der Han-Dynastie wurden die medizinischen Lehren systematisiert und Krankheitsursachen nun stärker als früher auf innere Prozesse (statt auf äußere Kräfte wie Dämonen) bezogen.

Parallel zur Entstehung eines zentralstaatlichen Kaiserreiches und der dadurch notwendigen Kommunikationsstrukturen erlangte die Verbindung verschiedener Kräfte im Körper durch das unsichtbare Fließen der Kraft Qi immer größere Bedeutung. Der Buddhismus führte wichtige ethische und moralische Aspekte in das Theoriengebäude der Medizin ein. Der älteste und wichtigste Klassiker der chinesischen Medizingeschichte, der *Huangdi Neijing* (»Des Gelben Kaisers Klassiker des Innern«), entstand vermutlich im 2. Jahrhundert v. Chr. und ist bis heute ein Grundlagenwerk. Danach entstehen Krankheiten durch Ungleichgewichte – Verschiebungen des polar gedachten Gegensatzpaares Yin und Yang: Sie ergänzen einander und stehen – in Gestalt prozesshaft wirkender Kräfte – in fließendem Zusammenhang. Ein weiteres Konzept sind die fünf Wandlungsphasen (Wasser, Erde, Holz, Feuer und Metall), die zyklische Prozesse im Körper wie in der Natur beschreiben. Auch die Puls- und Zungendiagnostik werden bereits beschrieben.

Bis zum 1. Jahrhundert n. Chr. finden sich keine definierten Akupunkturpunkte auf den Meridianen. Erst dann werden die Leitbahnen als regulatorisches Instrument in Analogie zum »Organismus Zentralstaat« beschrieben. Kosmos und Körper stehen in einer ähnlichen Beziehung wie Staat und Individuum. So wird die Gesamtzahl der Akupunkturpunkte zunächst mit 365 beziffert, was den Gradzahlen im himmlischen Zirkel wie auch den Tagen eines Jahres entspricht. Ab dem 3. Jahrhundert wächst die Zahl der Punkte, die nun kategorisiert und differenzierter beschrieben werden.

Während Akupunktur, Moxibustion, Massagen und Bewegungstherapien als äußere Kräfte auf das Qi wirken sollen, beeinflussen chinesische Arzneimittel als innere Therapie Organe, Säfte und Blut. Zu den 5600 Bestandteilen der chinesischen Pharmakologie gehören neben den Heilpflanzen und mineralischen Substanzen auch etwa fünf Prozent Pilze und fünf Prozent Produkte tierischen Ursprungs. Besonders häufig verwendet wird eine Auswahl von rund 500

Pflanzen, von denen nur wenige, wie etwa Ginseng, Ginkgo, japanische Minze, Rhabarber oder Süßholz auch im Westen bekannt sind.

Die Anfänge der Arzneimitteltherapie Chinas werden der mythologischen Figur Shen Nong (wörtl. »göttlicher Bauer«) zugeschrieben, der schon im 3. Jahrtausend v. Chr. Hunderte von Pflanzen auf ihre möglichen Kräfte hin untersucht haben soll. Im 16. Jahrhundert verfasste der Arzt und Naturforscher Li Shizhen (1518–1593) das bis heute umfangreichste und wichtigste Werk der chinesischen Arzneimittellehre, das *Ben cao gang mu,* eine Drogenkunde in Monografien (und Einzelkriterien) mit mehr als 10 000 Rezepturen.

Bei der chinesischen Arzneimitteltherapie werden in der Regel verschiedene Kräuter zu einem komplexen Heilmittel zusammengestellt, wobei nach »Wurzel« und »Manifestation«, also nach Ursachen und Symptomatiken, unterschieden wird. Die verschiedenen Formen der Arzneimittelgabe lassen sich in acht grundsätzliche Strategien klassifizieren, die auch miteinander kombiniert werden können: die schweißtreibende, die abführende, die harmonisierende, die erwärmende, die kühlende, die zerstreuende und die sedierende Methode sowie das (provozierte) Erbrechen, das heute kaum mehr üblich ist. Als Ausdruck der fünf Wandlungsphasen werden die einzelnen Kräuter fünf verschiedenen Geschmacksrichtungen (süß, scharf, salzig, bitter, sauer) sowie fünf verschiedenen Temperaturzuständen zugeordnet (kalt, kühl, warm, heiß, neutral). Da die Arzneien in Bezug zu einer oder mehreren Leitbahnen gesehen werden, wirken sie in vier Wirkrichtungen (steigend, zerstreuend, sinkend, zusammenziehend).

China »begradigt« seine Medizin

Um ein Haar wäre die traditionelle chinesische Heilkunde im 20. Jahrhundert völlig abgeschafft worden, als eine jüngere Generation der Gelehrten die Ausrichtung an der westlichen Wissenschaft und eine Korrektur »irrationaler und fantasievoller« Vorstellungen der Vergangenheit forderte. Doch der Plan scheiterte 1929 am Widerstand von vielen Medizinern. Die Verteidiger der traditionellen Heilkunde sahen sich jedoch gezwungen, die klassische Lehre in ein logisch konsistentes System einzupassen, was viele bis dahin wichtige Aspekte des therapeutischen Denkens und Handelns ausklammerte.

Mao, der zunächst die Verbindung von westlicher und Chinesischer Medizin gefordert hatte, wandte sich, um die katastrophale Volksgesundheit vor allem auf dem Land zu verbessern, aus pragmatischen Gründen wieder stärker den eigenen Traditionen zu und ließ 1954 in Nanjing das erste Krankenhaus für Chinesische Medizin eröffnen. Ein Jahr später wurden das erste Forschungsinstitut für Chinesische Medizin, die Akademie für Traditionelle Chinesische Medizin in Peking, gegründet, an der ich später studierte. Ihre Aufgabe bestand zunächst darin, einen standardisierbaren und lehrbaren Kanon des heilkundlichen Wissens festzulegen.

Auffallend an der »Begradigung« der Chinesischen Medizin im 20. Jahrhundert ist, dass vor allem diejenigen Praktiken wegfielen, die man aus westlicher Sicht salutogenetisch, also gesundheitsförderlich, bezeichnen würde: Methoden der Selbstregulation wie Atem- und Bewegungstechniken, Sexualempfehlungen und Schlafregulation. Die Stärkung individueller Ressourcen war zu Zeiten der maoistischen Gleichschaltung, in der nur die Masse zählte, nicht geschätzt. Gleichzeitig sollte die Chinesische Medizin als Teil der Propaganda im Ausland gegen die westliche Medizin positioniert werden. Die Parole lautete: »Die Chinesische Medizin behandelt die

Wurzel, die westliche Medizin [nur] die Manifestation [der Erkrankung]« *(zhongyi zhi ben, xiyi zhi biao)*.

Dem staatlich gelenkten Comeback der Akupunktur folgten unterschiedlichste, auch international betriebene Weiterentwicklungen, zum Beispiel die Akupunkturanalgesie, also die Narkose mithilfe von Nadeln, oder die Kombination von Akupunktur und Elektrostimulation. Wichtig für die westliche Praxis wurden auch die MAPS (MikroAkuPunktSysteme). Dieser Begriff wurde von einem der Vorreiter der deutschen Akupunktur, Jochen Gleditsch, definiert: Er behandelte innere Körperstrukturen mit Nadeln an der Peripherie, auf die sie projiziert werden – eine der Annahmen der Ohrakupunktur.

Was wirkt an der Akupunktur?

Als ich in China studierte, erlebte ich einmal, wie zwei Arbeiter einen Kollegen in die Ambulanz brachten, der nach einem heftigen Streit mit seiner Frau seit Wochen stumm war und nicht mehr sprechen konnte. Für seine Kollegen war es ein Heidenspaß, sie klopften ihm ständig auf den Hinterkopf, lachten dabei und sagten »Shua hua«, »Shua hua« – »Rede endlich«. Die stellvertretende Chefärztin akupunktierte ihn mit vier Nadeln, jeweils zwei an Händen und Füßen und stimulierte die Nadeln unentwegt durch schnelles Drehen. Nach 20 Minuten fing der Mann zuerst ganz leise, aber dann in normaler Lautstärke an zu sprechen.

Ich war sehr beeindruckt von dem Fall, da diesem Patienten bei uns vermutlich eine länger andauernde Psychotherapie oder Psychopharmaka empfohlen worden wären. Man konnte ihm aber auch auf ganz anderem Weg helfen. Wenn ich es nicht selbst gesehen hätte, hätte ich es nicht geglaubt.

Was aber ist wirklich dran an der Akupunktur, die ich selbst auch immer wieder einsetze bei Patienten, weil sie oft hilfreich ist und kaum Nebenwirkungen verursacht? Einen Versuch ist sie allemal wert. Aber ehrlich gesagt: Ich bin mir nicht sicher, ob die überlieferten Akupunkturpunkte tatsächlich in den Körper hinein wirken. Bei einigen wenigen davon hat man eine spezielle Struktur des Unterhautgewebes identifiziert. Die meisten jedoch scheinen sich nicht vom Rest des Körpers zu unterscheiden.

Einige Wissenschaftler erklären die schmerzstillende Wirkung der Akupunktur mit der Freisetzung chemischer Botenstoffe wie Histamin, Bradykinin, Prostaglandin E2 oder auch der Substanz P, die elektrische Impulse ins Rückenmark senden und dort die Schmerzzentren dämpfen. Die Langzeitwirkung der Akupunktur führt man auf die Wirkung von Endorphinen, die vorwiegend im Hypothalamus des Zwischenhirns freigesetzt werden, zurück. Aber ist dafür wirklich die Reizung der beschriebenen Punkte nötig? Oder reichen auch Einstiche in andere Regionen?

29 Prozent aller Deutschen haben sich bereits mit Akupunktur behandeln lassen, weitere 47 Prozent konnten sich das im Jahr 2016 vorstellen. Das Interesse wächst sicher auch, weil die Kassen bei bestimmten Indikationen die Kosten übernehmen. Wie kam es dazu?

Im Jahr 2000 stimmte der Gemeinsame Bundesausschuss, eine zentrale Steuerungsinstanz im Gesundheitswesen, einer modellhaften Erprobung der Akupunktur zu, und zwar bei denjenigen Indikationen, für die es vielversprechende Studienergebnisse gab: nämlich chronische Kopf-, Lendenwirbelsäulen- und Osteoarthroseschmerzen. Während eines Zeitraumes von drei Jahren konnten die Krankenkassen hier Modellvorhaben durchführen, die wissenschaftlich begleitet wurden.

Ein Modellvorhaben der Techniker Krankenkasse (ART) hatte bereits vor dieser Entscheidung begonnen und wurde vom Institut für Sozialmedizin, Epidemiologie und Gesundheitsökonomie der Berliner Charité durchgeführt. Über 300 000 Patienten mit chronischen Erkrankungen – 35 Prozent Männer (im Alter von 53 ± 14 Jahren) und 65 Prozent Frauen (im Alter von 49 ± 14 Jahren) – wurden von mehr als 10 000 Ärzten mit Akupunktur innerhalb von drei Monaten behandelt. Ziel war, Nebenwirkungen und Sicherheit, Wirksamkeit und Wirtschaftlichkeit in dieser umfangreichen Studie zu erforschen. Die Ergebnisse zeigten, dass Akupunktur für die untersuchten Indikationen in der Routineversorgung eine effektive und sichere Behandlungsmethode darstellte. Ob die Wirkung aber von den Punkten abhing, war unklar. Nur bei der Kniegelenksarthrose zeigten sich deutliche Unterschiede zwischen Akupunktur und einer Scheinakupunktur.

Punkt oder nicht Punkt?

2001 startete ein zweites riesiges Experiment mit den Akupunkturstudien GERAC (German Randomized Acupuncture Trials), die von der Abteilung für Medizinische Informatik, Biometrie und Epidemiologie der Ruhr-Universität Bochum koordiniert und von Wissenschaftlergruppen an vier weiteren Universitäten (Heidelberg, Regensburg, Essen, Bochum) durchgeführt wurden. 500 000 Akupunkturpatienten aus ganz Deutschland wurden über drei Jahre hinweg mittels Meldebogen registriert. Diese große Zahl war notwendig, um die geringe Wahrscheinlichkeit ernsthafterer Nebenwirkungen (circa 1:20 000) zu erfassen.

Alle registrierten Patienten litten an chronischen Schmerzen, ihre Beschwerden hatten bereits seit mindestens sechs Monaten angehalten. Jeder wurde in zehn Akupunktursitzungen über einen Behandlungszeitraum von fünf bis sechs Wochen behandelt. Zufällig ausgewählte zehn Prozent der Patienten erhielten sechs Monate nach Beginn der Behandlung einen zusätzlichen Fragebogen per Post, in dem sie ihre eigene Einschätzung der Akupunktur und deren Erfolges angaben.

Eine eingebettete weitere Studie mit 3600 Patienten verglich die Wirksamkeit der Akupunktur mit der einer Scheinakupunktur. Die Landkarte der Einstiche wurde von mehreren Akupunkturgesellschaften in Deutschland übereinstimmend festgelegt. Für die Scheinakupunktur wurden Punkte gewählt, die keine klassische Funktion hatten und nur oberflächlich angestochen wurden. Eine Gruppe von Patienten wurde außerdem zum Vergleich ganz ohne Akupunktur und nur mit Schmerzmitteln behandelt. Wer welche Behandlung erhielt, wurde neutral ausgelost.

Sie können sich vorstellen, welcher Aufwand hinter diesen legendären Akupunktur-Studien steckte: Letztlich wurden an die 70 Prozent der in Deutschland versicherten Kassenpatienten dabei erfasst – davon hatten als spezielle Schmerzpatienten rund 2200 Knie- oder Rückenbeschwerden und an die 800 Migräne.

Das Ergebnis: Bereits zehn bis 15 Akupunktursitzungen reduzierten die Symptome bei Migräne ähnlich effektiv wie die medikamentöse Standardtherapie, bei Knie- und Rückenschmerzen war der Effekt sogar noch stärker. Aber: Dies galt sowohl für die echte als auch für die Scheinakupunktur, was erneute Diskussionen in der Fachwelt auslöste.

Akupunktur als Kassenleistung

Die Ergebnisse der beiden großen Studienvorhaben ART und GERAC hatten letztlich Gegnern wie Befürwortern der Akupunktur recht gegeben: Die einen sagten, nun sei doch erwiesen, dass die Punkte keine Wirkung hätten, weil schließlich auch die Scheinakupunktur funktioniert habe. Die anderen verwiesen auf die Überlegenheit der Nadelung im Vergleich mit Schmerzmitteln und kritisierten, dass die Krankenkassen diesen Vorteil nicht ausreichend zur Kenntnis nähmen.

Doch seit dem 1. Januar 2007 bezahlen die Krankenkassen Akupunktur zumindest bei Rückenschmerzen und chronischen Kniegelenkschmerzen. Bei Kopfschmerzen wurde kein Vorteil gegenüber der Standardtherapie festgestellt, deshalb wird Akupunktur dort nicht vergütet – obwohl man argumentieren könnte, dass sie auf Dauer weniger Nebenwirkungen hat als die verordneten Schmerzmittel. Das immerhin konstatieren die 2009 aktualisierten Cochrane-Reviews, international hoch anerkannte Übersichtsarbeiten: Akupunktur, so heißt es dort, sei »eine wertvolle nicht pharmakologische Therapiemöglichkeit bei Patienten mit häufigem episodischem Spannungskopfschmerz« und auch bei Migräne »mindestens so wirksam, möglicherweise auch wirksamer, als eine medikamentöse prophylaktische Therapie ... und dies bei geringeren unerwünschten Wirkungen«.

Ein Update von 2017, im renommierten *Journal of Pain* veröffentlicht, fasst den aktuellen Stand bei der Behandlung von chronischen Schmerzen zusammen: Akupunktur, heißt es dort, habe anhaltende Wirkung, die eindeutig über einen reinen Placeboeffekt hinausreiche. Das ist aber kein Beweis für die punktgenaue Wirkung der Nadelung. Auch wir haben gemeinsam mit unserer Forschungsleiterin Frauke Musial, inzwischen Professorin an der Arctic University of Norway in Tromsø, an der Frage gearbeitet und sind zu dem Schluss gekommen, dass die Wirkung einer Akupunkturnadel – an einem beliebigen Punkt gestochen – einen Schmerzlinderungsprozess im Körper auslöst, und zwar über die Verarbeitung von Hautreizen im Rückenmark. Es spricht viel mehr dafür, dass dieser Prozess auf diffuse Stimuli reagiert *(diffuse noxious inhibitory controls, DNIC)* und nur zum Teil auch an spezielle Akupunkturpunkte gebunden ist und dadurch weiter verstärkt wird. Dieses Phänomen kann man mit »Schmerz hemmt Schmerz« umschreiben. Der Sinn in der Natur besteht darin, dass neue Schmerzreize (hier: Nadelung) von alten unterschieden werden können, indem die bereits bekannten abgeschwächt werden. Mensch oder Tier können so ihre Aufmerksamkeit dem Neuen zuwenden.

Ein paradoxer Effekt der Kostenübernahme für bestimmte Akupunkturindikationen ist übrigens, dass das Behandlungsniveau meiner Meinung nach gesunken ist, weil die Krankenkassen die Preise drücken und die Ärzte so wenig Geld dafür erhalten, dass eine gründliche Akupunktur bei diesem Honorar für viele nicht mehr interessant ist.

Wirkungsnachweise

Empirisch und teilweise wissenschaftlich belegt ist eine positive Wirkung der Akupunktur bei
- Bewegungsschmerz
- Lumbalsyndrom
- Enthesiopathien (Schmerzen und Veränderungen am Übergang von Sehnen und Knochen)
- Gon- und Coxarthrose
- Metatarsalgien (Mittelfußschmerzen)
- Reizdarm und Magenproblemen
- Reizblase
- Spannungskopfschmerz
- Migräne
- Gelenkschmerzen durch Aromatasehemmer (Onkologie)
- Übelkeit/Erbrechen
- Fatigue
- Polyneuropathie.

Die Krankenkassen übernehmen die Kosten bei:
- Knieschmerzen
- Rückenschmerzen.

Nadeln bei Krebs

Sehr gute Erfahrungen haben wir mit der Akupunktur bei der Behandlung von Krebspatienten im Rahmen der Integrativen Onkologie gemacht. Seit 2010 begleiten wir bei Brustkrebspatientinnen deren onkologische Therapie naturheilkundlich, mit dem Ziel, die Nebenwirkungen von Operation, Bestrahlung und Medikamententherapie zu lindern (siehe auch Kapitel 8). Akupunktur wirkt nebenwirkungsarm bei Angst und Unruhe, und sie lindert Gelenkschmerzen und andere Menopausenbeschwerden bei antihormoneller Therapie, die bei bestimmten Krebsarten notwendig ist. Sie verbessert die Symptomatik der chronischen Müdigkeit (Fatigue) und der Polyneuropathie, beides Nebenwirkungen von Krebstherapien, gegen die es sonst kaum ein Mittel gibt.

Interessant ist, dass diese therapeutischen Anwendungen außerhalb Chinas entwickelt wurden. Dort wird momentan nicht einmal ein Prozent der Krebspatienten akupunktiert. Stattdessen kombiniert man die moderne Onkologie mit Kräutern, was jedoch erhebliche Risiken beinhaltet, weil Heilkräuter das Wirkungsspektrum von Chemo und Bestrahlung verändern können.

Fazit: Und sie hilft doch

Was fange ich jetzt an mit der Kontroverse über die Akupunktur? Ich mache täglich die Erfahrung, dass sie hilft, und denke in der Praxis nicht mehr viel darüber nach, ob das an den Akupunkturpunkten liegt, an den Hautreizen generell oder am Placeboeffekt. Denn die Risiken und Nebenwirkungen sind äußerst gering, und die Therapie ist sehr angesehen: Einer Umfrage des Instituts für Demoskopie in Allensbach zufolge würden 89 Prozent derjenigen, die mit Akupunktur bereits Erfahrungen gemacht haben, sie wieder in Anspruch nehmen. Die positive Erwartung ist also groß, das verstärkt ihren Effekt zusätzlich.

Apropos Placebo: Patienten halten die chinesischen Therapeuten für die besten, wenn es um die Akupunktur geht. Das ist aber nicht gerechtfertigt. Es gibt deutsche Ärzte und auch Therapeuten, die sehr gute Akupunkteure sind, und es gibt Chinesen, die außer ihrem Äußeren wenig zu bieten haben. Für mich sind gerade diejenigen Patienten eine Herausforderung, die erst misstrauisch sind und dann völlig überrascht, wenn sie an sich eine Wirkung feststellen.

8. Berührung – ein Lebenselixier

Kürzlich hörte ich von einer Kollegin, dass sie von München aus in Frankfurt den Notarzt anrufen musste, weil ihre betagte Großtante, allein lebend, starke Schmerzen und Fieber hatte. Der Hausarzt hatte keine Ursache finden können und war mit ein paar beruhigenden Worten wieder gegangen. Schließlich in eine Klinik eingeliefert, stellten die Ärzte fest, dass die alte Dame eine heftige und sehr schmerzhafte Gürtelrose plagte, die trotz mehrerer Arztbesuche unentdeckt geblieben war. »Man hätte sie nur einmal auch körperlich untersuchen müssen«, kritisierte ihre Großnichte, selbst Ärztin. Aber wer macht das heute noch?

Einsamkeit schmerzt

In unserer Gesellschaft werden Menschen immer seltener angefasst, geschweige denn achtsam berührt. Einer von mehreren Gründen dafür ist die Einsamkeit. In Japan rechnen die Sozialwissenschaftler damit, dass in wenigen Jahren der Großteil der Bevölkerung allein leben wird. 2020 werden Ein-Personen-Haushalte in dem Inselstaat die Norm sein. Die Einsamkeit sollen der Kontakt mit Robotern lindern oder Restaurantkonzepte wie das »Moomin House«, wo lebensgroße Stofftiere neben Singles gesetzt werden, damit sie sich nicht so allein fühlen. Eine riesige Anti-Einsamkeitsindustrie hat sich in Bewegung gesetzt.

Auch in Deutschland sind 68 Prozent der Bevölkerung der Meinung, dass die Einsamkeit ein großes Problem in der Gesellschaft sei. Fast 47 Prozent aller Männer leben allein und 53 Prozent aller Frauen. Über 40 Prozent aller Haushalte werden bereits nur von einer Person geführt. Dieser Trend wird mit der älter werdenden Gesellschaft weiter zunehmen.

Einsamkeit – was macht das mit uns? Die Abwesenheit von Menschen, die uns nahestehen, schmerzt, denn wir sind als soziale Wesen geboren worden. In unserer Evolution war es für jedes Individuum überlebenswichtig, eine Verbindung zu anderen zu haben, denn Isolation konnte leicht tödlich enden. Nur in der Gruppe gelang es unseren Vorfahren, sich zu behaupten. Das Gefühl von Einsamkeit ist deshalb eine Warnung, genauso wie Schmerz, und es tut – wie er – körperlich weh. Einsamkeit aktiviert auch dieselben Regionen des Gehirns wie körperlicher Schmerz, zeigen Untersuchungen mit Hirnscannern. John Cacioppo, Psychologe von der University of Chicago, nannte Einsamkeit deshalb »sozialen Schmerz« und stellte Rechnungen auf, nach denen Isolation das Risiko eines plötzlichen Todesfalls um 20 Prozent erhöhe.

Liebe lernen durch Augenkontakt

Schon im Babyalter sind Kontakt und Berührung ganz essenziell für die Entwicklung. Ohne Zuwendung, ohne Augenkontakt bleiben Neugeborene zurück, ihr Gehirn erhält nicht die notwendigen Stimuli, ihr Stoffwechsel, ihr Botenstoffhaushalt, der Gefühle transportiert und vermittelt, verarmt. Eine Folge der Ein-Kind-Familien ist zum Beispiel, dass viele der heutigen Mütter selbst ohne Geschwister aufgewachsen sind und erst lernen müssen, wie man mit Babys umgeht. Der Münchner Psychiater und Bindungsforscher Karl-Heinz Brisch vom Haunerschen Kinderspital der Ludwig-Maximilians-Universität veranstaltet sogar Kurse, um Eltern zu vermitteln, wie sehr ihre Kinder auf die Kommunikation von Angesicht zu Angesicht angewiesen sind. Sie brauchen den Blickkontakt, um sich im anderen zu spiegeln und ein Gefühl für sich selbst zu entwickeln. Wenn das fehlt, wird der Aufbau stabiler Bindungen erschwert, so die Deprivationsforschung. Babys, die emotional vernachlässigt werden, können sich später nur schwer in andere einfühlen. Man weiß zum Beispiel, dass Kinder, die nicht ausreichend Zuwendung bekommen, zu wenig vom Bindungshormon Oxytocin bilden, was wiederum ihren eigenen Kontakt zu anderen Menschen erschwert. Die Einsamkeit wird quasi vererbt und weitergegeben. Sie scheint auch »ansteckend« zu sein, wie Cacioppo feststellte – weil sie Menschen ängstlicher und misstrauisch macht, was ihre wenigen Kontakte zusätzlich belastet.

Handhalten hilft

Pavel Goldstein, ein Schmerzphysiologe an der Universität Haifa, hielt seiner Frau bei der Geburt ihrer Tochter die Hand, und das half ihr, wie sie ihm später sagte, enorm, um die Schmerzen der Wehen durchzustehen. Diese Erfahrung veranlasste den jungen Forscher, dieses Phänomen bei 22 anderen Paaren zu untersuchen. Das Ergebnis stieß international auf großes Interesse, denn Goldstein konnte wissenschaftlich etwas nachweisen, das Sie intuitiv vermutlich für völlig normal halten: Handhalten hilft.

Goldstein zeigte auf, dass der Körperkontakt nicht nur die Schmerzen linderte, sondern dass sich durch den Wunsch, der Partnerin bei der Geburt zu helfen, sogar die Herzschläge und Atemzüge der Partner synchronisierten. Soziale Unterstützung hat demnach deutlichen Einfluss auf Schmerz, und umso mehr, je vertrauter die Helfer oder Sympathisanten sind. Das kann Studien zufolge so weit reichen, so Goldstein, dass Hautkontakt zum Beispiel bei Frühgeborenen den Stress durch notwendige medizinische Eingriffe mildert und sogar die Schmerzen von Krebskranken lindert. Besteht jedoch kein unmittelbarer Hautkontakt, dann können die individuellen Schmerzen die wohltuende Synchronisation mit einem schmerzfreien Partner blockieren. Männer können also bei der Geburt ihres Kindes viel mehr tun, als hilflos daneben zu stehen, so Goldsteins Fazit.

Seine Ergebnisse passen zu den Erkenntnissen in Bezug auf Empathie, über die wir verfügen. Spiegelneuronen in unserem Gehirn sind die biologische Grundlage unserer sozialen Fähigkeiten. Sie erlauben uns, Beziehungen zu anderen herzustellen, sie sind ein Resonanzsystem, das Gefühle und Stimmungen anderer in uns zum Erklingen bringt. Dafür reicht bereits der pure Anblick: Wenn Sie sehen, wie Ihr Kind hinfällt und sich dabei das Knie aufschlägt, dann erleben Sie selbst ein Unbehagen. Manche Menschen werden sogar ohnmächtig, wenn sie Blut sehen, bei sich, aber auch bei anderen. Die Nervenzellen reagieren ähnlich, als wären wir selbst betroffen. Dabei verändern sich unsere Hautleitfähigkeit und die Herzfrequenzrate. Wie stark wir die Schmerzen bei anderen einschätzen, wirkt dabei zurück auf das subjektive Schmerzempfinden der real verletzten oder leidenden Person. Deshalb sind Kinder, ich erwähnte es schon, meist schmerzempfindlicher, wenn ihre Eltern sich Sorgen um sie machen, und es hilft ihnen, wenn sie auf oder in den Arm genommen werden.

Was löst Hautkontakt zwischen Menschen aus? Im Gehirn werden, so viel wissen wir, die Belohnungszentren aktiviert, die körpereigene Opioide ausschütten, das Stresslevel senken und Schmerzen reduzieren. Diejenigen Nervennetze, die Sinneswahrnehmungen koordinieren und verarbeiten, werden genauso aktiv wie die Zentren, die für die Bewertung von Gefühlen zuständig sind. Möglicherweise synchronisieren sich dabei auch Hirnströme, eine Frage, die die weitere Forschung klären muss.

Warme Berührung erhöht den Gehalt an Oxytocin im Blutplasma; dies trägt dazu bei, Stress und Depression zu mildern. Frauen sind im Übrigen sensibler für die Schmerzsignale ihrer Partner, vermutlich bedingt durch ihre evolutionär geprägte Rolle als Hüterin der Kinder. Männer können den Grad an Schmerz bei ihren Frauen weniger spüren, sie gehen dabei analytischer vor. Welche Rolle aber genau die Art der Beziehung beim Schmerzempfinden spielt, welchen Unterschied es dabei zwischen hetero- und homosexuellen Partnern, Verwandten, Freunden, Fremden gibt, das ist noch nicht klar. Auch nicht, ob die Art des Hautkontakts (bei Goldstein war es ein ruhiges Handhalten), also Streicheln, Pressen, Massieren usw., eine Rolle spielen kann.

Kontaktverlust in der Medizin

»Der Onkologe hat nur noch auf seinen Bildschirm geschaut und nicht mehr auf mich«, klagte eine Krebspatientin, die ein nässendes Geschwür an einer Brust hatte, gegenüber ihrem Hausarzt. Dass Ärzte Körperkontakt mit ihren Patienten haben, gehörte Jahrtausende zum Handwerkszeug, wobei ich froh darüber bin, dass die moderne Medizin Messstreifen und Labortests erfunden hat und wir nicht mehr unsere Nasen in den Urin oder die Fäkalien unserer Patienten halten müssen, wie das in vergangenen Jahrhunderten üblich war. Aber Mikrobiologie und Zellpathologie, so wertvoll sie sind, haben die Kommunikation zwischen Arzt und Patient verarmen lassen. Noch vor zwei, drei Generationen machte der Stationsarzt bei der Visite im Krankenhaus den Bauch frei und legte die Hand auf, während er mit dem Patienten sprach, und spürte dabei Hautfeuchtigkeit und Körperwärme, Darmgeräusche und Muskeltonus, während sich der Kranke unter der Berührung entspannte. Wie Sie jetzt wissen, synchronisiert sich dabei für kurze Zeit das Empfinden von Arzt und Patient auf hilfreiche Weise. Doch so etwas wird Ihnen heute nur noch ganz selten passieren. Der Patient ist hinter seine Daten getreten.

Warum spreche ich das an? Die Gegner der Naturheilkunde in der Medizin höhnen immer wieder, wir hätten »ja nur mehr Zeit« für den Patienten und sonst nichts. Doch es ist nicht nur die Zeit, welche die Patienten schätzen, es ist vor allem auch die Behandlung – die Be-Hand-lung –, die sich nicht nur dem Symptom widmet, sondern dem ganzen Körper. Die Patienten werden bei vielen naturheilkundlichen Therapien berührt: mit Wasser, mit Wärme, mit pflanzlichen Auszügen, mit Akupunkturnadeln, mit Schröpfköpfen und nicht zuletzt auch mit den Händen. Sie werden berührt, etwas, das in unserer Gesellschaft selten geworden ist oder sogar mit sexueller Belästigung assoziiert und als Bedrohung empfunden wird.

Der Frauenleib als öffentlicher Ort – vor bald 30 Jahren beschrieb die Historikerin Barbara Duden, wie sich durch die Möglichkeiten der bildgebenden Diagnostik das Verhältnis der Frauen zur Schwangerschaft veränderte. Das ist auch in anderen Bereichen der Medizin der Fall: Die Bilder vom Körper nehmen zu, das Gespür für den Körper nimmt ab, das ist kurz gefasst das Resümee eines nachdenklichen Textes kanadischer Hochschullehrer der Medizin, und sie fragen: »Ist das ein unvermeidbarer Prozess unserer technologischen Entwicklung oder ein Krisensymptom?«

Eher ein Krisensymptom, glauben die Autoren, und sie verweisen auf die wichtige Rolle des Kontexts für den Erfolg einer Behandlung. Wenn ein Arzt einem Patienten ein Stethoskop auf die Brust setzt, argumentieren sie, erfährt er mehr als Herzschlag und Lungentöne, er baut eine Beziehung auf. Diese ist nicht nur für den Erfolg einer Behandlung wichtig (siehe das Thema Placebo auf Seite 57), sondern kann auch die Diagnose verändern. Ärzte, die Körper noch leibhaftig in Augenschein nehmen und vielleicht auch ihre Patienten schon längere Zeit kennen, bekommen ein Gespür für Diagnosen, die irgendwo zwischen das Raster der Daten fallen, die normalerweise erhoben werden. Und sie haben auch ein Ohr für noch so unbestimmte Gefühle der Patienten, die ihnen mit den Worten anvertraut werden, »dass da was nicht stimmt«.

Gerade bei Patienten mit starken Rücken-, Hüft- bzw. Kniegelenksschmerzen, vor allem, wenn eine OP-Indikation gestellt wurde, ist die körperliche Untersuchung sehr wichtig.

Manchmal stimmen die Diagnosen nicht, und man hat sich zu sehr auf das Röntgenbild verlassen. Aber gerade bei der Kniegelenksarthrose gibt es das Phänomen, dass selbst ein im Röntgenbild verschlissener Knorpel nicht unbedingt mit Schmerzen einhergehen muss und die Indikation einer älteren Dame für einen künstlichen Kniegelenksersatz nicht rechtfertigt. In vielen Fällen kann mit nächtlichen Wirsingkohlwickeln, Akupunktur, Yoga, Tai-Chi oder mit Blutegeln eine Beschwerdefreiheit erreicht werden, die die Lebensqualität deutlich ansteigen lässt. Bei chronischen Rückenschmerzen sind es häufig Blockierungen der Iliosakralgelenke, die durch eine intensive körperliche Untersuchung gefunden werden und manual- oder neuraltherapeutisch gut behandelbar sind. Patienten mit starken Hüftgelenksschmerzen zeigen manchmal körperlich unauffällige Untersuchungsbefunde an der Verkürzung unterschiedlicher Muskelketten, die durch Yoga oder Physiotherapie gut behandelbar sind.

Viele naturheilkundliche Behandlungen haben, wie der Name schon sagt, mit Berührung zu tun – die Wickel und Güsse, die Wärme- und Kältetherapien, die Schröpfkopf- oder GuaSha-Massagen (bei denen Körperregionen geschabt werden), die Auflagen und Bäder. Ein Teil davon gehört zu unserem Standardrepertoire und wird, sofern keine Kontraindikation existiert, bei allen Patienten gleich angewandt. (Die wichtigsten Therapien für die einzelnen Schmerzsyndrome finden Sie zusammengefasst auf den Seiten 257–294.) Ein anderer Teil wird je nach Persönlichkeitsstruktur und natürlich auch Indikation ganz individuell verordnet. Gemeinsam ist all diesen Behandlungen, dass sie – in Kombination mit der ungewohnten Ruhe, die sich viele unserer Patienten vorher nicht gegönnt haben – diese sozusagen aufschließen, empfänglich machen für heilsame Veränderung. Dazu trägt bei, dass die Naturheilkunde bestehende Symptome zunächst lindert und dann über ihre Reiz-Reaktions-Mechanismen die Menschen in Bewegung bringt, innerlich wie äußerlich.

Behandlung als antikes Drama

Ich hoffe, es ist auch für Sie deutlich geworden, dass Symptome etwas sind, was man nicht isoliert betrachten sollte, obwohl das in der Forschung bisher weitgehend so passiert. Denn der große Einfluss der therapeutischen Beziehung, der äußeren Umstände wie auch der Erwartung des Patienten wird meist noch ignoriert. Und das hat erst recht Einfluss auf die Behandlung von Schmerzen, die so subjektiv sind wie kaum ein anderes Beschwerdebild.

Sozialwissenschaftliche qualitative Forschungsmethoden, die viele Erkenntnisse beitragen könnten, gelten in der Medizin aber überwiegend als unwissenschaftlich.

Dabei ist Medizin »ein Theaterstück«, wie Ted Kaptchuk, ein international anerkannter Placeboforscher und Professor an der renommierten Harvard Medical School sagte. Kaptchuk stellte die ärztliche Welt auf den Kopf, als er nachwies, dass Tabletten ohne jeden Wirkstoff selbst dann helfen, wenn die Betroffenen wissen, dass sie nur eine Attrappe schlucken. Von 80 Patienten mit Reizdarmbeschwerden ging es 59 Prozent allein deshalb besser, weil ein sympathischer Arzt ihnen ausführlich erklärt hatte, dass Placebos immer zu einem gewissen Prozentsatz wirkten, und man könne das deshalb ja einmal ausprobieren. Bei den Nichtinformierten, die annahmen, sie schluckten »echte« Pillen, betrug der »normale« Placeboeffekt nur

35 Prozent. Man kann also, indem man positive Erwartung bei den Patienten aufbaut, ihre Beschwerden lindern, und das ohne jeden pharmakologischen Wirkstoff. »Durch die therapeutische Beziehung lassen sich alle Krankheiten beeinflussen, die subjektiv geprägt sind«, vermutet Kaptchuk, »Schmerzen, Gemütsleiden, Stressfolgen – und die machen den größten Teil der täglichen Arztpraxis aus.« Welche wichtige Rolle die kulturelle Prägung dabei spielt, hatte Kaptchuk wie ich in China gelernt – sein Buch *The Web That Has No Weaver* aus den Achtzigerjahren ist noch heute ein Bestseller.

Doch zwischenmenschliche Elemente des Heilens lassen sich nur schwer in experimentellen Untersuchungsdesigns standardisieren. Deshalb geraten sie in der Medizin – bis auf die Placeboforschung – zunehmend aus dem Fokus.

Die Reizdarm-Studie von Kaptchuk ist auch deshalb interessant, weil sie die ethischen Bedenken, die immer wieder gegen Placebos geäußert werden (»Man darf die Patienten nicht belügen«), vom Tisch wischt. Schließlich wissen die Betroffenen genau, dass sie ein Scheinmedikament bekommen, und sie haben eingewilligt. Dass es trotzdem funktioniert, überrascht Kaptchuk nicht: Das Ritual zwischen Heiler und zu Heilendem ist vertraut wie das Rollenspiel beim antiken Drama: »Sie wissen doch auch, dass Ödipus seinen Vater umbringen wird. Dennoch sind Sie von der Handlung gefesselt. So ähnlich ist das mit den Placebos!«

Der Patient als Puzzle

Für mich persönlich hat der Kontakt mit den Patienten eine ganz besondere Bedeutung. Jedes Gespräch bringt neue Facetten eines Bildes hervor, das immer deutlicher Gestalt annimmt. Doch noch ist es nicht scharf genug, und oft habe ich den Eindruck, dass ein ganz bestimmtes Puzzleteil fehlt. Dann bitte ich die Patienten, sich selbst auch Gedanken darüber zu machen, was das sein könnte. Taucht es plötzlich auf, wird das Bild schlagartig scharf, und es löst sich nicht selten der »Knoten«, der eine Besserung bis dahin blockiert hatte. Eichendorff hat das in seinem Gedicht *Wünschelrute* poetisch gefasst: »Schläft ein Lied in allen Dingen, / Die da träumen fort und fort, / Und die Welt hebt an zu singen, / Triffst Du nur das Zauberwort.«

Ich finde Lebensgeschichten sehr spannend, und ich denke, das spüren die Patienten. Viele sind es gewohnt, nach ihren Beschwerden gefragt zu werden, aber nicht nach sich selbst. Doch wenn sie ein ehrliches Interesse an ihrer Person spüren, dann geben sie ihre anfängliche Zurückhaltung auf und fangen an, auch selbst über ihr Leben neu nachzudenken. Manchmal bin ich überrascht, wie schnell man bei Menschen intuitiv »an den Punkt« kommen kann.

Manche Schmerzpatienten reagieren auf ihre Umwelt unwillig. Sie fühlen sich unverstanden und sind unfreundlich und aggressiv, ohne dass ihnen das auffällt. Wenn meine Mitarbeiter dann anfangen, einen Bogen um das entsprechende Zimmer zu machen, muss ich als Klinikchef versuchen, die Wogen zu glätten. Meiner Erfahrung nach ist es am besten, solche Missstimmungen direkt und ohne Vorwurf anzusprechen. Meistens werden die Betroffenen dann nach anfänglicher Abwehr nachdenklich.

Das Streichel-Neuron

Ein Produkt der Anti-Einsamkeitsindustrie in Asien ist ein »hugging chair«, der Menschen mit großen Stoffarmen knuddelt, wenn sie in ihm Platz nehmen. Ein südkoreanischer Designer hat sogar ein »hugging sofa« entworfen, das sich mit haarigen Armen um seine schlafenden Gäste schlingt. Die Sehnsucht nach Berührung ist auch in Deutschland groß: Fragt man die Bevölkerung, was sie glücklich macht, sagen die meisten an erster Stelle, noch vor dem Zusammensein mit Freunden und Familie, Musik oder einem Spaziergang durch die Natur: eine Umarmung. Jede zweite Frau und jeder dritte Mann sehnen sich sogar mehr nach Kuscheln als nach Sex mit dem Partner. Im nordamerikanischen Oregon bietet ein kommerzielles Knuddelzentrum (Cuddle up To Me) Umarmungen nach Katalog an, zum Beispiel den »Alligator«, die »Mutter-Bär-Umarmung« oder den »Tarantino«. Sexualwissenschaftler konstatieren eine chronische Berührungsarmut.

Auch Neurowissenschaftler macht das besorgt. Missbrauchängste machen körperlichen Kontakt zur Tabuzone, auch wenn er völlig harmlos ist – zum Beispiel, wenn ein Lehrer einem Kind ein Pflaster auf das blutende Knie klebt. »Unsere Welt ist berührungsfeindlich geworden«, sagt Francis McGlone, Neurowissenschaftler der Universität Liverpool und einer der international führenden Berührungsforscher. »Wir haben Berührung dämonisiert und ihre Wohltaten verdrängt, die wir in 30 Millionen Jahren Evolution gelernt haben.« McGlone hat eine Nervenzelle im Gehirn identifiziert, deren einzige Aufgabe es ist, sanftes Streicheln zu registrieren – und die anscheinend auf eine optimale Geschwindigkeit zwischen 3 und 5 Metern pro Sekunde »anspringt«. McGlone nennt diese Nervenzelle das »Higgs Boson unseres sozialen Gehirns«, also einen ganz zentralen Baustein.

Berührung als Lebenselixier funktioniert schon vor der Geburt: Ein Embryo reagiert bereits in der achten Schwangerschaftswoche auf das Streicheln des Bauches, und Frühgeborene im Brutkasten nehmen leichter an Gewicht zu, wenn sie dort regelmäßig massiert werden.

Bei Umarmungen schüttet der Körper ähnlich wie beim Händehalten das Hormon Oxytocin aus, das den Blutdruck sinken lässt, das Stresshormon Cortisol vermindert, Ängste und Schmerzen verblassen lässt. Der Serotoninspiegel steigt, die Zahl der Killerzellen des Immunsystems auch: Psychologen der Carnegie Mellon University in Pittsburgh befragten Probanden nach ihren sozialen Kontakten und setzten sie dann Erkältungsviren aus. Das Ergebnis: Die häufig Umarmten unter den Teilnehmern erkrankten seltener. Eine Studie behauptet sogar, dass Patienten ihre Medikamente eher dann einnehmen, wenn sie bei der Verschreibung von ihrem Arzt kurz am Unterarm berührt wurden.

Körperkontakt – wichtiger als Nahrung

Wir berühren uns auch selbst, bis zu 800-mal am Tag, meistens im Gesicht, ermittelten die Neurowissenschaftler des Haptik-Labors der Universität Leipzig. Was das genau im Gehirn auslöst, wird noch erforscht, jedenfalls ist es ein Verhalten, das schon bei Embryonen im Mutterleib beobachtet wird und das vermutlich wichtig für die Entwicklung des Gehirns ist. »Wir sind räumliche Wesen«, sagte der Leiter des Haptik-Labors, Martin Grunwald, im *Deutschlandfunk*. »Der Mensch entspricht einer räumlichen Biologie, und insofern muss auch seine Aneignung der räumlichen Außenwelt etwas Körperliches sein. Der Vorgang des Begreifens setzt das Greifen voraus.« Schon im Mutterleib realisiert der Embryo, dass der Leib seiner Mutter ein anderer ist, dass er einen eigenen Körper besitzt.

Wie groß unsere Sehnsucht nach Berührung ist, hatte ein legendäres Tierexperiment in den Fünfzigerjahren illustriert: Der US-Primatenforscher Harry Harlow nahm junge Rhesus-Äffchen ihren Müttern weg und setzte sie in einen Käfig, wo sie zwischen zwei Mutter-Attrappen aus Draht wählen konnten – eine bestand aus einem nackten Gestell, an dem man aber nuckeln konnte und Milch erhielt, die andere war mit Stoff bespannt. Obwohl diese keine Milch gab, klammerten sich die jungen Äffchen die meiste Zeit an die ausstaffierte Attrappe, die wenigstens ihre Körperwärme zurückgab. Heute würde dieses Experiment aus ethischen Gründen keine Zulassung mehr bekommen. Damals aber machte es auch in der Humanpsychologie deutlich, wie existenziell Berührung sein muss, wenn die Äffchen den Hautkontakt sogar der Nahrung vorzogen.

Und heute? Noch gibt es keine Daten dazu, in welchem Maß die virtuellen Medien, die Menschen hinter ihren jeweiligen Bildschirmen isolieren, den Körperkontakt reduzieren – der Blickkontakt hat definitiv abgenommen, das sieht jeder, der sich einmal auf einem Spielplatz auf eine Bank setzt und die Eltern und ihre kleinen Kinder beobachtet. Es gibt bereits Vermutungen, dass die Zunahme der Schmerzkrankheiten bei Kindern, insbesondere von Reizdarm und Fibromyalgie, damit zusammenhängen könnte. Auch dass das Gehirn, das auf diese Weise nicht mehr aktiviert wird, sein evolutionär geprägtes Bedürfnis nach Belohnung auf andere Weise stillen könnte – zum Beispiel mit Drogen.

Spüren als Therapie

Die Virtualisierung der Welt, der Ersatz vieler physischer Reize durch visuelle, der Verlust dreidimensionaler Erfahrung lässt sich bei Kindern bereits an veränderten Hirnstrukturen ablesen. Manche benötigen spezielle Körpertherapien, um den Verlust an räumlicher Bewegung wettzumachen. Doch auch der Verlust an Berührung wirkt sich auf unser Nervensystem aus. Kann es Zufall sein, dass so viele Patienten, die eine Arztpraxis aufsuchen, nämlich zwischen 40 und 49 Prozent, Symptome haben, für die sich kein körperliches Problem finden lässt? Der Brustkorb tut vielleicht weh, aber in 90 Prozent der Fälle steckt kein körperliches Problem dahinter. Oder Kopfschmerz – er hat zu 80 Prozent keine organische Ursache. Solche »medizinisch unerklärbaren Symptome«, wie sie meine Mitarbeiterin Heidemarie Haller in einem umfangreichen Review analysiert hat, sind ein neu erkanntes Phänomen. Früher hat man solche Patienten vielleicht für Hysteriker gehalten oder für Menschen, die sich einfach mal per Krankschreibung ein paar Tage Ruhe verschaffen wollten. Heute beschleicht einen die Ahnung, dass dahinter ein tiefer gehendes Problem liegt – eine Art Körperstörung unserer Gesellschaft.

Verlieren wir unser Gefühl dafür, was Körper ausdrücken wollen? Aushalten sollten? Kliniken klagen, dass immer mehr Menschen mit Lappalien in die überfüllten Notaufnahmen kommen. Zu dieser Klientel zählen am ehesten die Patienten der digitalen Generation, die es gewohnt sind, auf Knopfdruck Ergebnisse zu produzieren und ihre Symptome am liebsten mit dem »Send«-Button ins Nirwana expedieren würden. Wenn diese noch jungen Menschen das Pech haben, chronisch zu erkranken, stehen sie ihrem nicht funktionierenden Körper gegenüber wie einem fremden Tier.

»Ich will Karriere machen, dafür muss ich einfach hart arbeiten«, verteidigte sich einer meiner Patienten, ein Volkswirt von gerade mal 26, mit heftigen Schüben chronischer Darmentzündung. Ja, muss er vermutlich – aber lohnt es sich denn, sich dafür von einem potenziell erbgutschädigenden Medikament abhängig zu machen, das zudem ein Krebsrisiko birgt? Erfordert unsere Gesellschaft eine Empfindungslosigkeit, um mit dem Druck, der herrscht, fertig zu werden? Viele unserer Schmerzpatientinnen und -patienten müssen erst wieder lernen, die Signale ihres Körpers nicht nur richtig zu deuten, sondern überhaupt erst einmal zu empfinden.

Wie machen wir das? Mit Therapien, die berühren.

9. Be-Handlung: Mit den Händen heilen

Weil ich auf den Studienplatz in Medizin warten musste, beschloss ich, zur Bundeswehr zu gehen, wo ich zu den Sanitätern nach Bruchsal kam. Dort hatte ich die Möglichkeit, die klassische (schwedische) Massage zu lernen. Es war keine Ausbildung mit Abschluss, aber da ich mich für Anatomie und Physiologie interessierte und auch Leichtathletik und Boxen praktiziert hatte, wusste ich, was Massagen alles bewirken können, und fand das spannend, spannender jedenfalls als vieles andere beim Militär.

Später, während des Studiums, half mir das Massieren dabei, mein BAföG aufzubessern. Immer öfter setzte ich dann auch schon Shiatsu ein, eine Druckpunktmassage, die mir eine japanische Freundin beigebracht hatte. In ihrer Familie wurde, wie in Japan traditionell üblich, Shiatsu als Selbsthilfe bei Beschwerden praktiziert, und ich fand das noch viel wirksamer als das, was ich bei der Bundeswehr gelernt hatte. Im Alltag war die Durchführung zudem einfacher, weil man für Shiatsu kein Öl brauchte und der Patient sich auch nicht komplett entkleiden musste. Nach meiner Rückkehr aus China kombinierte ich schließlich Shiatsu mit Akupunktur und gab auch Workshops für Interessierte.

Auf eine völlig andere Weise, als Lehrbücher es vermitteln können, lernte ich tastend den menschlichen Körper kennen. Schon damals erlebte ich, welche spezielle Wirkung manuelle Medizin hat – denn die Interessenten waren bereits diejenigen, denen eine herkömmliche Therapie nicht geholfen hatte. Darunter waren auch etliche Menschen mit chronischen Schmerzen.

Michelangelo hat in der Sixtinischen Kapelle in Rom die Schöpfung der Menschheit so dargestellt, als wäre Adam durch seine Berührung entstanden – es ist eines seiner international bekanntesten Bilder –, vielleicht auch, weil Hände anscheinend etwas sind, das die Menschheit verbindet. Sie sind ein sehr wichtiges Ausdrucksmittel, nicht nur ein Instrument zum Greifen und Halten, sondern sie geben auch Zuwendung und Wärme. Wie wir bei dem Beispiel der werdenden Eltern (siehe Seite 125) gesehen haben, signalisieren sie Sicherheit und synchronisieren sogar den Herzschlag. Unbewusst und in Bruchteilen von Sekunden vermittelt uns ein Händedruck eine erste Einschätzung unseres Gegenübers. Das werden auch Sie aus eigener Erfahrung kennen: Wenn schon der Händedruck nicht passt, dann hat man es schwer miteinander.

Hände sind also ein wichtiges Kontaktmittel, deshalb ist es auch kein Wunder, dass sie quasi zum ersten medizinischen Instrument wurden. Die ältesten bekannten therapeutischen Massagen wurden schon 2700 Jahre vor unserer Zeitrechnung beschrieben – als eine der vier grundlegenden Behandlungsformen der Chinesischen Medizin. Rund tausend Jahre später wurden die ersten Ölmassagen Indiens dokumentiert. Im antiken Griechenland hielt Hippokrates in seinen Schriften fest, dass jeder Arzt das »Reiben« beherrschen solle. Julius Caesar ließ sich täglich mit Massagen behandeln, um seine Kopfschmerzen und Neuralgien zu mildern. Der griechische Sport- und Gladiatorenarzt Galen, später auch Leibarzt der römischen Kaiser, beschrieb bereits 18 verschiedene Arten von Massagen, die bei den olympischen Athleten angewendet wurden.

Dass die Massage als ärztliche Kunst mehr oder weniger vergessen wurde, hängt mit der Körperfeindlichkeit der Kirche zusammen. Im Mittelalter wurde die therapeutische Berührung als Sünde stigmatisiert und ihre Heilkraft als Hexenwerk verdammt; Behandler, die massierten, konnten zum Tode verurteilt werden. Erst mit der Renaissance, als die antiken Lehren wieder in Mode kamen, baute die Massage erneut Renommee auf. Der Pariser Wundarzt Ambroise Paré, ein ganz wichtiger Wegbereiter der modernen Chirurgie, setzte sie nach Operationen zur besseren Wundheilung ein. Er hatte damit so viele Erfolge, dass er vom chirurgischen Bader zum Hofarzt der französischen Könige wurde.

Im 18. Jahrhundert erforschte der schwedische Sport- und Fechtlehrer Per Henrik Ling den Nutzen von Bewegung und experimentierte dabei auch mit physiotherapeutischen und Massagegriffen – weshalb die klassische Massage heute noch schwedische Massage genannt wird. Man begann sich zu fragen, was beim Massieren eigentlich im Körper passierte, und verglich die unterschiedliche Wirkung von Streicheln, Klopfen, Kneten, Reiben und Erschütterungen der Körperstrukturen. So stellte man fest, dass Gelosen, Verhärtungen im Unterhaut- und Muskelgewebe, Einfluss auf innere Organe haben. Der deutsche Chirurg Albert Hoffa veröffentlichte 1893 ein Standardlehrbuch zur Massage, das heute immer noch verlegt wird. Auf dieser Basis entwickelten sich unterschiedliche Massageformen – zum Beispiel für das Bindegewebe, Reflexzonen, den Darm oder die Lymphdrainage.

Nach dem Korea-Krieg bekamen manuelle Behandlungen erneut ein sexuelles Etikett verpasst, als US-Soldaten sie in Asien unterhalb der Gürtellinie in Form von »happy-ending massages« als Variante der Prostitution kennengelernt hatten. Erst die wissenschaftlichen Arbeiten der Kinderärztin und Psychiaterin Tiffany Field, Professorin an der University of Miami School of Medicine, rehabilitierten die Berührung als Therapie: Sie konnte zum Beispiel zeigen, dass

Massagen die Entwicklung von Frühgeborenen unterstützte und auch gegen Depressionen der Mütter nach der Geburt wirkte. Sie lädt ihre Studenten ein, ihre Hände als Forschungsinstrument zu nutzen:»Research is me-search« (auf Deutsch etwa: »Forschen heißt Erkunden«).

Was kann Massage?

Wieso lindert Massage Schmerzen? Dazu gibt es verschiedene Theorien, aber keine eindeutigen Nachweise. Wahrscheinlich ist, dass die manuelle Stimulierung – direkt oder über reflektorische Bahnen – Schmerzleitbahnen blockiert und so den Transfer von Impulsen an das Gehirn verhindert. Selbst bei Patienten mit chronischen Schmerzen kann Massage diese nämlich zumindest zeitweilig unterbrechen bzw. überschreiben. Außerdem lockern die Handgriffe natürlich die Muskulatur und steigern die Durchblutung. Stauungen des Zellgewebes und Lymphbereichs, auch schmerzende Verklebungen von Narbengewebe können sich lösen.

Eine andere Erklärung lautet, dass Massage die Aktivität des autonomen Nervensystems von (anregenden) sympathischen Reizen zu (beruhigenden) parasympathischen Reizen umschaltet. Einige Studien legen nahe, dass Massage Einfluss auf den Botenstoffhaushalt von Serotoninen und Endorphinen hat. Schließlich ist sie eine klassische Be-Handlung mit allen positiven Effekten der Therapeuten-Patient-Beziehung, der Berührung, wie ich sie oben beschrieben habe. Sie scheint auch gegen Depressionen zu wirken, was seinerseits dazu beiträgt, Schmerzen zu reduzieren.

In den USA sind Massagen das meist genutzte Naturheilverfahren im klinischen Bereich. Zum Beispiel wird jeder fünfte Krebspatient massiert. Die Leitlinien der internationalen Society for Integrative Oncology empfehlen Massage als wichtigen Teil der multimodalen Behandlung, vor allem bei Schmerzen und Angst, Stress und Fatigue.

Ein Netz ohne Anfang und Ende

Bindegewebe durchdringt und umhüllt den gesamten Körper, jeden Muskel, jedes Gelenk, jedes Organ. Verlieren die Faszien ihre Elastizität und Gleitfähigkeit, etwa durch Verletzungen, Bewegungsmangel oder Überlastung, können Schmerzsyndrome und selbst schwere Krankheiten folgen.

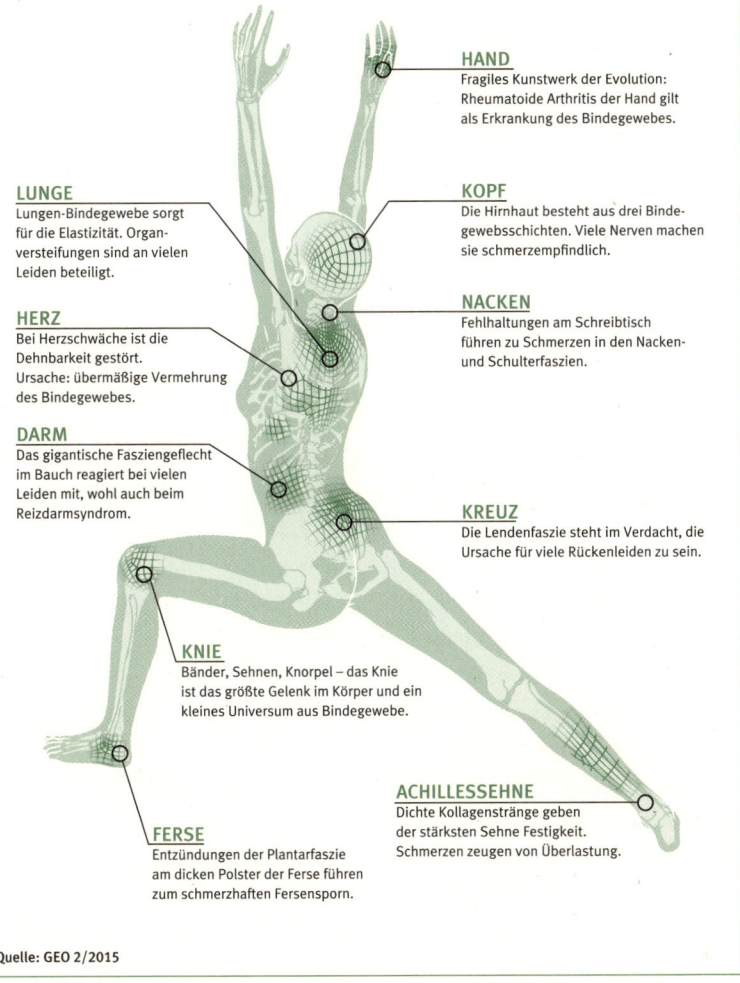

HAND
Fragiles Kunstwerk der Evolution: Rheumatoide Arthritis der Hand gilt als Erkrankung des Bindegewebes.

LUNGE
Lungen-Bindegewebe sorgt für die Elastizität. Organversteifungen sind an vielen Leiden beteiligt.

KOPF
Die Hirnhaut besteht aus drei Bindegewebsschichten. Viele Nerven machen sie schmerzempfindlich.

HERZ
Bei Herzschwäche ist die Dehnbarkeit gestört. Ursache: übermäßige Vermehrung des Bindegewebes.

NACKEN
Fehlhaltungen am Schreibtisch führen zu Schmerzen in den Nacken- und Schulterfaszien.

DARM
Das gigantische Fasziengeflecht im Bauch reagiert bei vielen Leiden mit, wohl auch beim Reizdarmsyndrom.

KREUZ
Die Lendenfaszie steht im Verdacht, die Ursache für viele Rückenleiden zu sein.

KNIE
Bänder, Sehnen, Knorpel – das Knie ist das größte Gelenk im Körper und ein kleines Universum aus Bindegewebe.

ACHILLESSEHNE
Dichte Kollagenstränge geben der stärksten Sehne Festigkeit. Schmerzen zeugen von Überlastung.

FERSE
Entzündungen der Plantarfaszie am dicken Polster der Ferse führen zum schmerzhaften Fersensporn.

Quelle: GEO 2/2015

Eine von der nationalen US-Gesundheitsbehörde geförderte Studie zeigte ebenfalls die Wirksamkeit von sanften Massagen in der Schmerztherapie bei Tumorpatienten.

Revolution in der Anatomie: Faszien

Welche Scheuklappen die moderne naturwissenschaftlich orientierte Medizin manchmal trägt, wenn es um die Einschätzung traditioneller Heilverfahren geht, zeigt das Thema Faszien. »Yoga hat den ganzheitlichen Zusammenhang von Bändern und Strukturen im Körper seit Jahrtausenden verinnerlicht«, sagt Rita Keller, Kölner Yoga-Lehrerin und zertifizierte Iyengar-Yoga-Therapeutin. »Aber die Medizin hielt das lange Zeit für Quatsch. Man sah nur Knochen, Muskeln und Sehnen.«

Bis dann vor rund einem Dutzend Jahren der Franzose Jean-Claude Guimberteau, eine internationale Kapazität der Handchirurgie, das Körperbild der Medizin auf den Kopf stellte: Bei seinen Operationen war ihm aufgefallen, dass die Sehnenscheiden nicht der Lehrbuchanatomie entsprachen. Stattdessen waren die Muskeln und Sehnen der Hand durch ein Netz klebriger Fasern verbunden, wie man sie auch von den Hüllen der Muskeln her kannte. Dieses Netz sah individuell sehr unterschiedlich aus, und seine Struktur war nicht leicht zu identifizieren: Manchmal sah es aus wie ein feines Gewebe, oft aber auch wie ein verfilzter Stoff, den man zu heiß gewaschen hatte.

Guimberteau filmte und dokumentierte bei seinen Operationen dieses Netz, und seit dem Zeitpunkt erkennt die Medizin nun endlich an, dass das Multimicrovacuolar Collagen Dynamic Absorption System (MCDAS) existiert. So nennt die moderne Medizin das Fasziennetz des Körpers – die Anatomie in der Anatomie. Es besteht zu 70 Prozent aus Kollagen, einem Eiweiß, zu 20 Prozent aus Elastin und zu 4 Prozent aus Lipiden. Seine Struktur baut sich ständig auf und wieder ab, je nachdem, wie das Gewebe bewegt wird.

Ein neues Körperbild: Tensegrity

Immer mehr Forschergruppen machen sich seither daran, die genaue Struktur dieses Netzes zu erkunden, das den ganzen Körper vom Kopf bis zum Fußende zu verbinden scheint, und das nicht nur linear, sondern anscheinend auch gewunden in Spiralen. Eine der Thesen, die sich mit dieser Entdeckung verbinden, ist die, dass unser Körper sich gar nicht um die Wirbelsäule als tragender Säule gruppiert, sondern dass umgekehrt die Wirbelkörper in diesem Fasernetz quasi elastisch aufgehängt sind. Das würde zumindest erklären, warum viele Menschen erhebliche Abnutzungserscheinungen an den Wirbelkörpern haben, aber trotzdem keine Schmerzen (oder umgekehrt starke Schmerzen verspüren, aber keine skelettäre Ursache zu finden ist). Man nennt dieses auf Zugspannung basierende Körpermodell Tensegrity (von englisch *tension* = Spannung und *integrity* = Ganzheit). Es würde auch illustrieren, warum, was Osteopathen immer wieder beobachten, Verhärtungen an einem Ende des Körpers Schmerzen an einem ganz anderen, manchmal weit entfernten Teil hervorrufen können.

Stress tut weh

Die Faszien sind das wichtigste Organ unserer Körperwahrnehmung. Sie werden nicht nur von den Muskeln bewegt, die sie wie eine Haut umhüllen, sie reagieren auch selbstständig: Wenn wir unter Stress stehen, ziehen sie sich von alleine zusammen. Dafür sorgen die vielen winzigen Nerven, die in den Faszien enden und sie mit unserem Gehirn und Rückgrat verbinden. Emotionale Belastungen werden auf diese Weise als verhärtete Strukturen im Körper »abgelagert«, Nerven, Muskeln oder Sehnen regelrecht eingequetscht. Es lassen sich sogar kleine Knoten (Gelosen) tasten.

Stress und seine Folgen

Reize erzeugen über den Sympathikus-Nerv Stress (der Peak der schwarzen gestrichelten Kurve). Ein kurzer Impuls aktiviert den Parasympathikus (grüne Kurve), der als Gegenspieler zur Beruhigung führt. Bei chronischem Stress schwächt sich diese Gegenreaktion ab, das Reizniveau wächst.

Milde akute Stressreaktion

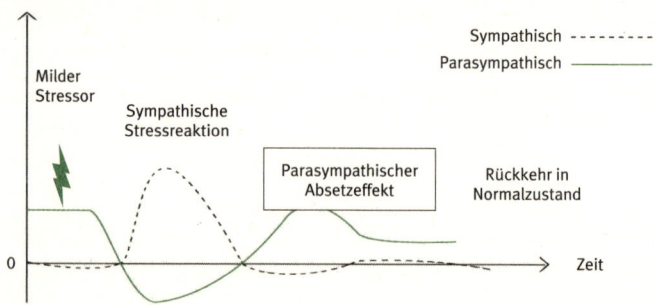

Chronische Stressreaktion

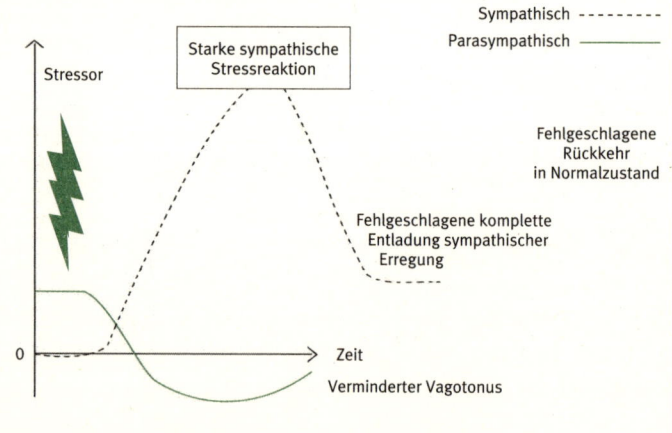

Ein weiterer Faktor ist die Tätigkeit der Fibroblasten. Diese Zellen produzieren je nach Bedarf die Eiweißketten, die der weichen Matrix des Bindegewebes, aber auch ihren elastischen Faszien Form verleihen. Die Fibroblasten modellieren die Spannung in den Geweben von flüssig bis fest, von schmiegsam bis steif. Bei Störungen oder Verletzungen verändern sie ihre Aktivität und produzieren große Mengen Kollagens, das sich dann an dieser Stelle wie ein Netz zusammenzieht. An der Universität Ulm-Günzburg, wo sich eines der international wichtigsten Zentren für Faszienforschung befindet, untersucht das Team um Robert Schleip mithilfe spezieller Ultraschallverfahren, wie die Faszien ihre natürliche Gleitfähigkeit verlieren.

Diese enorme Reaktionsfähigkeit des Bindegewebes könnte ein Grund sein, warum man nicht Atlas sein muss, der die Welt auf seinen Schultern trägt, um Rückenschmerzen zu bekommen – es reichen auch psychische Belastungen. Denn es ist vielleicht gar nicht das physikalische Gewicht einer realen Last, sondern eher die Verhärtung der großen Faszienplatten auf dem Rücken, die Muskeln und Skelett zusammenpresst und auf die Nerven drückt. Auch die wiederkehrenden Tiefenschmerzen, von denen Fibromyalgiepatienten (siehe Seite 87) immer wieder berichten, kann man so erklären, denn der menschliche Körper wird von zwei Faszienschichten umhüllt; eine davon liegt unter den Fettzellen, die andere tiefer, unmittelbar auf den Muskeln.

Das Geheimnis Bindegewebe

In der Naturheilkunde wurde die wichtige Rolle des Bindegewebes mit seinen vielen Facetten und Strukturen schon immer betont. Zum Beispiel versuchte der österreichische naturheilkundliche Arzt Alfred Pischinger mit seiner Theorie der »Grundregulation« zu erklären, wie wichtig die Transportfunktionen des Bindegewebes seien. Er war überzeugt, eine durch Entzündungen oder Ablagerungen gestörte Matrix führe zu Krankheiten. Eine Übersäuerung, etwa durch falsche Ernährung, so Pischinger, könne außerdem Schmerzrezeptoren aktivieren.

Das Konzept der Grundregulation konnte sich nie wirklich durchsetzen, das Bindegewebe hielt man für bloßes Stütz- oder Puffergewebe, und die sogenannte Schulmedizin belächelte die Vorstellung, da gäbe es irgendwelche »Schlacken«, die Einfluss auf die Gesundheit hätten. Doch im Frühjahr 2018 berichtet das renommierte Wissenschaftsjournal *Nature,* amerikanische Forscher hätten eine »bisher unbekannte anatomische Struktur« im Bindegewebe entdeckt – eine stützende Matrix, in der Kollagenbündel und Lymphgefäße lägen, welche durch eine alles umspülende Flüssigkeit verbunden seien. Und weiter hieß es: »Diese anatomischen Strukturen könnten wichtig sein für die Metastasierung von Krebs, für Ödeme, Fibrosen und mechanisches Funktionieren der meisten oder aller Gewebe und Organe.«

Übrigens bietet die Fastenforschung (siehe Seite 210) auch eine Erklärung für die umstrittenen »Schlacken« an. Es könnte sich dabei um Proteinreste und Giftstoffe handeln, die vom Organismus aus unterschiedlichen Gründen nicht richtig abgebaut werden konnten und deshalb vom Bindegewebe abgekapselt oder gewissermaßen »auf Halde« gelegt wurden. Erst die drastische Kalorienreduzierung beim Fasten führt dazu, dass der Organismus seine Reserven mobilisiert und damit auch diese Ablagerungen. Der physiologische Vorgang der Autophagie, der beim Fasten stimuliert wird, kann mit der Beseitigung von Schlacken verglichen werden.

Massagen und andere manuelle Verfahren, auch Bewegung aktivieren das Bindegewebe. Verklebte Faszien können bis zu einem bestimmten Grad der Verhärtung durch vorsichtiges Dehnen gelöst oder durch Übungen mit der Blackroll wieder geschmeidiger werden. Wir setzen an unserer Klinik Massagen vor allem bei Patienten mit Ganzkörperschmerz ein, GuaSha- und Schröpfkopfmassagen (siehe Seiten 148 und 149) bei Rücken-, Kopf- und Nackenschmerzen sowie Migräne (zu den einzelnen Behandlungsstrategien siehe Seite 183).

Welche Naturheilverfahren sind gut für die Faszien?

Viele Naturheilverfahren, die zur Schmerzlinderung eingesetzt werden, nehmen Einfluss auf die Faszien, zum Beispiel:

Massagen Sie dehnen das Bindegewebe, üben sanften Druck aus, aktivieren den Stoffwechsel und lösen Verklebungen auf. Dazu dienen unterschiedliche Techniken wie zum Beispiel Rolfing, Faszien- oder Bindegewebsmassage.

Yoga Der Schwerpunkt des klassischen Hatha-Yoga oder auch des Iyengar-Yoga liegt auf der Dehnung des gesamten Gewebes, verbunden mit tiefer, entspannender Atmung (siehe Seite 156).

Schröpfen/Schröpfkopfmassage Der Sog auf der Haut führt zur vermehrten Durchblutung und zur Aktivierung des Lymphsystems. Die Muskeln entspannen sich reflektorisch, vermutlich werden auch weiter entfernte Regionen über Faszien stimuliert (siehe Seite 148).

Osteopathie Sanfte Manipulationen zielen auf die Stärkung der Eigenregulation des Körpers ab, durch Verbesserungen der Beweglichkeit der Gewebe. Dabei werden auch die Faszien angesprochen.

Chirotherapie Auf den Muskelapparat werden Druck und Dehnung ausgeübt. Manipulationen zur Lösung von Blockaden können zu Komplikationen führen.

GuaSha Diese chinesische Massagetechnik stimuliert das Bindegewebe durch kleine Verletzungen der Unterhaut (siehe Seite 146).

Akupunktur Die Nadelstiche, zudem wenn die Nadeln noch gedreht werden, regen die Tätigkeit der Kollagen-produzierenden Fibroblasten an. Interessant ist, dass wichtige Faszienbänder entlang der Meridiane laufen.

Entspannungsverfahren Sie beruhigen das vegetative Nervensystem und wirken damit entlastend auf die Faszien.

DIY: Massagen zum Selbermachen

DIY heißt die trendige Vokabel der neuen Heimwerkergeneration: Do-it-Yourself. Ein wichtiger Teil der naturheilkundlichen Schmerzthera-pie an unserer Klinik sind Anleitungen zum Selbermachen, damit die Patientinnen und Patienten sich zu Hause selbst behandeln können. Sie finden diese im übernächsten Kapitel, aber auf die Massagen möch-te ich hier schon – passend zum Kapitel Berührung – eingehen.

Akupressur: Eine sehr einfache Form, die jeder für sich praktizieren kann. Dieser Vorläufer der Akupunktur ist in China ein wichtiger Be-standteil der Volksmedizin, einfach durchzuführen und ungefähr-lich. Dabei werden sensible oder besonders schmerzhafte (sogenann-te Ashi-)Punkte auf den Meridianen stimuliert, mal nur zart, mal intensiver. Das Phänomen kennen Sie aus der intuitiven Erfahrung, dass zum Beispiel Kopfschmerzen sich bessern können, wenn Sie die Region zwischen Augenbraue und Schläfe massieren oder die Stirn, je nachdem, wo die Schmerzen auftreten. Es gibt aber auch Punkte auf der Hand oder dem Fuß, die sich positiv auf Kopfweh auswirken. Akupressur eignet sich prinzipiell für alle Schmerzen, die durch Druck und Wärme besser werden. Bei Rückenschmerzen helfen sie der Auswertung vieler Studien nach sogar besser als westliche Massa-geverfahren. Da diese Punkte teilweise am Rücken liegen, brauchen Sie dafür aber einen Partner oder Partnerin.

Schröpfkopfmassage: Bei Rückenschmerzen benötigen Sie auch hier eine zweite Person – im Prinzip aber kann eine Schröpfkopfmas-sage an allen ausreichend weichen Körperregionen durchgeführt werden, also auch im Alleingang. Einen gläsernen Schröpfkopf mit einem aufgesetzten Gummiball erhalten Sie in jeder Apotheke. Zu-erst wird die Haut mit einem Öl nach Ihrer Wahl eingerieben. Dann presst man den Gummiball zusammen und setzt das Glas auf, bei

Rückenschmerzen neben (!) die Wirbelsäule (nie über das Rückgrat massieren). Wenn Sie den Ball langsam loslassen, saugt sich das Glas fest. Bei einer Rückenmassage wird es dann – auf der Haut – mit streichenden Bewegungen bis zum Becken geführt und von dort aus waagrecht auf der Zwischenrippenmuskulatur in Richtung Arme. Man macht das so lange, bis der Rücken rot wird, das geschieht nach etwa fünf Minuten. Kleine Einblutungen unter der Haut sind erwünscht und verschwinden, auch wenn sie zunächst dramatisch aussehen, nach zwei bis drei Tagen wieder problemlos.

Dass die Schröpfkopfmassage auch über weiter entfernte Bahnen wirkt (vermutlich über die Faszien), zeigte eine Studie, in der 2009 Patienten mit einem Karpaltunnelsyndrom untersucht wurden, einem eingeengten Nerv im Bereich des Handgelenks. Ihre Beschwerden linderten sich deutlich, nachdem sie blutig geschröpft wurden. Dabei wird die Haut lokal im Schulter-Nacken-Bereich leicht angeritzt, bevor die Schröpfköpfe aufgesetzt werden. Sie werden dann nicht bewegt, sondern füllen sich mit ein wenig Blut – also schon aus hygienischen Gründen nichts für den Selbstversuch. Das Interessante an diesem Beispiel: Der Schröpfreiz wurde im Schulter-Nacken-Bereich gesetzt – er wirkte aber auf die Hand!

Achtung: Patienten, die blutverdünnende Medikamente nehmen, sollten die Schröpfkopfmassage oder die im Folgenden beschriebene GuaSha nicht zu Hause durchführen. In der Klinik ist das in der Regel kein Problem, aber bei zu heftiger Anwendung könnten Sie statt leichter Petechien größere Blutergüsse davontragen.

GuaSha: Eine Methode, die sich besonders gut für die Selbstbehandlung eignet, ist die GuaSha-Massage, einer seit 2000 Jahren in ganz Asien bekannten Behandlungstechnik, bei der schmerzende Körperregionen traditionell mit einem abgerundeten Schaber, mit einer Münze oder auch einem abgerundeten Babygläschendeckel so lange ausgestrichen werden, bis winzige Gefäße unter der Haut platzen und

Die chinesische GuaSha-Massage

Die Schabe-Massage kann je nach Schmerzsyndrom an verschiedenen Stellen angewandt werden. Wichtig: Nicht direkt über die Wirbelsäule massieren.

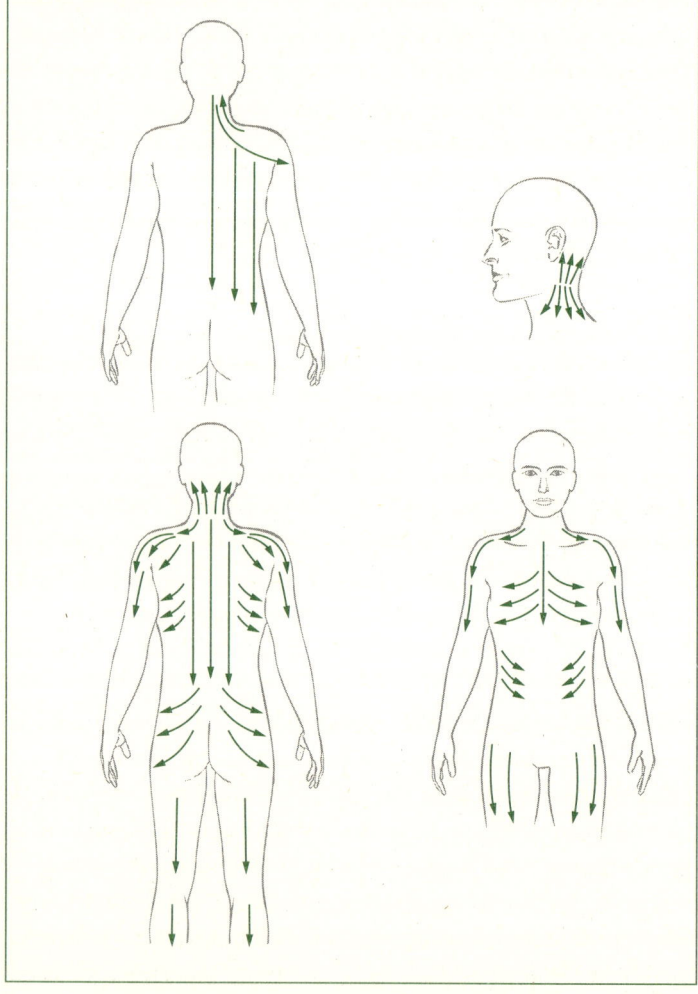

sie rot färben. Diese Petechien verschwinden aber wie bei der Schröpfkopfmassage nach zwei bis drei Tagen.

Wissenschaftliche Studien zu GuaSha gibt es noch wenige. Das chinesische Erklärmodell (Austreiben von lokalen Energieblockaden und krankmachenden Stoffen) ist mit unserem Medizinverständnis nicht kompatibel. Es wurde nur gezeigt, dass die Durchblutung der Haut rasch um das Sechsfache intensiviert wird. Wir machen an unserer Klinik die Erfahrung, dass eine GuaSha-Massage zu Beginn einer Migräne zur deutlichen Besserung führt oder den Anfall sogar abwendet. Deshalb gehört sie bei unseren Migränepatienten zum Standardprogramm. Empfohlen wird sie auch bei Nacken- und Rückenschmerzen als intensive Faszientherapie.

Nadelreizmatte: Eine Kombination aus Chinesischer Medizin und russischem Erfindergeist ist die Nadelreizmatte, die vor rund 30 Jahren von dem Russen Ivan Kuznetsov entwickelt und an Moskauer Kliniken getestet wurde. Mittlerweile gibt es sie in unterschiedlichen Variationen, und in meiner Abteilung wurden mehrere Doktorarbeiten dazu gemacht. Die einfachen flexiblen DIN-A4-Kunststoff-Matten werden im Eigenbau mit münzgroßen kreisrunden Plastikringen bestückt, aus denen eine Art Haifischzähne ragen. Inzwischen sind sie auch in Deutschland in Gesundheitsläden zu bekommen und als ähnliches Prinzip, meist etwas größer, in Ayurveda-Handlungen. Solche Matten verlangen erst mal Überwindung, um sich nach Fakirart mit bloßem Rücken daraufzulegen. Aber binnen Kurzem lässt der Schmerz nach, und die stimulierten Regionen werden intensiv warm. Manche unserer Patienten schlafen sogar auf den Fakirmatten ein, denn die Schmerzrezeptoren, wie Sie bereits gelesen haben, schalten sich nach einiger Zeit aus. Wir empfehlen unseren Patienten solche Matten zur Selbsthilfe bei Rücken- und Nackenschmerzen oder als Migräneprophylaxe im Nacken. Sie sind nicht teuer, sehr einfach in der Handhabung und effektiv. Man kann sie auch leicht mit auf Reisen nehmen.

10. In Bewegung bleiben

Schmerzen sind nicht schön – also tendieren wir dazu, sie zu vermeiden. Wir nehmen zum Beispiel Schonhaltungen ein. Bei entzündeten Gelenken führt das kurzfristig zu einer Entlastung, mittelfristig aber dazu, dass ihre stützenden Strukturen, Bänder, Sehnen, Muskeln und Faszien nicht genügend Bewegungsimpulse erhalten und verkümmern oder verhärten. Auf lange Sicht verschlimmert das unsere Beschwerden. Und führt zu weiteren Schäden.

Die Medizin hat dazugelernt: Früher wurde nach Operationen oder bei Erkrankungen häufig Schonung verordnet. Heute weiß man, dass das falsch war und richtig dosierte und angemessene Bewegung wichtig für die Regeneration des Körpers ist, selbst bei schweren Erkrankungen. Moderate Bewegung hat viele positive physiologische, aber auch psychologische Effekte, nämlich auf

» Herz und Kreislauf: Verbesserung von Sauerstoffaufnahme und -kapazität, Senkung der Herzfrequenz, Stärkung der Herzmuskulatur, Verbesserung der Blutversorgung der Herzmuskulatur, Veränderung des Cholesterinspiegels (Verhältnis HDL/LDL), Optimierung der Fließeigenschaften des Blutes und seines Gerinnungsverhaltens

- » Stoffwechsel: Aktivierung des Zellstoffwechsels, Zunahme der Enzymaktivität und des Eiweißes in der Muskulatur
- » Hormone: Anstieg des Katecholamin-, Kortisol- und Wachstumshormonspiegels
- » Psyche: Spannungs- und Angstzustände und das Gefühl von Ärger, Depression, Müdigkeit und Verwirrtheit nehmen ab. Bewegung hilft der Stressregulation, und Fitness sorgt für schnellere Regeneration nach psychischen Belastungen.
- » Schmerzen: Zumindest für rheumatoide Arthritis und Osteoporose, aber auch für chronische Rückenschmerzen liegen wissenschaftliche Belege vor.

Sitzen – das neue Rauchen

Umgekehrt lässt Mangel an Bewegung nicht nur die Muskeln und Sehnen verkümmern und schwächt das Herz-Kreislauf-System, er könnte darüber hinaus noch weitreichenderen Schaden anrichten – zum Beispiel, weil die Faszien unseres Körpergewebes verhärten und lebenswichtige Funktionen (wie die Elastizität der Blutgefäße und des Herzmuskels) eingeschränkt werden.

In jüngster Zeit häufen sich die Studien, die vor allem dem stundenlangen unbeweglichen Sitzen verheerende Folgen zuschreiben und es, was die Risiken angeht, sogar mit dem Rauchen vergleichen. So zeigte zum Beispiel eine Untersuchung von Forschern der American Cancer Society um Alpa Patel, die 2010 im *American Journal of Epidemiology* erschien: Menschen, die weniger als drei Stunden täglich sitzend verbringen, haben ein niedrigeres Sterberisiko als solche, die pro Tag mehr als das Doppelte dieser Zeit sitzen: Frauen um 34, Männer um 17 Prozent. Zu einem ähnlichen Ergebnis kamen auch australische Wissenschaftler.

Der Sportmediziner Ingo Froböse von der Deutschen Sporthochschule Köln beschreibt die negativen Folgen so: »Kurzfristig nimmt die Stoffwechselaktivität ab, und mit ihr werden sämtliche Organ-funktionen reduziert. Leber und Niere arbeiten nicht mehr richtig, die Herzfunktion lässt nach, die Aktivität des Immunsystems sinkt, das Gehirn wird nicht mehr ausreichend versorgt, Müdigkeit und Trägheit machen sich breit.«

Für unseren Bewegungsapparat bedeutet das, so Froböse, dass die Muskeln verkümmern und die Bänder austrocknen. Die Gelenke werden dadurch nicht mehr stabil geführt, und der Knorpel erhält zu wenig Nährstoffe. Auch die Bandscheiben nehmen Schaden. Die Bauchmuskulatur erschlafft. Der Rücken verformt sich. Die Band-scheiben werden ungleichmäßig belastet, zumal das Gewicht zu-nimmt. Stress, der nicht über Bewegung abgebaut wird, führt zu An-spannung in Schulter und Rücken. Die inneren Organe werden eingeklemmt, vor allem die Atmungs- und Verdauungsorgane. Durch die mangelnde Durchblutung verhärtet und verspannt sich die Mus-kulatur.

Aber nicht nur das: Weil die inaktiven Muskeln ihre Energiege-winnung von Fett- auf Glucoseverbrennung umstellen, reichern sich Fette in Blut, Leber und Darm an. Der Spiegel des Enzyms Lipopro-tein-Lipase (LPL) sinkt, Triglyceride werden weniger effektiv aus dem Blut entfernt, und die Konzentration des (positiven) HDL-Cho-lesterols sinkt. Dies könnte das erhöhte Risiko für Herz-Kreislauf-Er-krankungen durch exzessives Sitzen erklären. Da inaktive Muskeln die energetischen Kraftwerke (Mitochondrien) in ihren Zellen ab-bauen, sprechen diese außerdem schlechter auf Insulin an. Das kann auf Dauer zu Typ-2-Diabetes führen.

Hula-Hoop in den Pausen

Schluss mit der Aufzählung des Schreckens. Aber diese Erkenntnisse sollten ein Warnruf für uns sein, die wir 55 bis 75 Prozent unserer wachen Zeit im Sitzen verbringen. Konzentrierter Sport oder Bewegung am Morgen oder Abend sind zwar gesund, reichen aber nicht aus, um die negativen Folgen des Sitzens zu kompensieren. Kurze Pausen zwischendurch sind also wichtig: Ich habe mir einen Hula-Hoop-Reifen gekauft, mit dem ich (wenn niemand zusieht) zwischen Visite und Schreibtisch meine Bauchmuskulatur und meinen Rücken trainiere. Außerdem habe ich ein Stehpult mit integriertem Laufband, finde es aber doch relativ anstrengend zu lesen, während ich schnell gehe. Zu Hause versuche ich möglichst oft, am Abend um den nahen See zu radeln, und eine Zeit lang nahm ich Ballettunterricht – nicht, weil ich noch eine neue Karriere starten, sondern weil ich die Beweglichkeit und Dehnung meiner linken Hüfte bessern wollte – mit Erfolg! Und ich mache regelmäßig Yoga – das ist beste Bewegungsform überhaupt.

Wie viel Bewegung ist nötig?

Internationale Gesundheitsorganisationen wie etwa das deutsche Robert Koch-Institut, der Surgeon General der USA oder die nordamerikanischen Centers for Disease Control and Prevention empfehlen über die Woche verteilt:
- eine Kombination aus gezielter Kräftigung (2- bis 3-mal pro Woche) mit 75 Minuten pro Woche intensivem oder 150 Minuten pro Woche moderatem Ausdauertraining und Dehnungsübungen (»moderat« sind Anstrengungen, bei denen man noch reden, aber nicht mehr singen kann; »intensiv« sind Tätigkeiten, bei denen man sich nicht mehr durchgängig unterhalten kann).
- Alltagsaktivitäten wie Fahrradfahren oder Treppenlaufen können einberechnet werden.
- Die Aktivitäten sollten nicht kürzer als jeweils 10 Minuten sein.

- Lange, ununterbrochene Sitzphasen sollten vermieden werden.
- Die Faustformel für die optimale Herzfrequenz beim Ausdauertraining ist 180 minus Lebensalter. Trainierte Personen können auch höhere Herzfrequenzen anstreben. Die Obergrenze liegt bei 220 minus Lebensalter.
- Krafttraining wird ab dem 50. Lebensjahr besonders wichtig für die Leistungsfähigkeit und die Erhaltung der Selbstständigkeit. Es dient der Entwicklung und Erhaltung der Muskelmasse. Insbesondere große Muskelgruppen sollten dazu trainiert werden.
- Die richtige Dosis ist auch für die Faszien wichtig: Zu viel Bewegung fördert die Kollagenbildung zu stark und ist ähnlich schädlich wie zu wenig Bewegung. Achten Sie auf zwei- bis dreitägige Pausen zwischen intensiveren Trainingsphasen.

Das Allheilmittel Yoga

Eine Therapie, die mit ihren Drehungen und Dehnungen schon immer vor allem Faszien und Bindegewebe beeinflusst hat, aber auch auf Kreislauf und das Nervensystem wirkt, ist Yoga. »Es gibt eigentlich kaum jemanden, der zu uns kommt, der keine Probleme mit Schmerzen oder Bewegungseinschränkungen hat«, so Rita Keller. »Und es gibt eigentlich auch niemanden, dem wir nicht helfen können.« Keller hat ein Yoga-Institut in Köln und unterrichtet international als Senior Teacher Iyengar-Yoga, wie es auch die Therapeuten an unserer Klinik unseren Patienten nahebringen. B. K. S. Iyengar (1918–2014) ist der im Westen bekannteste Yoga-Lehrer, der unter anderem den Geiger Yehudi Menuhin (1916–1999) und den indischen Philosophen Jiddu Krishnamurti (1895–1986) unterrichtete.

In jahrzehntelangem Selbststudium entwickelte er eine ganz eigene Variante des Hatha-Yoga.

Yoga ist mindestens 5000 Jahre alt und mehr als nur eine Bewegungslehre: Eigentlich bezeichnet *der* Yoga, wie es korrekt heißt, einen Weg, der in acht Schritten zur inneren Freiheit führen soll – über einen anderen Umgang mit sich und anderen, dem Körper und dem Atem, den Sinnen und dem Geist, mithilfe von Konzentration und Meditation. Jede dieser Stufen ist letztlich in den einzelnen Yoga-Übungen enthalten – die Selbstfürsorge, die sorgfältige Ausrichtung des Körpers, das bewusste Atmen, die intensivierte Wahrnehmung. Sie tragen dazu bei, dass Yoga den Körper entspannt, während der Schwerpunkt der Übungen auf den Dehnungen liegt. Das Kollagen, das den Großteil der Faszien ausmacht, wird von bestimmten Zellen, den Fibroblasten, produziert, und die Dehnübungen des Yoga richten sie neu aus und vergrößern sie. Yoga hat darüber hinaus im wahrsten Sinne des Wortes ganzheitliche Gesundheitsaspekte – es wirkt auf sehr vielen Ebenen positiv.

Die rasante Entwicklung des Yoga als weltweiter Trend wurde von einer ebenso beeindruckenden Zahl wissenschaftlicher Untersuchungen des Verfahrens begleitet: Es gibt heute weit mehr als 300 randomisierte Yoga-Studien und seit zwei Jahrzehnten vermehrt hochqualitative Untersuchungen mit zum Teil beeindruckender Stichprobengröße und modernen wissenschaftlichen Ansprüchen.

Die Ergebnisse zeigen, dass Yoga bei chronischen Schmerzen hilft, nicht nur durch die Körperpositionen (Asanas), sondern auch durch spezielle Atem- und Meditationstechniken. Rückenschmerzen werden am häufigsten mit Yoga therapiert: Die umfangreiche Studienlage bestätigt je nach Art des Yoga moderate bis starke Schmerzlinderung und verbesserte Beweglichkeit. Die Yoga-Patienten konnten ihre Beschwerden dreimal häufiger verbessern als eine Vergleichsgruppe. Insgesamt profitieren etwa zwei Drittel aller Rückenschmerzpatienten von den Übungen. Die Ergebnisse glichen insgesamt denen von Patienten, die an einer Rückenschule teilgenommen hatten.

Langzeiterhebungen sind eher selten, aber sie sprechen doch für eine Wirkung, die bis zu 12 Monaten anhält. Vergleichbare Ergebnisse finden sich für chronische Nackenschmerzen, wenn regelmäßig geübt wird. Bei Arthrose und Arthritis deuten die wenigen vorhandenen qualitativ hochwertigen Studien auf positive Wirkungen von Yoga auf Schmerz, Funktion und Lebensqualität hin, und das sogar in einigen Fällen, wo der Yoga nur Atem und Meditation umfasste und keine Asanas. Bei Fibromyalgie scheint Yoga vor allem die Funktionseinschränkungen zu lindern, die Studienlage zu Schmerz ist widersprüchlich.

Yoga eignet sich für alle Altersgruppen, da es keine Norm der Beweglichkeit dabei gibt, sondern die Asanas zwar nach Anweisung, aber nach größtmöglichem Vermögen ausgeführt werden. Kinder machen oft sehr gerne Yoga, und es hilft zum Beispiel gut bei Kopfschmerz in dieser Altersgruppe, fanden wir in einer Studie heraus. Eine amüsante Anmerkung am Rande: Der positive Effekt war am größten, wenn die Eltern *nicht* dabei waren.

Yoga hat auf fast alle körperlichen Vorgänge Einfluss, und auch dazu (Herz-Kreislauf-System, Hormonhaushalt, psychische Gesundheit) gibt es inzwischen viele Untersuchungen, auf die ich hier nicht näher eingehen kann.

Abschließend noch etwas zum Thema Sicherheit, weil die Medien immer mal wieder reißerische Berichte über die angeblichen Gefahren bringen: Yoga kann durchaus in Einzelfällen zu schwerwiegenden unerwünschten Ereignissen wie Nervenentzündungen, Schlaganfall oder Erhöhung des Augeninnendrucks führen. Allerdings zeigt eine umfassende Metaanalyse aller veröffentlichten klinischen Studien, dass unerwünschte Ereignisse nur bei etwa zwei Prozent der Yogateilnehmer in diesen Studien auftraten und nicht schwerwiegend, sondern leicht und meist vorübergehend waren. Insgesamt traten die

Nebenwirkungen nicht häufiger auf als bei anderen Formen körperlicher Aktivität.

Nach einer repräsentativen Studie der Gesellschaft für Konsumforschung aus dem Jahr 2014 praktizieren 2,6 Millionen Menschen in Deutschland Yoga – sechs Prozent der Frauen, aber nur ein Prozent der Männer. Aus einem mir nicht ersichtlichen Grund schrecken viele Männer vor Yoga zurück, obwohl er viele Jahrhunderte ausschließlich von Männern praktiziert wurde. Vielleicht suchen Sie, falls Sie ein Mann sind, sich eine Yoga-Richtung unter den vielen, die Ihnen angenehm ist – nicht in allen Studios werden Räucherstäbchen verbrannt oder das OM gesungen. Sie werden es nicht bereuen. Es gibt inzwischen auch in vielen Städten Yoga-Männergruppen. Und so feminin ist Yoga nun wirklich nicht: Ein wichtiger Teil sind die sogenannten »Krieger-Stellungen«. Aus therapeutischer Sicht empfehle ich allerdings das anfangs erwähnte Iyengar-Yoga, weil es am besten begründet und erforscht ist.

Qigong: Stehen wie ein Baum, fliegen wie ein Kranich

Während Yoga immer wieder zu Standpositionen findet, ist das chinesische Qigong eine Serie fließender Bewegungsabläufe, die manchen Schmerzpatienten leichterfallen als das Verharren in bestimmten Asanas. Wir bieten an unserer Klinik in Essen jeden Morgen vor dem Frühstück eine 20-minütige Morgenbewegung in der Aula an, bei der unsere Ordnungstherapeuten Teile aus dem Qigong vorführen – ähnlich, wie es in Asien von Menschen als Teil ihrer täglichen Körperhygiene praktiziert wird. Auch in Kleingruppen praktizieren unsere Patienten Übungen wie »Stehen wie ein Baum«.

Die Entstehung von Qigong reicht vermutlich mehrere Jahrtausende zurück. Es scheint ursprünglich Teil eines schamanischen Rituals gewesen zu sein, das meditativen Charakter hatte. Denn seine Bewegungen und Figuren drehen sich um das Qi, den Begriff für die

Summe der Vorgänge, die Lebensenergie darstellen, welche unter anderem auch über die Meridiane beeinflussbar sein soll. Später bezeichnete Konfuzius das Qigong als Teil einer moralischen Schulung, und Studierende der Martial Arts integrierten es in die Shaolin-Schule. Im kommunistischen China wurde das Qigong seiner philosophischen und religiösen Bezüge entkleidet, um weiter existieren zu können, und wurde zum Teil der neu definierten TCM (siehe Seite 114). Nach der politischen Lockerung in den Achtzigerjahren kam es zu einem regelrechten Revival des Qigong, das nun von 200 Millionen Menschen in China regelmäßig praktiziert wurde. Man schrieb ihm zu, übernatürliche Kräfte durch die Übungen erlangen zu können. Um solchen spirituellen Bewegungen einen Riegel vorzuschieben, ist die Ausübung des Qigong heute strenger geregelt und wird auf rein gesundheitliche Aspekte eingeschränkt.

Qigong wirkt im ersten Moment sehr einfach, fast schlicht in seinem symbolischen Charakter (zum Beispiel »Fliegen wie ein Kranich«). Aber wer die sanften Bewegungsabläufe perfekt ausführen will, beansprucht Muskeln, Bänder, Sehnen und Faszien, bewegt die Gelenke, trainiert sein Gleichgewicht und seine Konzentrationsfähigkeit und beginnt, tiefer zu atmen. Studien zeigen vor allem Effekte mit meditativem Charakter, wie etwa eine Beruhigung des Nervensystems. Angstzustände und Depression nehmen ab.

Zur positiven Wirkung bei Nackenschmerzen liegt eine Metaanalyse vor, und auch bei Fibromyalgie scheint Qigong zu helfen. Ein signifikanter Unterschied zu anderen aktiven Bewegungsverfahren konnte hierbei aber nicht nachgewiesen werden.

Kampfkunst gegen den Schmerz

Anders ist das aber bei Tai-Chi-Cuan. Die chinesische Kampfkunst enthält Element des Qigong, aber ihre Bewegungsabläufe sind komplexer, kombiniert mit Einzelbewegungen, Stand- und Atemübungen und auch Standmeditationen. Sie lockert die Gelenke, entspannt den ganzen Körper und schult eine Körperhaltung, die ungünstige Gelenkbelastungen vermeidet. Seit rund 20 Jahren wird dieses »Schattenboxen« intensiver erforscht, die Qualität der Studien ist allerdings oft noch mangelhaft. Eine sehr seriöse randomisierte Studie konnte jedoch zeigen, dass Tai-Chi bei Fibromyalgie gleich gut die Symptome lindert wie konventionelles Aerobic, auf längere Sicht sogar besser.

Bei verschiedenen Patientengruppen konnten außerdem Depressivität, Ängstlichkeit oder allgemeine Stressbewältigung gelindert werden. Bei Schmerzerkrankungen, insbesondere Kreuz- und Nackenschmerzen, so eine Übersichtsarbeit, reduzierten sich Schmerzen zumindest kurzfristig, und die körperliche Funktionsfähigkeit wurde wiederhergestellt. Mehrere Überblicksartikel berichten zudem über verringerte Gelenksteifheit bei Patienten mit Arthrose.

All diese asiatischen Bewegungslehren nähern sich dem Körper und seinen Strukturen ganzheitlich, sie bilden Kraft, Gelenkigkeit und Koordination aus. Gleichzeitig fehlt ihnen der Leistungsanspruch – jeder Betroffene kann gemäß seiner eigenen Beweglichkeit und seines persönlichen Gesundheitszustandes üben. Kombiniert mit einem Ausdauertraining stellen sie eine wichtige Quelle für besseres körperliches Wohlbefinden dar.

Schrecken Sie also, wenn Sie chronische Schmerzen haben, vor Bewegung nicht zurück, sondern suchen Sie nach einer Variante, die Ihnen zusagt und die Ihren Möglichkeiten entspricht. Üben Sie regelmäßig, und erleben Sie, wie dies Ihr Wohlbefinden stärken wird.

11. Selbstfürsorge:
Sich pflegen bringt Segen

Leider haben viele Menschen verlernt, für sich selbst zu sorgen. Sie haben sich daran gewöhnt, dass es für alles ein fertiges Produkt zu kaufen gibt oder einen Dienstleister, der schon wissen wird, wie es geht – uns Ärzte eingeschlossen. Gleichzeitig gibt es aber auch eine Gegenbewegung, dieses Misstrauen gegenüber der Medizin, das Gefühl, einem riesigen Apparat ausgeliefert zu sein, die Angst vor Nebenwirkungen, die dazu führt, dass sehr viele Patienten ihre Medikamente nicht wie verordnet einnehmen. Bei Kreuzschmerzen sind das zum Beispiel 70 Prozent, wie in einer internationalen Studie gezeigt wurde.

Der Ausweg aus dieser Ambivalenz ist Selbstfürsorge. Die Patienten müssen motiviert werden, wieder Verantwortung für ihren Genesungsprozess, für ihre Gesundheit zu übernehmen. Das gelingt aber weder allein durch Aufklärung noch mit Druck oder Ermahnungen. Menschen müssen positive Erfahrungen machen – erst das führt zu dem, was in der Gesundheitspsychologie »Selbstwirksamkeit« genannt wird, der heilsamen positiven Erwartung, dass man sich (auch) selbst helfen kann.

In unserer Leistungsgesellschaft droht allerdings auch die Selbstfürsorge in Anstrengung auszuarten. Schmerzpatienten, die zum Beispiel mit Yoga beginnen, um sich besser zu fühlen, und zunächst Erfolge haben, werden vielleicht vom Ehrgeiz gepackt: Jetzt möchten sie ihre Symptome ganz zum Verschwinden bringen, der Schmerz soll endlich aufhören! Dann zwingen sie sich zum Üben, obwohl sie vielleicht erschöpft sind – der Körper wird allein durch den Konflikt zwischen Gefühl und Willen in Stress versetzt und reagiert mit der Ausschüttung von Adrenalin und Kortison. Die Erschöpfung nimmt zu, die Patienten sind frustriert und geben auf – sich und das Yoga. Es ist also wichtig, Selbstfürsorge nicht nur als ein Bündel gesunder Maßnahmen zu verstehen, sondern vor allem und zunächst einmal als Sensorium, wieder in Kontakt mit sich selbst zu kommen, zu spüren, was einem guttut.

Mitfühlen mit sich selbst

Selbstfürsorge darf nicht in Kampf ausarten, denn das bekommt der Körper unmittelbar zu spüren. Sie muss in eine wohlwollende Haltung sich selbst gegenüber eingebettet sein. Auch ein Wickel oder ein Fußbad können erst dann richtig greifen, wenn durch die emotional positive Grundeinstellung auch Neurotransmitter wie Oxytocin oder die körpereigenen Schmerzhemmer Endorphine ausgeschüttet werden und den Körper beruhigen.

Überprüfen Sie also immer wieder bewusst Ihre innere Einstellung – das ist dann in etwa so, als würden Sie Ihrem inneren Arzt gegenübertreten und ihm (oder ihr) Vertrauen schenken. Dies hat, wie wir bereits weiter oben über den Placeboeffekt gelesen haben (siehe Seite 55), enormen Einfluss auf den Behandlungserfolg. Man kann Selbstfürsorge gezielt üben – es gibt dafür inzwischen eine eigene Schule innerhalb der Psychologie, deren neuer Fachbegriff »Selbstmitgefühl« oder Mindful Self-Compassion (MSC) heißt. An unserer Klinik integrieren wir Teile dieser Praxis in die Mind-Body-Medizin (siehe Seite 232).

Selbstmitgefühl bedeutet, den Schmerz nicht zu verdrängen, sondern ihn anzuerkennen, sich selbst gegenüber geduldig und freundlich zu sein und schließlich auch, für sich selbst liebevoll Sorge zu tragen – mit einem warmen Fußbad oder einer Lavendel-Herzauflage.

Das ist kein esoterischer Nonsense – solide Studien zeigen, dass Selbstmitgefühl die emotionale wie physiologische Immunabwehr steigern kann und generell mit einem gesünderen Lebensstil (weniger Alkohol, mehr Bewegung, besseres Essen) einhergeht. Selbstmitgefühlsübungen, so die Münchner Psychologin Christine Brähler, regulieren den Stress herunter, indem sie im Körper eine »Fürsorgephysiologie« aktivieren.

Chronische Schmerzen, so die MSC-Expertin, führen dazu, dass die Betroffenen von ihren Einschränkungen im Alltag und den oft fruchtlosen Behandlungsversuchen erschöpft sind, sich zunehmend selbst die Schuld geben, weil nichts vorangeht, und sich dann irgendwann am liebsten von der Behandlung abwenden würden. Sie machen sich Vorwürfe, isolieren sich oder verstricken sich in Grübeleien. »Wie wäre es jedoch«, so Brähler, »wenn Patienten in der Lage wären, in Momenten von Erschöpfung, Frust, Scham oder von starker symptomatischer Belastung den Mut aufzubringen, sich selbst zuzuwenden, sich liebevoll zu umsorgen, zu trösten und sich selbst zu ermutigen, anstatt sich zu vernachlässigen, zu beschimpfen oder zu bemitleiden? Das beschreibt die Kompetenz des Selbstmitgefühls.«

Pflege wird gesellschaftlich abgewertet

An unserer Klinik machen die Patienten die Erfahrung, wie gut ihnen naturheilkundliche Therapien tun – das ist der erste Schritt auf ihrem eigenen Weg zur Selbstfürsorge. Vermittelt wird diese Erfahrung zunächst einmal von den Pflegern und Schwestern, denjenigen, die am meisten »hands on« am Patienten arbeiten. Sie sind speziell für naturheilkundliche Therapien ausgebildet worden, denn in der Routineversorgung des Gesundheitswesens ist das Wissen über die wohltuende Wirkung vieler pflegerischer Maßnahmen leider verlorengegangen. Die so wichtige Krankenpflege beschränkt sich dort aus ökonomischen Gründen mehr und mehr auf Körperhygiene und Nahrungsversorgung. In die Ressource Mensch wird in Deutschland weit weniger investiert als in den Maschinenpark der Medizin.

Es gibt hierzulande auch nur eine einzige Weiterbildungsinstitution für komplementäre Pflege, das Institut für Berufs- und Sozialpädagogik e.V. in Bremen. »Pflege ist ein Berührungs- und Beziehungsberuf«, sagte die dortige Verantwortliche für den Studiengang, Elisabeth Lanwer-Eilers, auf einer gemeinsamen Veranstaltung. »All das finden Menschen bei komplementärer Pflege in besonderer Art und Weise, weil diese Qualitätszeit mit den Menschen bietet. Wenn ich jemand einen Wickel oder eine Auflage mache, dann habe ich individuellen Kontakt. Ich muss dann auch bei mir selbst sein, selbst zur Ruhe kommen, sonst klappt das nicht. Komplementäre Pflege stärkt die gesunden Anteile eines Menschen.«

Leider ist sie an den meisten Kliniken nicht üblich, auch deshalb, weil sie Zeit kostet. Statt Pflegekräfte zu qualifizieren, werden ihre Tätigkeiten in unserer Gesellschaft immer weiter abqualifiziert. Pflegestudiengänge, die stattdessen auch klinisch schulen, fehlen. Viele, die diesen Beruf ergreifen, weil sie Menschen helfen möchten, sind deshalb frustriert über die Realitäten. In den letzten zehn Jahren sind in den Krankenhäusern im Bereich Pflege 50 000 Stellen gestrichen worden. Die Fluktuation ist groß, zumal die Bezahlung gering ist. 86 Prozent der Pflegenden kritisieren, dass sie ihre Patienten »nicht adäquat versorgen können«, so eine nichtrepräsentative Umfrage von ZEIT-Online und der ARD im Frühjahr 2018. Nahezu ebenso viele geben an, keine Pausen einlegen zu können, und 80 Prozent haben nach eigenen Angaben nicht einmal genügend Zeit, die Hygienerichtlinien einzuhalten.

Die Pflegesituation an unseren Krankenhäusern ist in einem desolaten Zustand, das kann jeder selbst nachvollziehen, der gezwungen ist, die Normalversorgung an einer Klinik in Anspruch nehmen zu müssen. Das ist auch deshalb fatal, denn alles, was ich oben zu den positiven Folgen von Zuwendung und Berührung geschrieben habe, gilt natürlich erst recht für den Kontakt mit den Pflegenden. Studien zeigen ganz klar, dass die Qualität ihrer Arbeit ein wichtiger Faktor des Heilerfolgs in Krankenhäusern ist. In der Summe ist eine gute Pflege deshalb auch kostengünstiger, weil sie aufwendige Nachsorge und Wiedereinweisungen verhindern helfen kann. Doch so rechnen die Krankenkassen und Krankenhäuser nicht.

Wir versuchen an unserer Klinik, Raum für diese Qualitätszeit zwischen Patienten und Pflege zu bieten, und tun alles dazu, um unseren Mitarbeitern das entsprechende Rüstzeug mitzugeben. Manche haben Sonderqualifikationen wie manualtherapeutische Schulungen oder eine Ausbildung zum Heilpraktiker, die ihnen zusätzlichen praktischen oder theoretischen Hintergrund zu ihrer Tätigkeit bieten. Viele verfügen auch über Selbsterfahrung in naturheilkundlichen Therapien – machen Yoga, kneippen zu Hause in der Badewanne oder praktizieren Achtsamkeit. Weil unser Pflege-Team so ein umfangreiches Repertoire an Anwendungen beherrscht (Wickel, Auflagen, GuaSha, Schröpfkopfmassagen, NADA-Ohrakupunktur), hat es in sämtlichen Qualitätsüberprüfungen die höchstmögliche Punktzahl erhalten. Auch intern, bei den interdisziplinären Teambesprechungen, hat das Urteil der Pflegenden in der Regel großes Gewicht, weil sie am dichtesten an unseren Patienten »dran« sind und sie am besten kennen. Ich bin stolz darauf, dass viele unserer Pflegenden schon seit vielen Jahren stabil zu unserem Team gehören.

Selbsthilfe für zu Hause

In der in Deutschland üblichen Routineversorgung haben Schwestern und Pfleger keine Zeit mehr, Hand am Patienten anzulegen, zum Beispiel für einen Wickel, und viele Ärzte können es nicht, weil sie es nicht mehr gelernt haben. Woher sollen es die Patienten dann wissen? Wo sollen sie Selbstfürsorge lernen?

In unserem Behandlungsprogramm sind die naturheilkundlichen Selbsthilfe-Schulungen ein wichtiger Teil und ein »Hit« bei den Patienten: Schwestern und Pfleger erklären unseren Schmerzpatienten in Kleingruppenschulungen, was sie mit einfachen Mitteln – mit Wickeln, Bädern oder Auflagen – zu Hause für sich tun können. Aus den Erfahrungen nach einer Operation oder bei einer Krebserkrankung wissen wir, dass Patienten, die ihre Schmerzmittel selbst dosieren, weniger davon in Anspruch nehmen, als wenn sie ihr Medikament bei Arzt oder Schwester nachfragen müssen. Allein das Wissen, selbst etwas gegen die Schmerzen tun zu können, entlastet. Das Prinzip funktioniert auch bei Hausmitteln. Es führt zur Selbstwirksamkeit: dem heilsamen Gefühl oder der Erwartung, etwas Gutes für sich zu tun.

Wirsing: Mindestens so gut wie Diclofenac

Unsere Naturheilkunde für zu Hause ist aber mehr als Placebo, und sie ist wissenschaftlich untersucht. Die Wirkung von Wirsing zum Beispiel. Hildegard von Bingen, mittelalterliche Klosterfrau und Kräuterexpertin, hatte nicht immer recht: »Die Kohlarten sind von feuchter Natur, und ihr Saft ist eher unnütz«, schrieb sie über dieses Gemüse, das, wie wir heute wissen, besonders viele gesunde Inhaltsstoffe enthält und innerlich angewendet genauso positiv wirkt wie äußerlich. Den antiken Römern war das bereits klar – sie verwendeten Kohl, der ursprünglich aus dem Mittelmeerraum stammt, gegen Kopfschmerzen und Koliken.

Wir empfehlen unseren Patienten Wickel aus Wirsing- oder Weißkohlblättern (siehe Seite 281) zum Beispiel gegen Gelenkschmerzen bei Arthrose, Rheuma und Arthritis. Kohl enthält Senfölglykoside. Wenn diese mit dem Enzym Myrosinase reagieren, entsteht Senföl, eine antibakterielle Substanz. In der Natur setzen glykosidhaltige Pflanzen dieses Prinzip als Waffe gegen Pilze oder Fressfeinde ein. Wenn diese beginnen, die Blätter zu zersetzen oder Löcher hineinzufressen, setzt eine chemische Reaktion ein und vertreibt die Angreifer.

Arthrosepatienten vertragen häufig die Schmerzmittel, die sie erhalten, nicht gut. Dann wird ihnen irgendwann zu Arthroskopien und vielleicht auch einem Gelenkersatz geraten, sei es zur Schmerzreduktion oder um die Beweglichkeit zu erhalten. Bei manchen Gelenken wie etwa der Hüfte funktioniert das inzwischen sehr gut, bei anderen, wie dem Knie, sind die Erfolgsaussichten einer OP dagegen eher bescheiden.

Das war für uns Anlass, die Wirksamkeit des Hausmittels Kohl zu untersuchen – mit Unterstützung der Carstens-Stiftung, die sich besonders engagiert, wenn es um Selbsthilfe geht. Patienten mit Kniearthrose im Stadium 2 und 3, wo bereits Knorpelschäden erkennbar oder auch deutlich sichtbar sind, erhielten nach zufälliger Einteilung in drei Gruppen vier Wochen lang täglich entweder einen Kohlwickel auf das schmerzende Knie oder ein Diclofenac-haltiges Schmerzgel. Die Patienten in der dritten Gruppe blieben bei dem, was ihnen jeweils ihr Arzt geraten hatte (Routineversorgung).

Das Ergebnis: Der Kohl half genauso gut wie das Diclofenac-Gel. Bei beiden Patientengruppen waren die Schmerzen noch zwölf Wochen nach der Behandlung nur halb so stark und die Beweglichkeit besser. Mehr als drei Viertel der mit Kohlwickel behandelten Studienteilnehmer erklärten daraufhin, sie würden diese Maßnahme ihren Familienmitgliedern und Freunden weiterempfehlen. Das Ergebnis war so eindeutig, dass es sogar die Fachwelt beeindruckte: Die Doktorandin Nadine Gräf erhielt für diese Studie im Wettbewerb mit molekularbiologischen Arbeiten von der Universität Duisburg-Essen einen Posterpreis.

Sie können sich nicht vorstellen, dass so ein banales Gemüse diese Wirkung erzielt? Kohl hilft sogar Brustkrebspatientinnen. Die müssen aggressive Therapien wie Chemo oder Bestrahlung aushalten und sich – abhängig von ihrem Tumortyp – auch einer Antihormontherapie unterziehen. Wenn sie diese fünf bis zehn Jahre durchhalten, steigt ihre Lebenserwartung deutlich. Doch im deutschen Durchschnitt bricht jede dritte Frau die Antihormontherapie vorzeitig ab, weil sie zu heftigen Beschwerden führt, unter anderem Gelenkschmerzen. Wir versuchen, mit Naturheilkunde die den Wechseljahren ähnlichen Symptome zu lindern. Am meisten helfen dabei die Berichte von Patientinnen, die anderen von dem verblüffenden Erfolg des Kohlwickels erzählen. Das hat dann mehr Wirkung, als wenn wir Ärzte erklären, welche Wirkstoffe in den Blättern enthalten sind.

Integrative Onkologie: Naturheilkunde gegen Nebenwirkungen

Im Jahre 2010 entwickelte meine Klinik für Integrative Medizin und Naturheilkunde gemeinsam mit Prof. Sherko Kümmel und seinem Team vom Brustzentrum der Kliniken Essen-Mitte ein Konzept für Integrative Onkologie. Vorbild war das Memorial Sloan Kettering Cancer Center in New York. Die Integrative Onkologie verbindet (in Abstimmung aller Beteiligten) konventionell-onkologische Behandlungsmethoden gegen Krebs mit erprobten und überprüften komplementärmedizinischen Verfahren zur Linderung der Nebenwirkungen. Dazu zählen neben Akupunktur, Phytotherapie, dem Einsatz von Nahrungsergänzungsmitteln (nur bei nachgewiesenem Mangel) und Massagen auch Lebensstil-orientierte Verfahren aus dem Bereich der Mind-Body-Medizin. Das Brustzentrum behandelt pro Jahr mehr als 600 Primärfälle. 2012 kam die Gynäkologische Onkologie (Prof. Andreas du Bois) hinzu, unter anderem mit dem größten europäischen Zentrum für Eierstockkrebs. Auch die Klinik für Internistische Onkologie/Hämatoonkologie (Prof. Michael Stahl) schloss sich an. Das Konzept der Integrativen Onkologie, zum ersten Mal in Essen realisiert, wird inzwischen – ganz oder in Teilen – auch von anderen renommierten Kliniken übernommen, zum Beispiel der Senologie der Universitätsklinik Rechts der Isar in München oder auch dem UniversitätsSpital in Zürich.

Wie kann man sich das konkret vorstellen? Die Brustkrebspatientinnen, die meistens nur kurz in der Klinik sind, erhalten auf einer multiprofessionellen Visite (mit einer naturheilkundlich ausgebildeten Ärztin, einer Psychoonkologin, einer Therapeutin der Mind-Body-Medizin und einer Breast-Care Nurse) komplementärmedizinische Behandlungen wie etwa Ohrakupunktur bei Angst vor der Operation oder Körperakupunktur gegen postoperative Übelkeit. Gleichzeitig erhalten die Patientinnen bereits Hinweise auf die Möglichkeiten der Selbsthilfe bei längerfristigen Beschwerden. In der Gynäkologischen Onkologie, also bei Patientinnen mit Eierstock- oder Gebärmutterkrebs, wo die Liegedauer deutlich länger ist, verschieben sich die Schwerpunkte der Integrativen Onkologie hin zu angeleiteten Atem- und Entspannungsübungen, Fußmassagen und Kunsttherapie.

Später, wenn die Betroffenen ambulant weiterbehandelt werden, bietet unsere Klinik mehrere naturheilkundlich-onkologische Tageskliniken an. Diese dienen dazu,

Depression und Angst zu bewältigen, Symptome der Krebs-
behandlung zu lindern und gesundheitsförderliche Lebensstiländerungen einzuleiten. An jeweils einem Tag in der Woche (und über einen Zeitraum von zweieinhalb Monaten)
lernen die Patienten Grundlagen der Bewegungs- und Ernährungstherapie, der Stressreduktion und Entspannung
kennen. Vieles üben sie auch praktisch. Eine naturheil-
kundlich-ärztliche Visite thematisiert körperliche und seelische Probleme und gibt Anleitungen zur Selbsthilfe.

In das Programm der Tagesklinik gingen Konzepte des
Mind-Body-Medical Instituts der Harvard Medical School
und des supportiven (unterstützenden) onkologischen Programms der Stanford University ein. Inzwischen gibt es –
wegen des großen Erfolgs und um den unterschiedlichen
Bedürfnissen der Patienten gerecht werden zu können –
drei unterschiedliche Tageskliniken, eine für die Zeit während der Chemotherapie, eine für Menschen, die eine endo-
krine Behandlung durchlaufen, und eine für Patienten im
fortgeschrittenen Krebsstadium, die bereits Metastasen
haben.

Gegen massive Krebsschmerzen reichen die Mittel der
Naturheilkunde natürlich nicht aus. Akupunktur aber kann
Angst und Unruhe vor der Operation und die Schmerzen
danach deutlich lindern, und sie senkt auch den Verbrauch
an Narkosemitteln. Gegen Rückenschmerzen durch die for-
cierte Rückenlage nach einer Brustkrebs-OP hilft eine Kombination aus Akupunktur, Bienenwachsauflagen, Schröpfkopfmassagen und sanften Bewegungsübungen. Bei
Gelenkschmerzen durch die erwähnte Antihormontherapie
(Aromatasehemmer) empfehlen wir die bereits erwähnten
Kohlauflagen oder führen eine Akupunkturbehandlung
durch. Längerfristig eignen sich auch Yoga oder Hypnose,

um eine Besserung zu erreichen. Insgesamt können mit Naturheilkunde und Mind-Body-Medizin in der Integrativen Onkologie die körperliche Widerstandsfähigkeit erhöht und die Lebensqualität gefördert werden.

Quark: Aufstriche für Gelenke

Ein anderes sehr effizientes Hausmittel sind Quarkwickel. Sie bieten sich vor allem dann an, wenn Gelenke akut entzündet sind, etwa bei Rheuma. Der Quark kühlt und wirkt abschwellend. Dazu wird der abgetropfte Quark auf einem Baumwoll- oder Leinentuch verteilt und dieses, mit dem Aufstrich nach außen, auf das Gelenk aufgelegt. Ein zweites, sauberes Tuch bedeckt die Auflage. Wenn sie warm wird, wird sie entfernt.

Hierbei ist es wichtig nachzuspüren, ob die jeweilige Selbsthilfe die richtige ist. Personen, die von ihrer Konstitution her kälteempfindlich sind, kommen vielleicht besser mit wärmenden Auflagen (zum Beispiel Ingwersäckchen) zurecht. Die dürfen dann aber nicht direkt auf das entzündete Gelenk gelegt werden, das würde die Schmerzen nur anheizen, sondern werden mit einem kleinen Abstand auf das Gewebe außenherum aufgelegt. Das entspannt die Muskeln und fördert die Durchblutung, was es dem Immunsystem leichter macht, die Entzündung zu bekämpfen.

Ein Heublumensack, das geben sogar die sonst eher technikorientierten Gastroenterologen zu, wirkt wahre Wunder bei Bauchschmerzen und -krämpfen. Das ist auch unsere Erfahrung. Über Dampf erwärmt und dann auf den Bauch gelegt, beruhigt ein Heublumensack das vegetative Nervensystem (außer bei Menschen mit Gräserpollen-Allergie). Ansonsten gilt: liegen lassen, bis er abgekühlt ist.

Ein anderes Mittel sind feuchtwarme Wickel mit Kamillensud oder eine vorsichtige Massage mit Kümmelöl. In allen Fällen sollte nach der

Behandlung die schmerzende Region mit einem warmen Tuch und einer Wärmflasche noch eine Zeit lang warmgehalten werden.

Heilpflanzen – ein schwieriges Kapitel

Bei uns auf der Station gibt es eine »Apotheke« mit Kräutertees, aus der sich die Patienten jederzeit bedienen können, nachdem wir entsprechende Empfehlungen abgegeben haben, was ihnen individuell guttun könnte und wie man die einzelnen Zubereitungen handhabt. Es gibt Tees, die gehen ganz schnell, die gießt man mit kochend heißem Wasser auf und lässt sie zehn Minuten zugedeckt ziehen. Andere, vor allem harte Wurzeln, Stängel oder Früchte, muss man zunächst klein schneiden und dann abkochen, was etwas mehr Aufwand bedeutet, aber wichtig für die Wirkung ist.

Kräutertee ist ein kalorienarmes Getränk, ein sanftes Heilmittel, und er enthält wertvolle Pflanzeninhaltsstoffe. Aber man sollte dennoch die Regeln bei der Zubereitung beachten und die Bestandteile entweder nach Anweisung abkochen oder mit kochend heißem Wasser übergießen, damit mögliche Keime abgetötet werden. Kräutertee sollte auch frisch getrunken und nicht über mehrere Stunden stehen gelassen oder lauwarm gehalten werden.

In der Antike – die ältesten Teerezepte stammen aus dem 5. Jahrhundert v. Chr. – wurden Heilpflanzen in Wein oder Wasser eingelegt und anschließend samt Pflanzenbrei gelöffelt. Erst seit rund 200 Jahren wird Kräutertee so wie heute als Genussmittel konsumiert. Leider sind Kräutertees wie auch die schwarzen oder grünen Tees häufig schadstoffbelastet. Sie enthalten Verunreinigungen von Unkräutern wie Alkaloide, die das Bundesamt für Risikobewertung 2013 in Fenchel-, Kamillen, Pfefferminz, Brennessel- und Melissentee fand.

Wenn Sie Kräutertees trinken, ist es immer gut, Sorte und Anbieter ab und an zu wechseln und sich die Rohstoffe aus der Apotheke zu holen. Sie sind auf Wirkstoffgehalt und Schadstoffe überprüft. Der

Apotheker kann Sie auch beraten, welche möglichen Wechselwirkungen auftreten könnten. Viele Medikamente werden über ein bestimmtes Enzym in der Leber verarbeitet (CYP3A4), und es gibt pflanzliche Bestandteile, die die Arbeit dieses Enzyms intensivieren oder abschwächen. Das trifft zum Beispiel auf Johanniskraut zu, das auch als Tee verkauft wird. Es kann etwa die Wirkung einer Chemotherapie bei Krebs verändern und gefährden. Man sollte also immer bewusst mit Heilkräutern umgehen und nicht glauben, weil sie frei verkäuflich sind, seien sie ohne Risiko.

Wechselhaft: Die Wirkprinzipien der Natur

Viele Menschen halten Heilkräuter für den Inbegriff der Naturheilkunde. Doch im Gegensatz zur Traditionellen Chinesischen oder Indischen Medizin bleibt bei uns ein großer Bereich an Heilpflanzen ungenutzt. Das liegt an den strengen Vorgaben des Arzneimittelgesetzes, die zwar Tests auf Qualität, Sicherheit und Unschädlichkeit vorschreiben, aber nicht für die komplexen Wirkprinzipien der Natur ausgelegt sind. Stattdessen fokussieren sie auf einzelne Wirkstoffe mit mehr oder weniger linearer Wirkung.

Zwischen 1978 und 1994 hatte ein Expertengremium, die Kommission E, Studien und Erfahrungen zu etwa 600 der gebräuchlichsten Heilpflanzen bewertet und war zu dem Schluss gekommen, dass rund ein Drittel vom Markt genommen werden sollten – wegen zu geringer Wirksamkeit oder zu großen Nebenwirkungen. Bei den Präparaten, die übrig blieben, wurden die Hersteller aufgefordert, die Wirksamkeit und Unbedenklichkeit nachzuweisen. Dazu mussten sie in sogenannten Monographien darlegen, welcher Wirkstoff der entscheidende sei. Das widerspricht dem Prinzip der traditionellen Kräutermedizin – sie nutzt in der Regel den gesamten Cocktail von Wirkstoffen in einer Pflanze. Denn die Natur hat dafür gesorgt, dass sich die Bestandteile gegenseitig befördern oder aber Nebenwirkun-

gen abfedern. Ein gutes Beispiel dafür ist die Kamille, die als Tee entzündungslindernd und magenfreundlich ist. Ihr ätherisches Öl aber ist isoliert eine aggressive und reizende Substanz, die in der Natur durch die in der Pflanze enthaltene Gerbsäure gepuffert wird.

Zugelassen sind heute nur pflanzliche Präparate, die positiv monographiert wurden. Nur vier Phytopharmaka werden deshalb von den Krankenkassen bezahlt: Ginkgo bei Demenz, Johanniskraut bei leichten und mittelschweren Depressionen, Flohsamenschalen bei Colitis ulcerosa und Mistel in der Palliativmedizin. Andere pflanzliche Schmerzmittel wie Phytodolor oder Weidenrindenpräparate müssen deshalb trotz positiver Wirkungsnachweise privat bezahlt werden.

Alternativen: Pflanzliche Schmerzmittel

Wirkstoff	Indikation	Wirkung	Kontraindikationen
Rinde von Silberweide *(Salix alba)* und Purpurweide *(Salix purpurea)*	Kopfschmerz, Migräne, Rückenschmerzen, Arthrose	fiebersenkend, entzündungshemmend, schmerzstillend (wie schwache ASS)	Überempfindlichkeit gegen Salicylate, spastische Bronchitis, Asthma, Schwangerschaft, jünger als 4 Jahre
Zitterpappel, Goldrute, Eichenrinde (Phytodolor)	Rheuma, chronische Bewegungsschmerzen	schmerzstillend, entzündungshemmend, antirheumatisch	Überempfindlichkeit gegen Salicylate
Brennnessel	Rheuma, Gelenkschmerzen	antientzündlich	Vorsicht bei Diabetes und Bluthochdruck, eingeschränkter Nierenfunktion
Teufelskralle (Doloteffin)	Arthrose, Rheuma, Gelenkschmerzen	entzündungshemmmend, abschwellend, schmerzlindernd, hemmt Knorpelabbau	Gallenleiden, Magengeschwür, Zwölffingerdarmgeschwür
Indischer Weihrauch *(Boswellia)*	entzündliche Darmerkrankungen, Rheuma, Polyarthritis	entzündungshemmend, schmerzlindernd, immunmodulierend	Überempfindlichkeit

Wirkstoff	Indikation	Wirkung	Kontraindikationen
Aconitöl (Eisenhut) (äußerlich)	Gelenkschmerzen, Arthrose	schmerzstillend	
Kohlwickel (äußerlich)	Arthrose, Gelenkschmerzen	schmerzstillend, abschwellend	
Herbstzeitlose (Colchizin, rezeptpflichtig)	akuter Gichtanfall		Überempfindlichkeit, eingeschränkte Nieren- und Leberfunktion, Magen-Darm-Erkrankung
Kurkuma	Gelenkentzündung, Arthritis	antientzündlich, immunstimulierend	nicht zusammen mit blutverdünnenden Medikamenten
Bromelain (Wobenzym)	Gelenkschmerzen, akute Verletzungen, Arthrosen, Weichteilrheumatismus	entzündungshemmend, abschwellend, immunaktivierend	nicht zusammen mit blutverdünnenden Medikamenten, bei Leber- und Nierenerkrankungen, bei Blutgerinnungsstörungen
Kirschextrakt (Anthocyan)	Gicht	antientzündlich, antioxidativ	
Senfsamenmehl	Gelenkbeschwerden, Muskelschmerzen, Weichteilrheumatismus	schmerzstillend, antientzündlich	Hautempfindlichkeit
Cayennepfeffer (Capsaicin, ABC-Pflaster)	Gelenkschmerzen-Polyneuropathie, Verspannungen, »Hexenschuss«	Hemmung des Botenstoffs Substanz P, durchblutungsfördernd	Hautempfindlichkeit

Die Alternative zu einer positiven Monographie sind nach einer EU-Direktive ausreichende bibliografische Angaben oder dokumentarische Berichte von Experten, aus denen hervorgeht, dass ein Heilkräuterpräparat seit mindestens 30 Jahren medizinisch verwendet wird, mindestens die Hälfte dieser Zeit in der Europäischen Union.

Diese Vorgabe ist allerdings unbefriedigend, weil die Zeitdauer vielleicht einiges über die Unbedenklichkeit eines Heilmittels aussagt, aber nur wenig über seinen Nutzen.

Pharmakologen und Ethnobiologen sind sich einig, dass ein riesiges Potenzial an Wirksubstanzen bisher nicht genutzt wird. Das liegt auch daran, dass die notwendigen Studien rund zehn Jahre dauern und im Schnitt eine Milliarde Euro kosten. Da sich Pflanzen nur patentieren lassen, wenn man sie »erfinderisch« verändert (zum Beispiel gentechnisch), lohnt sich diese Investition nicht für die Pharmahersteller. Gleichzeitig werden viele Biotope, aus denen Heilpflanzen stammen, gerodet und zerstört. Das ist für traditionelle Heilsysteme wie etwa die Traditionelle Indische Medizin bereits ein Problem.

Wohltuende Aromen

Ein anderer Weg, die Heilkräfte von Pflanzen zu nutzen, sind Aromaöle. Ich meine hier nicht Wellness-Düfte oder Parfüme – es geht um essenzielle Öle aus Heilkräutern, Blumen, Rinden oder Blättern. Ihre intensiven ätherischen Öle wirken über das Riechzentrum im Gehirn auf das vegetative Nervensystem. Sie enthalten außerdem eine Vielzahl wirkungsvoller Pflanzeninhaltsstoffe, die, auf die Haut aufgebracht, antibakteriell und entzündungshemmend wirken. Bei uns werden sie vor allem in der Integrativen Onkologie (siehe Seite 169) eingesetzt. Sie dämpfen Unwohlsein und Angst, beruhigen die gereizte Haut nach einer Bestrahlung, lindern Narbenschmerzen und unterstützen ganz generell die Wundheilung, zum Beispiel Myrrhe. Sanft einmassiert dringt ein Teil der Heilsubstanzen bis zum Blutkreislauf vor. Das nützt vor allem Patienten, die zu geschwächt sind für eine Ganzkörpermassage oder besonders empfindlich gegenüber Berührung. Diese vorsichtige Behandlung stellt auch kein Blutungsrisiko dar, wenn die Thrombozytenzahl durch eine Chemotherapie vorübergehend gesenkt ist.

In der Antike waren Öle Nahrung, Heilmittel und Kosmetikum. In Mesopotamien und Ägypten dienten sie bereits Heilzwecken. Als Salbung wurden sie dann auch Teil religiöser Zeremonien. »Messias« bedeutet »der Gesalbte« und bezieht sich auf den König der Juden. Die Salbung der Könige im Mittelalter symbolisierte das Gottesgnadentum der politischen Macht. Die Könige des Heiligen Römischen Reiches deutscher Nation wurden im Aachener Dom in Unterkleidung gesalbt, am Scheitel, an Brust, Nacken, zwischen den Schultern, auf dem rechten Arm bis zum Gelenk und an der Innenfläche der rechten Hand, mit den Worten: »Ich salbe dich zum König im Namen des Vaters, des Sohnes und des Heiligen Geistes.« Danach wurde das Salböl mit Baumwolle und Roggenbrot abgetupft. England ist die einzige Monarchie, wo eine solche Salbung noch praktiziert wird.

Düfte stoßen über ihre ätherischen Öle im Gehirn in Bruchteilen von Sekunden neurophysiologische Prozesse an, die zu einer veränderten Ausschüttung von Neurotransmittern und Hormonen führen. Sie wirken auf die Hypophyse (Endorphine) und die Raphe-Kerne (Serotonin) und führen so zu körperlicher und seelischer Entspannung und Beruhigung. Sie regen darüber hinaus einen Kern im Hirnstamm *(Locus coeruleus)* an, der die Aufmerksamkeit schärft – das wurde zum Beispiel für Rosmarinöl nachgewiesen. Und sie wirken, wenn auch nur schwach, schmerzlindernd: Ihr Einfluss auf den Thalamus führt zu einer vermehrten Ausschüttung von körpereigenen Opiaten.

Diese Heilkraft von Aromaölen wurde erst in jüngster Zeit wiederentdeckt, und vieles davon ist noch nicht vollständig entschlüsselt. Die moderne Aromatherapie war von dem französischen Chemiker René-Maurice Gattefossé (1881–1950) angestoßen worden. Er hatte sich bei einem Laborunfall den Arm verbrüht und tauchte ihn, da er nichts anderes parat hatte, in ein Behältnis mit Lavendelöl, um irgendetwas gegen die starken Schmerzen zu tun. Als das überraschend gut half und die Wunden schnell abheilten, begann er, mit verschiedenen Ölen als Arzneimittel zu experimentieren.

Noch gibt es wenige und widersprüchliche Studien zur therapeutischen Anwendung der Aromaöle, aber die klinische Erfahrung zeigt entspannende und stärkende Effekte. In der Integrativen Onkologie wird darauf geachtet, schwache Lösungen zu verwenden, da gerade Krebspatienten Gerüche sehr intensiv wahrnehmen. Häufig mischt man verschiedene Aromen, um zu verhindern, dass ein bestimmter Geruch in Verbindung mit unangenehmen Symptomen (wie etwa Übelkeit nach der Chemotherapie) im Gehirn abgespeichert wird. Sonst kann es sein, dass ein einzelner Duftton auch noch Jahre nach der Krankheit Unwohlsein auslöst. Bei hormonabhängigen Tumorarten wird zur Sicherheit auf solche Pflanzenauszüge zurückgegriffen, die keine Phytoöstrogene enthalten. Gefahrlos in dieser Hinsicht sind Anis-, Fenchel-, Muskat-, Salbei- und Niaoulibaumöle. Mögliche Allergien müssen vor einer Behandlung ausgeschlossen werden.

Inhaltsstoffe von Aromaölen und ihre Wirkung

Aldehyde	antibakteriell, beruhigend
Ketone	schleimlösend, wundheilend, beruhigend
Ester	krampflösend, beruhigend
Sesquiterpene (Terpene)	antihistamin, antiallergisch
Kumarine, Laktone	ausgleichend, beruhigend
C15- und C20-Alkohole	östrogenähnlich wirkend
Säuren, aromatische Aldehyde	antibakteriell, immunstimulierend

Phenole, C10-Alkohole	antibakteriell, immunstimulierend
Oxide	schleimlösend, antiparasitär
Phenylmethyläther	antibakteriell, krampflösend
C10-Terpene	antiseptisch, kortisonähnlich

Quelle: Franchomme/Pénoel, 1990

Zu Hause kneippen

Wenn man sich einmal daran gewöhnt hat, möchte man es nicht mehr missen: Ich dusche jeden Morgen kalt. Genauer gesagt: warm und kalt im Wechsel. Und immer – einmal tief Luft holen – mit »kalt« abschließen. Hinterher fühle ich mich wach und warm.

Der Temperaturwechsel ist ein wesentliches Prinzip der Wassertherapien, die im 19. Jahrhundert der böhmische Naturheiler Vincenz Prießnitz und eine Generation später der Wörishofener Pfarrer Sebastian Kneipp in die Neuzeit gebracht haben. Ihre Wurzeln haben aber auch sie bereits in der Antike, zum Beispiel in der Badekultur der Römer.

Der Heiß-kalt-Wechsel ist eine Reiz-Reaktions-Therapie: Er stimuliert die Regulationsfähigkeit des Körpers. Erst verengen sich die Blutgefäße kurz, dann erweitern sie sich – das fördert die Durchblutung im ganzen Körper. Kneippen wirkt indirekt auf die Schmerzen, denn es aktiviert das vegetative Nervensystem und führt langfristig zur Entspannung. Außerdem stärkt es die Abwehrkräfte, regt den Stoffwechsel an und belebt. Kneippen ist deshalb gesund und tut gut. Es sollte täglich – Regelmäßigkeit ist wichtig – zu Hause praktiziert werden. Übrigens: Besser als der normale Duschstrahl sind Güsse: der stete, druckarme Fluss von Wasser, den ein Kneippduschkopf (in Sanitärhandlungen, Gesundheitsläden und aus dem Internet) erzeugt.

Sie können zu Hause auch den berühmten »Storchengang« in der Wanne üben (Vorsicht: nicht ausrutschen, festhalten!): Füllen Sie kaltes Wasser bis zur Wadenhöhe, und treten Sie auf der Stelle: Das Bein muss jedes Mal ganz aus dem Wasser gehoben werden, die Fußspitze zeigt nach unten. Wenn der Kältereiz zu stark wird, beenden. Das Wasser abstreifen, nicht abtrocknen, die Füße durch Herumgehen erwärmen. Danach Wollsocken anziehen. Anregend und venenstärkend.

Weitere Kneipp-Therapien, zum Beispiel auch feuchte Wickel, finden Sie im folgenden Kapitel.

Selbsthilfe bei Schmerzen

Arthrose
Bockshornkleeauflage Gemahlene Bockshornkleesamen in das mittlere Drittel einer Kompresse streuen (circa 2 Millimeter dick), Stoffränder darüberschlagen, mit Pflaster zukleben. Kompresse mit 50 Grad heißem Wasser (kontrollieren!) übergießen und auswringen, dann auflegen. Mit Geschirrtuch fixieren, umwickeltes Gelenk auf saugfeste Unterlage legen. 30–45 Minuten.
Kohlwickel Aus den mittleren grünen Blättern eines Wirsings oder Weißkohlkopfes den harten Strunk herausschneiden. Die Blätter mit einer Flasche so lange platt wälzen, bis der Pflanzensaft austritt. Leicht versetzt auf das schmerzende Gelenk schichten und mit sauberem Geschirrtuch fixieren. Am besten über Nacht.

Gelenkentzündungen
Quarkauflage Auf eine Kompresse abgetropften Speisequark fingerdick streichen und mit der Auflage nach außen auflegen, mit Baumwolltuch abdecken, mindestens 30 Minuten liegen lassen (bis zum Trockenwerden).

Retterspitzauflage Eine vierfache Kompresse mit Retterspitz (Tinktur mit ätherischen Ölen aus der Apotheke) tränken, auswringen, auflegen und abdecken, 90 Minuten liegen lassen. Kann auch mit Quark zusammen verwendet werden.

Eismassage Eine Handvoll Eiswürfel mit einem Teelöffel Salz mischen und mit einem Waschhandschuh in leichten Kreisbewegungen über die schmerzende Region führen, bis die Haut sich rötet. Danach diesen Bereich ohne Eis etwa zwölfmal ausstreichen. Sehr effektiv bei Kniegelenkarthrose. (Bei depressiver Stimmung und allgemeinem Frösteln nicht geeignet.)

Rückenschmerzen

Kartoffelwickel Gekochte, noch heiße Pellkartoffeln zerdrücken, in ein Geschirrtuch wickeln und auf das Zentrum des Schmerzes legen, mit Frotteehandtuch abdecken, circa 30 Minuten.

Kalter Lendenwickel Ein baumwollenes oder leinenes Innentuch (circa 25 x 120 Zentimeter) in kaltem Wasser tränken und gut auswringen. So auf ein Handtuch platzieren, dass es vom unteren Rippenbereich bis zur Mitte des Oberschenkels reicht. Darauflegen und beide Auflagen möglichst eng um den Körper schlagen. Mit einer Wolldecke bedecken. Nach wenigen Sekunden arbeitet der Organismus gegen die Kälte an und erwärmt und entspannt sich. 45 Minuten liegen bleiben und nach dem Auspacken noch eine halbe Stunde Nachruhe. (Achtung: Vor Beginn müssen die Füße warm sein.)

Nadelreizmatte (siehe Seite 151)

GuaSha- oder Schröpfkopfmassage (siehe Seiten 148 und 149)

Stufenlagerung Bei Schmerzen im Kreuz bzw. der Lendenwirbelsäule legen Sie sich flach auf den Rücken, ziehen die Oberschenkel im 90-Grad-Winkel an und legen die Unterschenkel waagrecht auf eine Unterlage (Stuhl, Polster aus mehreren Kissen). Diese Position wird Ihnen auch der Orthopäde oder Physiotherapeut empfehlen; sie entlastet die Bandscheiben und erweitert den Wirbelkanal.

Kopfschmerzen und Migräne

Stufenschema Versuchen Sie, bei den ersten Anzeichen von Kopfschmerzen oder Migräne mit dem folgenden Stufenschema eine Eskalation zu verhindern:

1. Bei beginnenden Kopfschmerzen sofort viel Wasser trinken – mindestens einen halben Liter (falls keine Herz- oder Nierenprobleme vorliegen). Eine halbe Stunde spazieren gehen, jede zweite Migräneattacke lässt sich so bereits stoppen. Stirn und Nacken mit Minzölroller bestreichen: Der schmerzende Kopf hat es meist gerne kühl. Die Füße hingegen sollten warm sein: Machen Sie gegebenenfalls ein Fußbad mit Senfmehl (siehe Seite 184) – das weitet die Gefäße und steigert die Durchblutung.

2. Wenn keine ausreichende Besserung eintritt, hilft häufig ein abführender Einlauf, da die Nervengeflechte des Darms, das sogenannte Bauchhirn, mit dem Gehirn vernetzt sind. Eine Schröpfkopf- oder GuaSha-Massage (siehe Seiten 148 und 149) des Rückens führt erfahrungsgemäß bei vielen Menschen zu einer deutlichen Besserung. Sie löst über Reflexzonen Verspannung und »überschreibt« die Schmerzreize des Kopfes. Das Lokalanästhetikum Lidocain (verschreibungspflichtig) gibt es als Nasenspray: Es kann alle 15 Minuten (und bis zu achtmal an einem Tag) gesprüht werden. Verspüren Sie Brechreiz, hilft vielleicht Iberogast, eine Kräutermischung, die außerdem die Aufnahme eines Schmerzmittels beschleunigt: 20 Minuten nach der Einnahme können Sie 30 Tropfen Phytodolor oder zwei Tabletten Assalix einnehmen. Eventuell können Sie später noch 500 mg Acetylsalicylsäure in Wasser aufgelöst trinken.

3. Erst wenn all dies nichts geholfen hat, können Sie ein Schmerzmitteln wie Paracetamol, Ibuprofen oder auch Naproxen einnehmen, bei Migräne ein Triptan.

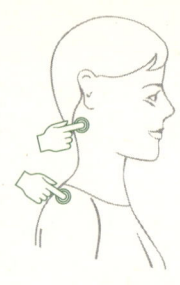

Akupressur In frühen Stadien lassen sich Kopfschmerzen oft durch Akupressur aufhalten. Besonders eignet sich der Punkt Gallenblase 20, der sich im Nacken zwischen dem Ansatz des schrägen Halsmuskels und des Trapezmuskels befindet. Er lockert Nackenverspannungen, harmonisiert das zentrale Nervensystem und ist einer der wirksamsten Punkte bei Kopfschmerzen.

Senfmehlfußbad Fußwanne knöchelhoch mit warmem Wasser füllen, 1 Esslöffel Senfmehl darin auflösen, Füße darin baden, nach und nach heißes Wasser zugießen, bis zur halben Wadenhöhe, circa 20 Minuten lang. Füße gut abspülen (auch zwischen den Zehen) und mit Olivenöl einreiben.

GuaSha- oder Schröpfkopfmassage (siehe Seiten 148 und 149)

Heiße Nackenrolle (bei Spannungskopfschmerz): Frotteehandtuch zum Viertel aufrollen, 100 Milliliter siedendes Wasser darüber träufeln und ganz aufrollen, eventuell noch eine Wärmeflasche daraufflegen. Nicht abkühlen lassen, sondern vorher abnehmen. Vorsicht vor Verbrühung!

Gesichtsguss Den für die Blutzufuhr des Gehirns wichtigen Trigeminusnerv trainieren regelmäßige Gesichtsgüsse: Legen Sie sich ein Handtuch um den Hals, und strecken Sie das Gesicht über die Dusch- oder Badewanne. Führen Sie nun den kalten Wasserstrahl aus dem Kneipp-Schlauch oder Duschkopf von der rechten Schläfe über die Stirn zur linken Schläfe und zurück. Dann lassen Sie das Wasser die rechte Gesichtshälfte auf und ab fließen, anschließend auf der linken Seite. Zum Schluss umkreisen Sie das Gesicht mit dem Wasserstrahl dreimal. Das Gesicht nur leicht abtupfen.

Magenschmerzen

Leinsamenschleim 2 bis 3 Esslöffel Leinsamen in 500 Milliliter Wasser mindestens 30 Minuten köcheln lassen, dann durchsieben und schluckweise warm trinken.

Bauchkompresse Melissenöl mit Olivenöl im Verhältnis 1:10 mischen. Kompresse (circa 15 x 20 Zentimeter) damit beträufeln und auf den Oberbauch legen. Darüber ein Baumwolltuch und ein Wolltuch zum Warmhalten geben. Eventuell zusätzlich eine Wärmflasche. So lange, wie es angenehm ist.

Bauchschmerzen

Kümmelöl-Leibauflage Kümmelöl (5 Prozent) im Uhrzeigersinn sanft auf den Bauch reiben, feuchtwarmes Geschirrtuch darüberlegen, Wärmflasche in Frotteehandtuch gewickelt obendrauf, mindestens 30 Minuten.

Bauchwickel feuchtheiß Achtfach gefaltetes Leinentuch in sehr heißes Wasser eintauchen, abtropfen lassen, in ein Handtuch einrollen und kräftig auswringen. Vorsichtig auf den Bauch legen und mit einem Bauchwolltuch abdecken. Darüber ein Wolltuch legen. Nicht bei fiebrigem Durchfall.

Falls die Beschwerden sich nicht bessern oder sogar verschlechtern – das gilt für alle empfohlenen Anwendungen –, suchen Sie bitte einen Arzt auf.

12. Essen und Fasten gegen Schmerz

Ich gestehe: Ich bin ein Fan von Schaumküssen mit Eiweiß, Zucker, der Waffel und Schokolade außen herum. Aber ich habe mir sie und andere Süßigkeiten abgewöhnt. Bei Besprechungen schiebe ich die Kekse auf dem Teller in der Mitte des Tisches an das andere Ende und schaue weg, wenn mir sonst wo etwas Süßes begegnet. Besonders schwierig wird es für mich, wenn meine Sekretärin nach Weihnachten, Ostern oder nach ihrem Geburtstag für alle, die ins Büro kommen, Süßigkeiten hinstellt, die sie ihrerseits loswerden möchte. Diese Hürde zu überwinden, habe ich erst geschafft, als ich mich gegen Süßigkeiten und insbesondere Schaumküsse hypnotisieren ließ. Das hat tatsächlich funktioniert, und als Nebeneffekt habe ich dabei noch fünf Kilo abgenommen.

Insgesamt esse ich ziemlich gesund; in meiner Essener Klinik haben wir Vollwertmenüs für Patienten wie Mitarbeiter, und zu Hause koche ich gerne mit meiner Familie, chinesisch, mediterran oder indisch: viel Gemüse, Olivenöl, Vollkornbrot und überwiegend vegetarisch. Genuss ist wichtig, inklusive Ausrutschern – die stören nicht, wenn die Richtung stimmt. Wer nicht genießen kann, der wird sich schwertun, gesund zu essen.

Essen ist ein schwieriges Kapitel, denn unsere Vorlieben werden schon mit der Muttermilch, auf jeden Fall in frühester Kindheit geprägt. Nahrung bedeutet Zuwendung und Liebe, aber diese Erfahrung wird selten mit gesunder Ernährung verbunden, eher mit Sahnetorten und Schokolade. Als ich in Bad Elster die erste Naturheilkunde-Klinik aufbaute, hatten wir für eine Großküche hervorragendes und leicht bekömmliches Essen, aber die Patienten waren entsetzt: »So einen Fraß würde ich nicht mal den Schweinen verfüttern«, sagte einer, der wie andere abends heimlich in ein Taxi stieg, um im nahen Tschechien böhmische Knödel zu essen. Und auch bei meinen Verwandten war es unmöglich, ohne Magenprobleme ein Familienfest zu verlassen. Ausgiebiges Essen gehörte zum guten Ton.

Um seine Ernährungsgewohnheiten umzustellen, braucht man Durchhaltevermögen, denn es dauert Jahre, bis man lieben Gewohnheiten nicht mehr entsagt, sondern sich wirklich wohlfühlt mit einer anderen Art von Mahlzeiten. Die meisten Menschen lernen das erst über Krisen, zum Beispiel nach einem Herzinfarkt, wie der amerikanische Ex-Präsident Bill Clinton, der nach zwei Herz-OPs, einem Bypass und mehreren Stents zum Veganer wurde, mithilfe des naturheilkundlichen US-Kardiologen Dean Ornish. Warum ausgerechnet Männer sich so schwertun, kein Fleisch zu essen, hat mir biologisch nie jemand überzeugend erklären können. Sollte wirklich immer noch unsere Vergangenheit als Mammutjäger dahinterstecken? Jedenfalls ließ Claus Leitzmann, der wichtigste deutsche Vertreter der Vollwertkost, einmal Männer und Frauen eine Liste ihrer Lieblingsgerichte erstellen, und bei Männern stand Fleisch auf Platz 1, bei Frauen rangierte es erst auf Platz 8.

In meinem beruflichen Leben spielte die Ernährung von Anfang an eine wichtige Rolle. Meine Promotion machte ich an der Universität Freiburg bei Reinhold Kluthe (1928–2007), dem Wegbereiter der modernen Ernährungsmedizin, bei dem ich auch meine erste Assistenzarztstelle antrat. Als Nephrologe beschäftigte er sich mit speziellen Diäten für Nierenkranke, zum Beispiel kochsalzreduzierter Kost für Patienten mit Bluthochdruck und der Kartoffel-Ei-Diät, mithilfe derer der Beginn einer Dialysebehandlung um Monate hinausgezögert werden konnte. Diese Kombination erhöhte die biologische Wertigkeit der enthaltenen Aminosäuren und machte den Verzehr von Eiweiß in Form von Fleisch, der sich bei Nierenkranken im fortgeschrittenen Stadium negativ auswirkt, überflüssig. Das zeigte mir schon damals, dass der Mensch sehr wohl ohne Fleisch leben kann, während Gegner der vegetarischen Ernährung das bis heute infrage stellen.

Später wechselte ich ganz in die Nephrologie. Ein Nebeneffekt war, dass ich während meiner gesamten Ausbildungszeit dort unterschiedliche, meist scheußlich schmeckende Gerichte essen musste, weil wir Ärzte selten Zeit für die Mittagspause hatten. In unserer Not hielten wir uns an die Diätkost, die unsere Patienten nicht angerührt hatten. Das wurde dann irgendwann untersagt, aber bis dahin beneideten wir die Kollegen der anderen Stationen, denn deren Mahlzeiten waren nicht elektrolyt- und geschmacksfrei. Diese Erfahrung hat mit dazu beigetragen, dass ich mein Leben lang immer interessiert daran war, wie man gesunde Ernährung mit Genuss kombinieren kann. Leichter als bei der traditionellen deutschen Küche fällt das bei der mediterranen Kost, aber auch, wenn man indische oder chinesische Gerichte mag.

Die chinesische Küche zum Beispiel hat einen unheimlichen Reichtum an vegetarischer Kost – ohne Milchprodukte, ohne Gluten und mit wenig Fruktose, also Inhaltsstoffen, die einem Teil der Patienten wegen Unverträglichkeiten Probleme bereiten. Mit einem Wok zu kochen ist außerdem nicht schwer, und es geht schnell. Vorsicht allerdings bei Gerichten aus dem Chinarestaurant: Die meisten verwenden Geschmacksverstärker wie Glutamat. Einmal, als ich an einem Platz saß, von dem aus die Küche einsehbar war, konnte ich beobachten, wie einer der Köche großzügig in eine Dose mit weißem

Pulver griff und eine Handvoll davon in die Woks warf. Wenn ich als Student chinesisch essen ging, legte sich nach wenigen Minuten Druck auf meine Schläfen; heute weiß ich, dass das Glutamat daran schuld war und das sogenannte Chinese Restaurant Syndrome bei vielen Menschen zu Kopfschmerzen führt. Auch Fibromyalgiepatienten reagieren besonders empfindlich darauf.

Die Crux mit dem Fleisch

Hat die Ernährung also Einfluss auf Schmerzkrankheiten? Keine Frage. Ein ganz wichtiger Faktor dabei sind entzündungsfördernde Substanzen, allen voran die Arachidonsäure. Das aber bedeutet, dass Sie tierische Lebensmittel vermeiden sollten, ganz besonders Schweinefleisch.

Es ist in vielerlei Hinsicht sinnvoll, sich vegetarisch zu ernähren – völlig ideologiefrei und auf der Basis wissenschaftlicher Fakten. Pflanzliche Ernährung ist nicht nur klima- und ressourcenschonend sowie tierfreundlich. Sie enthält viele spezielle sogenannte sekundäre Pflanzeninhaltsstoffe, die entzündungshemmend sind, zum Beispiel Antioxidantien wie Polyphenole und Flavonoide. Sie sind unter anderem in Walnüssen, Kurkuma und grünem Tee enthalten sowie in Granatapfel und Soja. Auch Gewürze wie Nelken, Ingwer, Knoblauch und Rosmarin haben antientzündliche Eigenschaften, ebenso Obst wie blaue Trauben und Zitrusfrüchte, Ananas, Erdbeeren, Kirschen, Blaubeeren und Papaya. Es wäre aber falsch, von einzelnen dieser Lebensmitteln besonders viel zu essen – eine ausgewogene, vielseitige pflanzliche Ernährung ist in jedem Fall wertvoller als irgendwelche Superfoods –, so verlockend die Vorstellung ist, sich auf diese Weise gesund »dopen« zu können.

Vegetarische Kost hilft auch, schädliche Stoffe zu reduzieren, wie sie leider in tierischen Produkten enthalten sind. Dazu zählen allen voran die tierischen Fette.

Michael Greger, ein amerikanischer Ernährungsmediziner, dessen Buch *How Not to Die: Entdecken Sie Nahrungsmittel, die Ihr Leben verlängern* auch in Deutschland ein Bestseller wurde, resümiert Studien, die zeigen, dass tierische Fette unmittelbar zu entzündlichen Prozessen im Körper führen und die empfindsamen Epithelien verhärten, die unsere Gefäße überziehen – in den Adern wie auch in den Lungenbläschen. Und zwar nicht irgendwann. Diese Reaktion des Immunsystems zeigt sich schon nach einer einzigen Mahlzeit (zum Beispiel dem klassischen angloamerikanischen Frühstück mit Eiern und Speck). Sie erreicht ihren Höhepunkt nach etwa vier Stunden, und nach weiteren zwei, wenn sie wieder abklingt, folgt oft bereits die nächste Mahlzeit. Die Elastizität der Gefäße reduziert sich durch tierische Fette um fast die Hälfte, sie wird also deutlich eingeschränkt.

Was aber löst die entzündlichen Reaktionen aus, mit denen unser Körper auf Fleisch reagiert? Es sind Endotoxine, Gifte, auf die das Immunsystem reagiert, und sie könnten, so eine These, aus dem Darm stammen. Fleisch nämlich enthält hohe Mengen an Bakterien und Viren, die zwar beim Kochen und Braten, durch die Magensäure oder spätestens durch die Verdauungsenzyme im Dünndarm abgetötet werden. Aber ihre Zerfallsprodukte, Bestandteile der Zellwände, lösen trotzdem Abwehrreaktionen des Immunsystems aus, die sich als Entzündungen zeigen. Tierische gesättigte Fette spielen eine weitere Rolle in dieser Indizienkette, weil ihre Moleküle den Endotoxinen helfen, die Schutzschicht des Darms zu durchdringen (»leaky gut«) und in den Blutkreislauf zu gelangen.

Tierische Fette enthalten außerdem besonders viel Arachidonsäure, eine Omega-6-Fettsäure, die Bestandteil jeder Zellmembran ist und wichtig besonders für Nerven und Gehirnzellen. Sie kommt in geringeren Mengen auch in pflanzlichen Ölen (aus Oliven, Sonnenblumen oder Traubenkernen) vor. Erhält der Organismus zu viel davon, dann bildet er daraus Leukotriene – hormonähnliche Botenstoffe, die an der Entstehung von Entzündungen und anderen immunologischen Prozessen beteiligt sind. Menschen, die auch Fleisch und tierische Produkte verzehren, nehmen mit ihrer Nahrung, so Greger, neunmal mehr Arachidonsäure auf als Vegetarier. Seit rund 20 Jahren weiß man, dass diese Substanz zu den rheumatischen Gelenkentzündungen beiträgt.

Arachidonsäure und Arthritis

Etwa drei Millionen Menschen leiden in Deutschland an rheumatischen Erkrankungen, zu denen chronische Polyarthritis, Morbus Bechterew sowie rund 20 weitere Varianten zählen. Bei Rheuma ist das Stütz- und Bindegewebe, das die Gelenke umgibt, durch wiederkehrende Entzündungen angegriffen. Die Ursache ist eine Fehlsteuerung des Immunsystems, die im Detail immer noch nicht ganz aufgeklärt ist. Viren und Bakterien könnten eine Rolle spielen, Erbfaktoren, Hormone, das Wetter (Feuchtigkeit), aber auch psychische Faktoren und natürlich Stress. Frauen erkranken im Vergleich zu Männern dreimal häufiger. Auch Kinder, Jugendliche und sogar Babys sind schon betroffen.

In einem komplexen Prozess agieren Abwehrzellen, Antikörper, Histamin und Prostaglandine miteinander und intensivieren den entzündlichen Prozess. Die Gelenke schwellen an und werden schmerzhaft, bei einer Gruppe eher die Hand- und Fingergelenke, bei anderen größere Gelenke wie Knie, Hüfte oder Ellenbogen. Die Entzündungen können auch Muskeln oder Organe angreifen. Tierische Fette heizen diesen Prozess an, denn sie enthalten besonders viel Arachidonsäure. In Ländern, in denen traditionell weniger Fleisch gegessen wird, wie Afrika, Japan oder China, erkranken weit weniger Menschen an Arthritis. Dort, wo diese Länder die westliche Lebensweise übernehmen, steigen die Zahlen hingegen sofort.

Arachidonsäure in ausgewählten Lebensmitteln

- Schweineschmalz: 1700 mg
- Suppenhuhn: 850 mg
- Schinkenspeck: 250 mg
- Thunfisch: 245 mg
- Leberwurst (grob): 257 mg
- Eigelb: 210 mg
- Hühnerbein: 170 mg
- Schinken: 130 mg
- Fleischwurst: 120 mg
- Schweinefleisch: 120 mg
- Butter: 110 mg
- Salami: 100 mg
- Pute (Keule): 95 mg
- Hering: 60 mg
- Pute (Brust): 53 mg
- Sardinen: 8 mg
- Kuhmilch (mager): 1 mg

Die Angaben beziehen sich jeweils auf 100 g.

Milch oder nicht Milch?

Jahrzehntelang sind wir in dem Glauben aufgewachsen, dass uns Milch groß und stark macht. Doch jüngere Forschungsergebnisse stellen das infrage. Bedeutet das, dass nicht nur Fleisch, sondern auch Milchprodukte ungesund sind? Es gibt leider keine eindeutige Antwort auf diese Frage, denn sie hängt von vielen anderen Faktoren ab.

Im Kinder- und Jugendalter führen Milch und Milchprodukte zu einer hohen Knochendichte, das ist eindeutig. Aber, so hat sich in Langzeitstudien herausgestellt, führt dies nicht zu einem geringen Risiko für Knochenbrüche im höheren Lebensalter. Im Gegenteil: Diejenigen Gesellschaften mit dem höchsten Milchkonsum verzeichnen auch die höchsten Raten an Hüftgelenksbrüchen. Und auch der Einfluss von extra zugeführtem Kalzium verliert sich rasch wieder, selbst wenn es als Nahrungsergänzungsmittel weiter eingenommen wird. Wie kann das sein?

Ein schwedisches Forscherteam um Karl Michaëlsson von der Universität Uppsala hat diese Fragen an 100 000 Männern und Frauen, die in einer Langzeitstudie über 20 Jahre begleitet wurden, näher untersucht. Das Ergebnis: Frauen, die Milch tranken, hatten ein höheres Sterberisiko, sie erkrankten deutlich öfter an Krebs, und sie hatten viel mehr Hüftgelenksfraktionen als andere Frauen. Als Ursache vermutet wird die Galaktose, ein Bestandteil des Milchzuckers Laktose, der im Dünndarm in Galaktose und Glukose gespalten wird. Babys, die durch einen Gendefekt Galaktose nicht abbauen können, weisen Gesundheitsprobleme auf, und auch im Tierversuch führt Galaktose zu verschiedensten Krankheiten. Milchprodukte enthalten häufig weniger Galaktose, da die Laktose von Bakterien zum Beispiel im Joghurt umgewandelt wird; auch reifer Käse hat einen deutlich geringeren Gehalt. Was ihr Verzehr bedeutet, wird gerade noch untersucht.

Sauer macht nicht lustig

Ein weiterer Aspekt, der beim Konsum von Milchprodukten eine Rolle spielt, ist der Säure-Basen-Haushalt. Der Organismus ist ständig dabei, die beiden Pole auszutarieren, dabei hilft ihm die Tätigkeit der Lungen und der Nieren. Es ist zwar – trotz der vielen Tabellen, die Sie in Zeitschriften oder Ernährungsbüchern finden – nicht möglich, genau zu wissen, welches Lebensmittel wie viel Säure produziert. Aber es gibt Formeln, in die säurefördernde wie auch Schutzfaktoren eingehen, und nach diesen ist Milch ein Lebensmittel, das im Körper Säure bildet. Trägt diese zu einem Säureüberschuss bei, dann mobilisiert der Organismus Kalzium aus den Knochen, um basisch gegenzusteuern. Fazit: Milch macht die Knochen nicht dichter, sondern dünner.

Säurebildende Lebensmittel, das erkennen Sie an diesem Beispiel, sind nicht zu verwechseln mit sauer schmeckenden. Berühmtes Beispiel ist die Zitrone, die im Körper basisch wirkt. Negativ auf den Säure-Basen-Haushalt wirken aber vor allem tierische Eiweiße. Und hier sind wir wieder bei der Frage, was Schmerzen verursacht. Tierische Produkte tragen dazu bei: Sie bauen Knochen ab, schwächen das Bindegewebe und schädigen den Gelenkknorpel.

Ist vegan die Antwort?

»Sind Sie Veganer?«, wurde Michael Greger einmal in einem Fernsehinterview gefragt. Darauf gab er eine mir sehr sympathische Antwort: »Es geht darum, was wir essen, und nicht um das, was wir sind! Jeder Schritt in Richtung einer pflanzenbasierten Ernährung ist ein Schritt in Richtung Gesundheit!«

Als ich 2010 eine Ayurveda-Behandlung mit indischem Essen erlebte, gelang es mir, fünf Jahre lang komplett vegetarisch zu leben. Danach habe ich meine Ernährungsgewohnheiten etwas gelockert, da dies für mich bei Familienfeiern und offiziellen Gelegenheiten entspannter war. Fleisch und Fisch esse ich dennoch sehr selten und auch nur dann, wenn die Alternativen unbefriedigend sind. Ich finde auch die Argumentation gegen Milchprodukte schlüssig und versuche, Konsequenzen daraus zu ziehen, aber es fällt mir nicht leicht. Noch ringe ich darum, meinen Kaffee ohne Milch zu trinken, und dem Sinneswandel meiner Frau, die inzwischen Sojamilch prima findet, kann ich mich (noch) nicht anschließen. Wir haben auf einer unserer Summer Schools für Mind-Body-Medizin in Essen auch schon mal eine Show-Küche für veganes Essen mit Surdham Göb, einem Spitzenkoch aus München, veranstaltet. Es hat sehr gut geschmeckt, aber es war auch aufwendig. Es reicht sicher nicht, argumentiert auch Michael Greger, wenn man einfach keine tierischen Produkte und viel Salat isst, man muss sich dann schon bewusst ernähren und am besten gerne selbst kochen, was ich persönlich tue. Denn die veganen Fertigprodukte, die immer mehr Kühlregalfläche in den Supermärkten füllen, sind nicht meine Sache und auch sicher keine Lösung.

Was soll ich sagen? Ich arbeite an mir.

Mediterran und vollwertig

Unseren Patienten empfehlen wir, vollwertig vegetarisch mit mediterranem Touch zu essen, also Nahrung, die einen hohen Anteil an Gemüse und Oliven- oder Rapsöl enthält. Diese Ernährung ist ansprechend, schmackhaft, leicht und gesund. Fetter Meeresfisch, häufig wegen seines Gehalts an antientzündlichen Omega-3-Fettsäuren gerade auch bei Gelenkentzündungen und Rheuma empfohlen, ist leider häufig durch Schwermetalle kontaminiert. Fischölkapseln sind zwar zumindest pharmakologisch kontrolliert, aber lösen nicht das Problem mit der dramatischen Überfischung der Weltmeere. Süßwasserfische sind im Übrigen kein Ersatz, denn sie ernähren sich nicht von den Algen, die ihren Meeresartgenossen das Omega 3 liefern.

Gesundheit wird von mehr bestimmt als nur den Inhaltsstoffen unserer Lebensmittel. Auch eine intakte und regenerationsfähige Biosphäre zählt dazu. Allein, wenn wir den Klimawandel betrachten und die drastischen Folgen, die er vor allem für die folgenden Generationen haben wird, macht es Sinn, sich vegetarisch zu ernähren.

Denn die Produktion von Fleisch verschlingt viele Ressourcen wie Pflanzen und Wasser, die Menschen und andere Lebewesen ernähren könnten, sie führt zu Monokulturen und ist häufig mit Leid für die betroffenen Tiere verbunden. Was also tun?

Alles Omega oder was?

Der Fettbedarf sollte im Wesentlichen aus pflanzlichen Ölen gedeckt werden, das ist der eine Schritt. Um die Versorgung mit Omega-3-Fettsäuren zu optimieren, sollte die Zufuhr von α-Linolensäure (Leinsamen, Chiasamen, Hanföl, Walnüsse) erhöht und die von Linolsäure (zum Beispiel Sonnenblumen-, Distel- und Maiskeimöl) verringert werden. Leinöl, das beide Bedingungen erfüllt, sollte daher täglich auf dem Speiseplan stehen. Kaufen Sie es in kleinen Portionen und verschließbaren Behältnissen, denn erst der Kontakt mit Luft verleiht ihm den herb-bitteren Geschmack, den viele Menschen ablehnen. Sie können Leinöl auch mischen, zum Beispiel mit Rapsöl, um die intensive Note zu mildern.

Unter den Omega-3-Fettsäuren gibt es kurzkettige, zum Beispiel die Alpha-Linolensäure (ALA), die sich bevorzugt in pflanzlichen Lebensmitteln findet. Die beiden wichtigsten langkettigen sind die Docosahexaensäure (DHA) und die Eicosapentaensäure (EPA), die überwiegend in tierischen Lebensmitteln vorkommen. Der Organismus kann aber kurzkettige in die langkettigen Omega-3-Säuren DHA und EPA umwandeln – das sind genau diejenigen, denen entzündungshemmende Wirkungen zugeschrieben werden. Um diesen Umwandlungsprozess zu ermöglichen, scheint es wichtig zu sein, dass das Verhältnis von Omega-6- und Omega-3-Fettsäuren in der Nahrung nicht größer ist als 5:1.

Ölpflanze	Anteil an Omega-3-Fettsäuren	Omega-6 : Omega-3
Leinöl	54 %	1:3
Chiaöl	64 %	1:3–1:4
Hanföl	17 %	3:1
Walnussöl	13 %	6:1
Rapsöl	9 %	2:1
100 mg:		
Leinsaat	22.000 mg	1:3
Chiasamen	18.000 mg	1:3–1:4
Hanfsaat	9000 mg	3:1
Walnüsse	7500 mg	6:1
Macadamia	1000 mg	1:1
Pekannüsse	820 mg	2:1
Pinienkerne	630 mg	4:1

Auch Blatt- und Kohlgemüse liefert Omega-3-Fettsäuren:

Gemüsesorte (100 g)	Anteil an Omega-3-Fettsäuren	Omega-6 : Omega-3
Grünkohl	315	1:2
Spinat	150	1:5
Rosenkohl	140	1:3
Blumenkohl	123	1:3
Mangold	120	1:3
Zucchini	120	1:2
Lauch	100	1:1
Chinakohl	100	1:4
Brokkoli	90	1:4
Grüne Bohnen	80	1:1
Kürbis	60	1:2

Quelle: Verband für Unabhängige Gesundheitsberatung, UGB

Jeder noch so kleine Schritt zählt, also haben wir in unserer Klinik in Essen eine Lehrküche, wo wir mit den Patienten kochen. Dort erfahren sie zum Beispiel, wie einfach man Wurst auf dem Brot ersetzen kann – durch selbst gemachte Aufstriche wie den folgenden:

Italienische Petersilienpaste

Zutaten
» 100 g Pinienkerne
» 2 Bund Petersilie · 2 Knoblauchzehen
» 3 EL Parmesan, frisch gerieben
» 2–4 EL kalt gepresstes Olivenöl
» 1 EL Zitronensaft
» Meersalz · weißer Pfeffer, frisch gemahlen

Zubereitung
1. Die Pinienkerne in einer trockenen Pfanne bei mittlerer Hitze rösten, bis sie goldgelb sind. Auskühlen lassen und fein mahlen.
2. Die gewaschene Petersilie trocken schwenken, von den groben Stielen befreien und fein hacken. Den Knoblauch ebenfalls fein hacken. Die gemahlenen Pinienkerne, die zerkleinerte Petersilie, den gehackten Knoblauch und den Parmesan nach und nach in einem Mörser zerstoßen oder unter Zugabe von Olivenöl portionsweise im Mixer zu einer glatten Paste verarbeiten.
3. Zum Schluss mit Zitronensaft, Salz und Pfeffer pikant abschmecken.

Tipp: Im Kühlschrank und luftdicht verschlossen ist die italienische Petersilienpaste bis zu zwei Wochen haltbar!

Preisgünstigere Variante: 50 g Cashewkerne und 50 g Sonnenblumenkerne anstatt der Pinienkerne verwenden (nicht ganz so pikant im Geschmack).

Die Rolle der Darmbakterien

Als ich vor 30 Jahren mit der Naturheilkunde anfing, war die Symbio-selenkung eine gängige naturheilkundliche Therapieform, und kon-ventionelle Kollegen machten sich darüber lustig, dass wir davon ausgingen, Darmbakterien seien für das Wohlbefinden und die Ge-sundheit von Patienten verantwortlich. Heute wird die wichtige Rolle des Mikrobioms öffentlich diskutiert, und die Rolle des Bakterienbio-tops in uns ist eines der spannendsten Felder der Medizin, wobei man gerne übersieht, dass die Naturheilkunde das schon immer wusste.

Dass im Darm eine Vielzahl von Immunzellen ständig damit be-schäftigt ist, den Inhalt unserer Nahrung auf Freund und Feind zu screenen, ist schon länger bekannt, auch dass der Magen-Darm-Trakt von einem hochsensiblen und komplexen Nervennetz, dem Bauch-hirn, gesteuert wird, das große Teile unserer Verdauung eigenständig verwaltet. Aber nun wird immer deutlicher, dass Darmbakterien – über die Verbindung dieser beiden »Gehirne« – sogar Einfluss auf das Gehirn haben und auch Nervenleiden wie Depressionen, Multip-le Sklerose und Parkinson möglicherweise damit zusammenhängen.

Ich sage »möglicherweise«, denn momentan wird viel spekuliert, und wenig ist bewiesen, aber immerhin versuchen Craig Venter, der Entschlüssler des menschlichen Gencodes, und andere große For-schungsinstitute, der Rolle des Mikrobioms auf die Spur zu kommen. Das wird nicht ganz einfach werden, denn der Kosmos der Bakterien in unserem Darm unterliegt vielen Einflüssen und ständigen Verän-derungen. Auch hat das US-amerikanische National Institute of Men-tal Health in Bethesda große Pilotstudien angestoßen, um das Wissen über die Darm-Hirn-Achse zu pushen. Das Office of Naval Research in Arlington will in den kommenden Jahren Millionen Dollar in Pro-jekte stecken, die den Einfluss des Darms auf kognitive Funktionen und Stress untersuchen. In Europa investiert die EU Millionen Euro

Die Kommunikation zwischen Kopf und Bauch

Kopf- und Bauchhirn stehen über vielerlei Botenstoffe und Stoffwechselprodukte aus der Ernährung in enger Verbindung. Auch Psyche und Verhalten spielen eine Rolle.

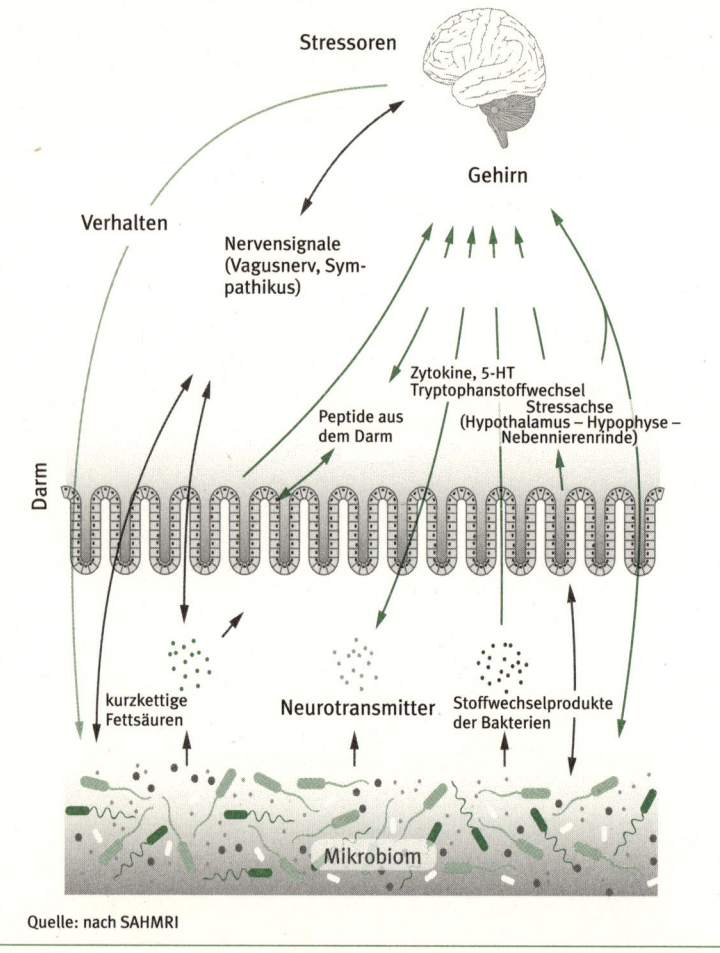

Stressoren

Gehirn

Verhalten

Nervensignale
(Vagusnerv, Sympathikus)

Zytokine, 5-HT
Tryptophanstoffwechsel
Stressachse
(Hypothalamus – Hypophyse –
Nebennierenrinde)

Peptide aus
dem Darm

Darm

kurzkettige
Fettsäuren

Neurotransmitter

Stoffwechselprodukte
der Bakterien

Mikrobiom

Quelle: nach SAHMRI

in das Projekt MyNewGut, dessen Ziel es ist, Erkrankungen des Gehirns aufzuklären.

Als naturheilkundliche Klinik gehört es bei uns zum Standardprogramm, dass wir uns für die Zusammensetzung des Mikrobioms interessieren, es untersuchen und unseren Patienten vielleicht dann auch Mutaflor oder Lactobazillen geben, ohne dass wir davon einen unmittelbaren Effekt auf die Schmerzen erwarten. Aber Ergebnisse der Grundlagenforschung lassen durchaus vermuten, dass es einen Zusammenhang zwischen den Bakterien im Darm und unserem Schmerzempfinden geben könnte.

Lassen Sie mich anders anfangen: Im Jahr 2000 wurde das öffentliche Trinkwassersystem von Walkerton in Ontario von einer Flutwelle überspült. Mehr als 2300 Einwohner erkrankten an schweren Magen-Darm-Infektionen durch Erreger wie Escherichia coli und Campylobacter jejuni. Viele der Betroffenen entwickelten nach Abklingen der akuten Erkrankung anschließend ein chronisches Reizdarmsyndrom (wir stellen des Öfteren fest, dass Reizdarmpatienten in ihrer Vorgeschichte eine Darminfektion hatten). Forscher der McMaster University in Hamilton beobachteten die Bürger der Stadt über acht Jahre und stellten eine klare Verbindung zwischen den Darmsymptomen wie Krämpfen, Bauchweh und Bewegungsstörungen und psychischen Auffälligkeiten wie Ängstlichkeit oder Depression fest. Aber was war zuerst: die Henne oder das Ei? Erkrankten vor allem besonders sensible Menschen an Reizdarm, oder führte eine Darminfektion letztlich zu psychischen Symptomen?

Kann man Schmerz transplantieren?

Das Mikrobiom kann auf jeden Fall Einfluss auf unsere Empfindungen und unser Verhalten nehmen. Das zeigten schwedische Wissenschaftler vom Karolinska-Institut in Stockholm im Tierversuch. So sind Labormäuse, unter speziellen Bedingungen keimfrei zur Welt gebracht, weniger ängstlich als Artgenossen mit Mikrobiom im Bauch. Das ändert sich auch dann nicht, wenn die sterilen Mäuse in eine normale Umgebung wechseln. Erst ihre Nachkommen entwickeln ein normales Verhalten. Als in einem Versuch Darmbakterien zwischen verschiedenen Mäusestämmen hin und her transferiert wurden, zeigte sich sogar, dass schüchterne Tiere tapferer wurden, wenn sie die Bakterien mutiger Artgenossen erhielten. Und: Ratten wurden schmerzempfindlicher, wenn sie Stuhl von menschlichen Reizdarmpatienten erhielten.

Was haben Schmerzen mit Bakterien zu tun? Welches Mikrobiom (früher sagte man »Darmflora«, doch Bakterien werden inzwischen zur Tierwelt gerechnet) in uns existiert, wird schon bei der Geburt beeinflusst, wenn das Neugeborene im Geburtskanal mit den Bakterien der Mutter »infiziert« wird. Babys aus Kaiserschnittgeburten nehmen Bakterien von der äußeren Haut der Mutter auf und einen Mix aus dem Krankenhausbiom – ob das irgendwelche negative Folgen hat, weiß man noch nicht, immerhin erfolgt jede dritte Geburt inzwischen durch einen Kaiserschnitt.

So gut wie alle Umwelteinflüsse hinterlassen Spuren im Mikrobiom: Wenn Kinder gestillt werden, wird ihr Darm nach den ersten Wochen hauptsächlich von den milchsäureproduzierenden Bakterien (Bifidobakterien und Laktobazillen) bevölkert. Das macht es pathogenen Bakterien schwerer, sich dort anzusiedeln. Erhalten sie nur die Flasche, ähnelt ihr Mikrobiom schnell dem von Erwachsenen. Jede Nahrungsumstellung, jedes Medikament, jede Erkrankung verändern das Mikrobiom und damit auch die Funktion des Immunsystems, denn viele Abwehrzellen leben mit den Bakterien in Gemeinschaft im Darm. Doch auch, wenn das Biotop im Bauch durch irgendwelche Umstände mal auf den Kopf gestellt wird, tendieren die Lebensgemeinschaften dazu, sich immer wieder zu drei charakteristischen Gesellschaften zu formieren, die quer über die Welt hin zu finden sind.

Was haben nun Darmbakterien mit dem Gehirn zu tun? Der renommierte Neurologe und Mikrobiom-Experte John Cryan von der Universität Cork konnte im Tiermodell zeigen, dass Mikrobiota zum Beispiel während der Hirnentwicklung den Aufbau der Myelinscheiden beeinflussen, das sind die Häute um die Nervenfasern im Gehirn, die für die Signalweiterleitung wichtig sind. Außerdem benutzen Großhirn und Bauchhirn identische Botenstoffe, die unsere Stimmung modulieren. Verändert sich das Mikrobiom – zum Beispiel durch eine Infektion, durch die Einwirkung von Medikamenten sowie durch unsere Ernährung –, dann verändert sich auch der Botenstoffhaushalt. Zum Beispiel sind bestimmte Darmbakterien zur Synthese des Neurotransmitters GABA sowie der Serotonin-Vorstufe L-Tryptophan fähig. Die Botenstoffe, die im Darm entstehen, wandern zwar nicht auf geradem Weg ins Gehirn, das verhindert die Blut-Hirn-Schranke, aber es scheint Regulationsmechanismen zwischen dem Bauch und dem Gehirn zu geben. Über die Darm-Hirn-Achse, weiß man heute, konnten auch Prionen der bovinen spongiformen Enzephalopathie (BSE) ins Gehirn gelangen, weshalb es zu Zeiten des Rinderwahns Verzehrswarnungen gab.

Ein anderes Beispiel für den Zusammenhang zwischen Darm und Gehirn sind autistische Störungen. Bei einigen Varianten sind Genveränderungen bekannt, die zum Beispiel zu einem erhöhten Serotoninspiegel im Darm führen. Im Tiermodell, so erprobten Forscher am Caltech-Institut in Pasadena, milderte die Gabe bestimmter Milchsäurebakterien *(Bacteroides fragilis)* die Verhaltensauffälligkeiten.

Viszeraler Schmerz

Manche Patienten haben nur ein wechselhaftes Innenleben mit Zwicken und Zwacken, andere leiden so sehr, dass sie sich vor Schmerz auf dem Boden wälzen. Viszerale Schmerzen, die von inneren Organen, dem Magen-Darm-Trakt oder dem Becken ausgehen, sind besonders unangenehm. Sie sind dumpf bis ziehend, lassen sich selten präzise verorten und gehen meistens mit unangenehmen Reaktionen des vegetativen Nervensystems wie Übelkeit oder Schweißausbrüchen einher. Das liegt daran, dass rund um den Magen-Darm-Trakt ein zweites riesiges Nervennetz gespannt ist, das Empfindungen über den Vagusnerv an das Gehirn meldet. Umkehrt können auch Stress und negative Emotionen zu Bauchkrämpfen und anderen Reaktionen in der Leibesmitte führen. Wir sagen also nicht ohne Grund bei schwierigen Entscheidungen, die eigentlich vom Kopf aus gefällt werden müssen: »Das bereitet mir Bauchschmerzen.«

Am schlimmsten ist es, wenn man unter chronischen viszeralen Schmerzen leidet, das kennen Menschen mit einer Refluxkrankheit oder Gastritis, Magen-Darm-Geschwüren oder Gallenproblemen.

Mit Bauchschmerzen reagieren vor allem Kinder und Jugendliche auf seelische Belastungen. 20 Prozent von ihnen leiden darunter, umso mehr, je jünger sie sind. Die Eingeweide reagieren vor allem auf Druck und Dehnung. Sie haben äußerst empfindsame Rezeptoren, um den lebenswichtigen peristaltischen Reflex aufrechtzuerhalten, der die Nahrung in Wellen durch den Körper befördert. Außerdem steuert und kontrolliert das sogenannte Bauchhirn den gesamten Stoffwechsel und ist auch eng mit dem Immunsystem und den Bakterien im Dickdarm verknüpft.

Zu uns in die Klinik kommen Menschen, die unter Reizdarm oder einer chronisch entzündlichen Darmerkrankung leiden, gegen die ihre Ärzte nichts ausrichten konnten. Wir haben inzwischen auch eine eigene Abteilung »Integrative Gastroenterologie«, die von meinem Kollegen Prof. Dr. med. Jost Langhorst geleitet wird. Seit April 2017 hat er einen Ruf für eine Stiftungsprofessur für »Integrative Medizin – translationale Gastroenterologie« an der Universität Duisburg-Essen, eine weltweit einmalige Einrichtung.

Gereizter Darm

Die mikrobielle Besiedlung des Körpers scheint nicht nur die Entwicklung der Darm-Hirn-Achse zu beeinflussen – die Darmbakterien bleiben ein wichtiges Glied in der Kommunikation der beiden Nervenzentren, im Bauch und im Gehirn. Sie können zu Trägern von Entzündungsreaktionen werden, wenn zum Beispiel psychischer Stress das Mikrobiom verändert, oder aber umgekehrt, etwa bei Infektionen, im Gehirn zu Veränderungen der Psyche führen.

Gezeigt werden konnte das bei Reizdarmpatienten, die wir in unserer Klinik in einer eigenen Abteilung naturheilkundlich-integrativ behandeln. Sie leiden unter anhaltenden Bauchschmerzen und veränderten Stuhlgewohnheiten, und es gibt viele Betroffene, auch wenn die wenigsten von ihnen gerne darüber reden: Reizdarm ist ähnlich häufig wie Bluthochdruck. Schätzungsweise jeder dritte Deutsche leidet zumindest zeitweise unter solchen chronischen Unterbauchbeschwerden. Die Lebenserwartung dieser Patienten ist gegenüber der Normalbevölkerung nicht eingeschränkt, aber die Lebensqualität kann empfindlich leiden.

Frauen sind am häufigsten betroffen, und das Syndrom tritt oft in Kombination mit anderen körperlichen und seelischen Störungen auf. Nicht wirklich klar ist, ob sich hinter dem »Reizdarmsyndrom« ein identisches Krankheitsbild verbirgt oder eine Sammlung ähnlicher Symptome mit unterschiedlicher Genese.

Die konventionellen Therapiemöglichkeiten bei Reizdarm sind äußerst unbefriedigend. Deshalb setzt die 2011 in Kraft getretene Leitlinie zur Behandlung des Reizdarms in ungewohnter Deutlichkeit auf komplementärmedizinische Verfahren, selbst dann, wenn die Evidenz im Einzelfall noch nicht ausreichend bzw. nicht eindeutig ist. Das gilt zum Beispiel für Verfahren wie Yoga, Tai-Chi oder Qigong, die mit der Begründung empfohlen werden, dass sie die Patienten zu einem aktiveren Umgang mit der Erkrankung bewegen, wozu auch die Handhabung von Stress zählt.

Dania Schumann aus unserer Arbeitsgruppe hat in ihrer Doktorarbeit Metaanalysen zu Yoga bzw. einer für Reizdarmpatienten besonders bekömmlichen und nachweislich wirksamen Ernährung (Low-FODMAP Diet) verglichen. Sie konnte zeigen, dass Yoga ebenso wirksam war wie die spezielle Ernährung. Als Ernährung empfehlen wir eine leichte Variante einer reizarmen mediterranen Vollwertkost, reich an Ballaststoffen und Omega-3-Fettsäuren, mit wenig Konservierungsstoffen. Falls keine Kontraindikation vorliegt, ist Heilfasten unserer Erfahrung nach sinnvoll, Studien dazu fehlen aber noch.

Starker Konsens besteht besonders für den Einsatz von löslichen Ballaststoffen (Flohsamen) und die Nutzung des Phytopharmakums STW-5 (Iberogast) bei Stuhlunregelmäßigkeiten, Schmerzen, Verstopfung und Blähungen. Pfefferminz- und Kümmelöl lösen Krämpfe. Für den Einsatz von Probiotika gibt es in der Kinderheilkunde mehrere Metaanalysen, die positive Effekte nachweisen. Wir haben gute Erfahrungen mit milchsäurevergorenen Lebensmitteln wie unbehandeltem Sauerkrautsaft, Kefir oder Kanne Brottrunk gemacht.

Flammen im Bauch: Morbus Crohn und Colitis ulcerosa

Reizdarm ist unangenehm und belastend, aber nicht gefährlich. Gravierender sind die chronisch entzündlichen Darmerkrankungen Morbus Crohn und Colitis ulcerosa. Bis zu 470 000 Menschen in Deutschland sind nach Schätzungen der Barmer BEK davon betroffen. Die genauen Ursachen dafür sind noch nicht entschlüsselt. Entzündungsschübe aktivieren die Schmerzfasern in der Darmwand und lösen unangenehme Krämpfe aus. Gleichzeitig zerstören sie längerfristig die Darmschleimhäute.

Bei entzündlichen Darmerkrankungen helfen Probiotika, darmfreundliche Bakterien wie Escherichia coli (zum Beispiel Mutaflor). Sie beeinflussen das Mikrobiom positiv, sodass sich zumindest die schmerzfreien Phasen zwischen den wiederkehrenden Schüben verlängern.

Was essen, wenn der Darm rebelliert?

Die mediterrane Vollwertkost ist für Patienten mit Reizdarm und häufig auch für jene mit Entzündungsschüben eine gesunde Basis, um die Verdauung zu regulieren und gleichzeitig wertvolle Nährstoffe zu liefern (Ausnahmen sind Unverträglichkeiten und Engstellen im Darm). Sie sollte möglichst wenig der schwerer verdaulichen Rohkost enthalten, Obst und Gemüse also besser dünsten. Täglich zwei Liter Flüssigkeit trinken, am besten Wasser ohne Kohlensäure oder Kräutertees und nicht während der Mahlzeiten, das reduziert die Verdauungsenzyme.

Aus chinesischer Sicht müssen bei funktionellen Bauchbeschwerden das Magen- und Milz-Qi sowie das Nieren-Yang gestärkt werden. Das tun zum Beispiel Dinkel, Grünkern, Gerste, Reis, Kartoffeln, Möhren, Zucchini, Fenchel, Tofu, Mandeln, Kürbiskerne, Sesam und Gewürze wie Ingwer, Koriander, Kardamom, Zimt und Kümmel.

Zu viel Fenchel-Anis-Tee, der häufig wegen der Blähungen getrunken wird, kann langfristig die Beschwerden verstärken! Das Essen sollte stets warm sein. Auch wenn sich diese chinesischen Empfehlungen nicht immer mit der deutschen Therapiestrategie decken, so haben wir die Erfahrung gemacht, dass Patienten mit Reizdarm sehr gut darauf reagieren. Studien dazu fehlen aber noch.

Patienten mit chronischer Darmentzündung sollten sich durchaus – wenn sie es gut vertragen – vollwertig ernähren, aber ohne blähende Hülsenfrüchte oder Kohlsorten. Tierische Fette sparsam verwenden. In den Phasen zwischen den Schüben können Sie etwas mutiger sein und auch mal Obst oder Rohkostsalate versuchen. Aber Vorsicht: Patentrezepte gibt es leider nicht. Probieren Sie achtsam, was Ihnen guttut und was Sie lieber vermeiden sollten.

Kopfschmerzen durch Paprika-Chips

Mein Kollege Raymund Pothmann führt in Hamburg eine auf Schmerzsyndrome spezialisierte Praxis für Kinder, die »Delfin-Kids«. Er hat einige Monate lang mit einem Lebensmittelchemiker zusammengearbeitet, um herauszufinden, ob die Ernährung eine Rolle spielt, wenn bereits Kinder chronische Kopfschmerzen oder Migräne haben. Beide haben eine interessante Entdeckung gemacht: Viele Symptome verschwinden, wenn die Kinder auf vier Dinge verzichten: Glutamat (zum Beispiel in Paprika-Chips), Molkenprotein (in vielen hocherhitzten Milchfertigprodukten), Aspartam (in vielen Softdrinks) sowie Carrageen (E 407), das in besonders vielen, bei Kindern beliebten Produkten steckt (in Fertigschlagsahne, Tiefkühleis oder vielen Frischkäsen): »Ich habe einzelne Patienten, die kann man mit Carageen richtig ›on‹ und ›off‹ schalten, was ihre Kopfschmerzen angeht«, sagt Pothmann. Konservierungsmittel und andere Lebensmittelzusatzstoffe verändern im Übrigen auch das Mikrobiom.

»Lasst Nahrung Medizin sein«

Die antiken Ärzte wussten, wie wichtig die Ernährung für Wohlbefinden und Gesundheit ist, und der Satz von Hippokrates »Lasst Nahrung Medizin sein« gilt immer noch. Hier noch einmal zusammengefasst ein paar Grundregeln, worauf insbesondere Schmerzpatienten bei ihrer Ernährung achten können:

» Tierische Produkte enthalten Arachidonsäure, die Entzündungen im Körper fördern und deshalb Schmerzen auslösen oder verstärken können. Milch schwächt die Knochen und übersäuert das Bindegewebe.

» Vollwertige pflanzenbasierte Kost hilft, Schmerzen zu reduzieren, so zum Beispiel eine Studie der Michigan State University von 2015 zu Arthroseschmerzen. Vegetarische Ernährung ist deshalb das Beste. Der allgemeine Benefit für die Gesundheit ist, zumindest nach den bisher vorliegenden Daten, nicht größer, wenn man vegan isst, also überhaupt keine tierischen Produkte verwendet.

» Omega-3-Fettsäuren wirken Entzündungen entgegen. Wenn man sie nicht aus tierischen Quellen oder Nahrungsergänzungsmitteln decken möchte, sind auch pflanzliche Öle gute Lieferanten. Das richtige Verhältnis von Omega-3- zu Omega-6-Fettsäuren (1:5) ist besonders wichtig, um die Umwandlung kurzkettiger Fettsäuren in langkettige DHA- und EPA-Säuren zu fördern.

» Milchsäurevergorene Lebensmittel (zum Beispiel Brottrunk) liefern »gute« Darmbakterien: Die wirken sich sogar positiv auf die Psyche aus.

» Konservierungsmittel und Zusatzstoffe wie Zuckerersatzstoffe, Lebensmittelfarben und Verdicker können Schmerzen auslösen. Sie zu vermeiden, bedeutet den weitgehenden Verzicht auf Fertignahrung.

» Biologisch erzeugte Produkte sind – auch in Bezug auf Fleisch –

zu empfehlen: Ihre Erzeuger verwenden alte Getreidesorten, die weit weniger Gluten haben, ihre Tiere fressen Pflanzen und liefern deshalb andere Fettsäuren, ihr Getreide und ihre Gemüse sind pestizidfrei.

» Die chinesische und indische Küche bieten viele Varianten, sich fleischlos gesund zu ernähren.

Fasten: Boxenstopp für den Organismus

Menschen, die chronische Schmerzen haben, bewegen sich weniger und legen oft an Gewicht zu, was ihre Beschwerden, zum Beispiel bei Kniearthrose oder Rückenschmerzen, verschlimmert. Ihnen tut es gut, wenn sie Gewicht verlieren. Das ist aber nicht der eigentliche Grund, warum wir in unserer Klinik den meisten Schmerzpatienten vorschlagen, mindestens eine Woche lang zu fasten. Denn Heilfasten ist keine Abnehmdiät, sondern eine äußerst wirkungsvolle naturheilkundliche Therapie – auch bei chronischen Schmerzen.

Dass Fasten zum Beispiel bei Rheuma hilft, ist seit bald 30 Jahren wissenschaftlich belegt. Trotzdem nehmen viele Rheumatologen diesen Ansatz nicht ernst. Es ist einfacher, ein Medikament zu verschreiben, auch wenn gerade Rheumamittel (siehe Seite 31) langfristig erhebliche Nebenwirkungen haben. In der konventionellen Medizin gibt es – abgesehen von einer purinarmen Kostempfehlung bei Gicht – auch keine spezielle Rheumadiät.

Es lohnt sich sehr, Patienten das Fasten nahezulegen. Bei skandinavischen Patienten mit rheumatoider Arthritis reduzierte das die Schmerzen und ließ ihre Gelenke abschwellen – ein Effekt, der in weiteren Studien und schließlich auch einer Metaanalyse zusammenfassend bestätigt wurde. Rheumatiker sollten auf alle Fälle eine Umstellung auf vegetarische oder vegane Ernährung für einige Monate versuchen, dann können sie immer noch entscheiden, ob sie weitermachen. Viele Patienten profitieren davon. Auch berichten sie immer wieder, wie sehr ihnen das Fasten bei Lebensstiländerungen geholfen habe.

Fasten ist ein idealer Einstieg in eine Ernährungsumstellung: Man kann danach Schritt für Schritt wieder bestimmte Lebensmittelgruppen konsumieren und so testen, ob Unverträglichkeiten die Ursache für Schmerzen und andere Symptome waren. Oder man kann auch ganz auf vegetarische oder vegane Ernährung umstellen.

Im täglichen Klinikbetrieb ist es schon sehr spannend zu sehen, wie fastende Rheumapatienten nach drei bis vier Tagen berichten, dass ihre Schmerzen weniger werden und sie die Hand wieder zur Faust schließen können. Das war auch schon während meiner Zeit in der Rehaklinik Bad Elster so. Manche Patienten äußerten sich geradezu euphorisch, etwas, das ich, der mir Fasten eher schwerfällt, nicht wirklich nachvollziehen konnte. Wir begannen also, das Heilfasten systematisch zu erforschen. Gemeinsam mit meinem Oberarzt Andreas Michalsen, heute Professor für Klinische Naturheilkunde an der Charité Berlin, und dem Göttinger Hirnforscher Gerald Hüther entwickelten wir ein Studiendesign. Hüther hatte zuvor in Tierexperimenten festgestellt, dass Fasten zu vermehrter Verfügbarkeit des sogenannten Glückshormons Serotonin im Gehirn führt. Fasten wirkt auf viele Hormone, die das Wachstum und den Zucker- und Fettstoffwechsel regulieren und steuern. Bevor die Entspannung einsetzt und der Blutdruck sinkt, wird der Körper dabei in Stress versetzt, was wir in der Fachzeitschrift *Nutritional Neuroscience* publizierten. Dieser gezielte Impuls aber bringt dann den Körper dazu, entgegenzuarbeiten und heilsame Prozesse in Gang zu setzen – wie spätere Arbeiten der internationalen Fastenforscher Valter Longo, Luigi Fontana und Frank Madeo zeigten.

Heute erfährt Fasten geradezu einen Hype, und es gibt eine Vielzahl von Varianten und Rhythmen, die propagiert werden: der Obsttag in der Woche, das einwöchige Heilfasten mit Entlastungs- und Aufbautagen, das Halbtagsfasten, das Wechselfasten usw. Das Gute daran ist, dass alle diese Formen positive Wirkungen haben – vorausgesetzt, sie beeinhalten eine drastische Kalorienreduktion über einen bestimmten Zeitraum, und der Körper erhält trotz der Entbehrungen genügend Vitamine. Das ist der Fall beim Saftfasten nach Buchinger, das wir, am liebsten in kleinen Gruppen, in der Klinik mit unseren Patienten machen. Das Grundprinzip: zweimal am Tag ein kleines Glas Obst- oder Gemüsesaft, ansonsten ungesalzene Brühe aus Biogemüse.

Nicht jedem geht es dabei blendend, in den ersten zwei oder drei Tagen haben viele Patienten Kopfschmerzen, vor allem diejenigen, die zuvor regelmäßig Kaffee getrunken hatten. Doch danach hat sich der Körper umgestellt, und die unangenehmen Symptome geben sich. Trotzdem fällt es mir zum Beispiel schwer, neben meiner Arbeit zu fasten und gar nichts zu essen, wenn ich einen klaren Kopf brauche. Ich halte mich deshalb an das »intermittierende Fasten«. Das Prinzip, das von Valter Longo und Luigi Fontana genauer untersucht wurde, lautet: 12 bis 15 Stunden Nahrungskarenz (die Studien kommen zeitlich nicht immer zum selben Ergebnis). Am einfachsten ist das, wenn man die Nacht hinzunimmt. Isst man zum Beispiel um 19.30 Uhr zu Abend, bedeutet das also, dass man ab 10.30 Uhr des nächsten Tages wieder etwas essen darf (nach 15 Stunden also). Da ich morgens keinen Hunger habe und Frühstück noch nie meine liebste Mahlzeit war, fällt mir das ganz leicht.

Regelmäßiges, auch intermittierendes Fasten reguliert den Stoffwechsel, senkt das Diabetes- und Krebsrisiko und tut dem Herzen gut (entgegen früherer Behauptungen, das Herz würde dadurch mit Elektrolyten unterversorgt). Es verlangsamt das Altern, indem es die Reparatur der Telomere in den Zellkernen unterstützt. Es stärkt die Immunabwehr und hilft zum Beispiel bei fieberhaften und eitrigen Infekten. Nach neuesten Studien könnte Fasten sogar die Nebenwirkungen einer Chemotherapie oder Bestrahlung lindern. In weiteren Studien wird überprüft, ob Krebszellen durch Fasten anfälliger für Zerstörung werden.

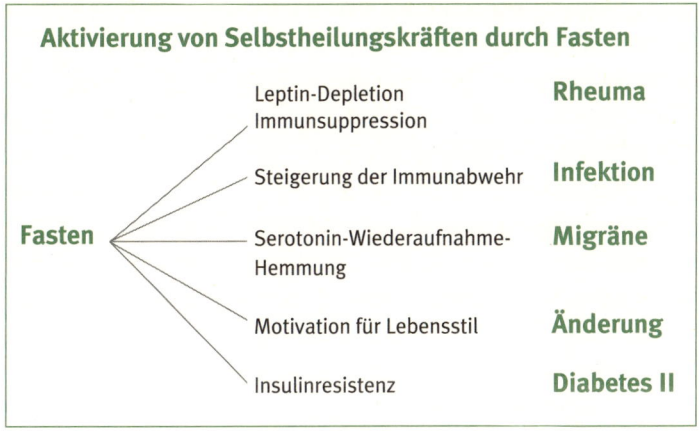

Aktivierung von Selbstheilungskräften durch Fasten

	Leptin-Depletion / Immunsuppression	**Rheuma**
	Steigerung der Immunabwehr	**Infektion**
Fasten	Serotonin-Wiederaufnahme-Hemmung	**Migräne**
	Motivation für Lebensstil	**Änderung**
	Insulinresistenz	**Diabetes II**

Zumindest nimmt es Entzündungen die Nahrung: Bereits Anfang der Neunzigerjahre hatte der norwegische Arzt Jens Kjeldsen-Kragh 27 Rheumapatienten eine Saftdiät verordnet. Schwellungen und Schmerzen gingen zurück. Bei den Teilnehmern, die sich anschließend vegan ernährten, blieb der Gesundheitszustand ein Jahr lang (so lange, wie die Teilnehmer beobachtet wurden) stabil. Fasten beeinflusst auch die Psyche positiv, indem es zum Beispiel dafür sorgt, dass das verbrauchte Serotonin im Gehirn schneller wieder ersetzt wird. Das hilft Migränepatienten, denn Serotonin ist an der Eng- und Weitstellung der Gefäße beteiligt.

Fasten ist aber auch eine Phase der Nachdenklichkeit und Erkenntnis. Ich rate unseren Patienten immer, Block und Bleistift neben dem Bett bereitzuhalten und das, was ihnen während dieser Zeit durch den Kopf geht, aufzuschreiben, sonst verschwindet es im Rausch des Alltags wieder. »Gibt es Fragen im Leben, für die Sie Lösungen suchen?« Ich kann das durch keine Studie belegen, aber es passiert immer wieder, dass Patienten später erzählen, wie sie das Fasten zu unerwarteten Einsichten brachte, die schließlich auch zu ihrer Heilung beigetragen haben. Entwicklungsgeschichtlich macht das Sinn, dass der Körper im Zustand des Mangels, der auf lange Sicht lebensbedrohlich wäre, all seine Reserven mobilisiert, auch mental. Man musste innovativ sein, um neue Nahrungsquellen zu finden. Wir sind die Nachkommen dieser Kreativen, die überlebt und sich weiter fortgepflanzt haben.

Wenn Sie fasten wollen ...

Auch wenn das Fasten eine Phase des Rückzugs ist, hilft es, wenn Sie dabei nicht allein sind. Gerade für das erste Mal ist es hilfreich, sich von erfahrenen Menschen begleiten zu lassen. Das kann Ihr Hausarzt sein, mit dem Sie auf jeden Fall vor dem geplanten Fasten sprechen sollten (vor allem Patienten, die wassertreibende oder blutverdünnende Medikamente sowie Diabetesmittel einnehmen, müssen das ärztlich abklären). Es muss aber auch keine Fastenklinik sein, die für zum Teil absurde Preise letztlich leere Teller anbietet und fantasievolle Varianten des Fastens kreiert. Aus ärztlicher Sicht empfehle ich Ihnen nur das Saftfasten nach Buchinger oder F. X. Mayr, wenn es, wie heute schon oft üblich, die Milch eliminiert. Im Internet oder über Vermittlung der Krankenkassen finden Sie auch ohne Kur spezialisierte Fastenärzte oder ausgebildete Fastenbegleiter, die Sie beraten und unterstützen können. *Nicht* fasten sollten Menschen, die untergewichtig sind (BMI unter 18) oder bei denen eine Essstörung vorliegt.

Das Fasten ist wie bereits erwähnt auch ein guter Einstieg in eine vegetarische Ernährung. Versuchen Sie, nach dem Fasten vier Wochen lang vegetarisch zu essen und, wenn Sie ein Schmerzpatient sind, zusätzlich auch die Milchprodukte möglichst wegzulassen. Testen Sie einfach mal, wie Sie sich dann fühlen und was sich bei Ihnen verändert.

Nach meiner Erfahrung profitiert ein Drittel unserer Schmerzpatienten deutlich von der Erfahrung des Fastens.

Fasten
» veränderter Botenstoffhaushalt
» Auslösen von Reparaturvorgängen
  im Körper
» Bewusstmachung von Bedürfnissen,
  Einsichten, Problemlösungen

Positive Beziehungen
» zum Therapeuten:
  Placeboeffekt
» mit sich selbst:
  Selbstmitgefühl
» zu anderen:
  soziale Unterstützung

Die Selbstheilungskräfte stärken durch:

Reiz-Reaktions-Therapien
» Akupunktur
» Schröpfkopfmassage
» GuaSha
» Neuraltherapie
» Hydrotherapien/Kneipp
» Faszientherapie/Massage

**Stress abbauen
Widerstandskräfte aufbauen
Achtsamkeit üben**
» Yoga, Meditation
» Schlaf
» Bewegung (Qigong, Tai-Chi)
» Ernährung

Fasten und das Verdauungssystem stehen auch im Mittelpunkt der Traditionellen Indischen Medizin, die wir gemeinsam mit einem indischen Ayurveda-Experten (Dr. Syal Kumar) an unserer naturheilkundlichen Ambulanz in Essen praktizieren und erforschen. Dieses Gesundheitssystem ist so komplex, dass man ein eigenes Buch darüber schreiben müsste. An dieser Stelle möchte ich Ihnen zumindest die Grundzüge vermitteln. Faszinierend ist, dass diese jahrtausendealte Medizin in ihren Therapien bereits vieles vorwegnimmt, was die moderne westliche Medizin jetzt erst in seiner Bedeutung erkennt, zum Beispiel die Rolle der Verdauung und den Einfluss des Lebensstils.

Schmerz in der Traditionellen Indischen Medizin

Das komplexe Menschenbild in der ayurvedischen Medizin baut auf drei Phänotypen auf, den Doshas: *vata, pitta* und *kapha.* Unangemessene Ernährung sowie körperliche und geistige Belastungen (falsche Bewegungsmuster, Rauchen, Stress, Kummer) beeinträchtigen deren Gleichgewicht und stören dadurch körperliche und geistige Funktionen.

Die indiviuelle Dosha-Kombination ist von Geburt an durch verschiedene genetische oder auch epigenetische Faktoren (Prakruti) festgelegt. Wie sich das auswirkt (Vikruti), hängt von der Lebensführung und anderen Umständen ab. Körperliche und psychische Gesundheit werden nicht getrennt gesehen. Nach der indischen Auffassung verursacht »Unreifes, Ungekochtes oder Unverdautes« (Ama) Schmerz, der mithilfe der Doshas beschrieben und unterschiedlich behandelt wird:

Vata: Der Schmerz ist ziehend, zermürbend, spaltend, stechend, kribbelnd usw.

Vata + Pitta: Die genannten Symptome treten in Kombination mit Hautrötung, Temperaturanstieg, Durst, Schwindel, Schwitzen usw. auf.

Vata + Kapha: Die genannten Symptome treten in Kombination mit Verhärtung, Schwere, Kälte, Widerstand, Unbeweglichkeit usw. auf.

Vata + Pitta + Kapha: Kombination dieser Symptome.

Die Behandlung hängt vom Dosha, seinen Beeinträchtigungen und dem Ort des Schmerzes ab. Schmerzen durch Migräne, Frozen Shoulder (Schultersteife), Arthrose, rheumatische Arthritis, Polyneuropathie oder Fibromyalgie werden unterschiedlich verstanden und entsprechend anders behandelt – mit Nahrungs- und Bewegungsempfehlungen, pflanzlichen Medikamenten und äußeren Auflagen sowie Reinigungsprozessen. Nicht das Symptom oder die Krankheit stehen im Mittelpunkt, sondern der Zustand des Individuums. Zum Beispiel kann Migräne über eine Behandlung des Verdauungssystems geheilt werden. Die Stärkung des Geistes (etwa durch Yoga) gilt als wichtig, um den Umgang mit dem Schmerz zu verbessern.

Ernährung stärkt den Körper:

Einbezogenes Dosha	Ernährungsempfehlung
Vata	**Nein:** kalt, trocken, scharf, roh, blähend, Kohlensäure **Ja:** warm, flüssig, mild, gut durchgekocht, nährend
Pitta	**Nein:** heiß, scharf, ölig, intensiv, säurehaltig, Alkohol **Ja:** kühlend, flüssig, mild
Kapha	**Nein:** schwer, fett, ölig, kühlend, süß, Milchprodukte, Fleisch **Ja:** würzig, leicht, intensiv, trocken, Alkohol in Maßen

Generell wird als Lebensstil empfohlen:

Einbezogenes Dosha	
Vata	**Nein:** kalte Temperaturen, kalter Wind, Trockenheit, Überanstrengung, zu viel Training, Stress, Rauchen, Mahlzeiten auslassen, wenig Schlaf **Ja:** Wärme, Dampfbad, Entspannungsübungen, ausreichend Schlaf
Pitta	**Nein:** Wärme, Sonnenbad, Stress, Rauchen, Computergebrauch, nachts wachliegen **Ja:** kühle oder gemäßigte Temperaturen, Entspannung, ausreichender Schlaf
Kapha	**Nein:** sitzende Tätigkeit, kühle und kalte Gegenden, zu viel Schlaf, Schlaf tagsüber **Ja:** körperliche Aktivität und schweißtreibende Anstrengung, Sauna in Maßen

Fasten (Upavasa) reguliert das Verdauungsfeuer und reduziert toxische Stoffwechselprodukte (Ama). Der Reinigung dient das Panchakarma mit Abführen, Einläufen und Therapien über die Nase, die auf das Gehirn einwirken.

13. Die Kraft der Gedanken: Mind-Body-Medizin

Die Last auf den Schultern

Man stellt sich Schmerz intuitiv so vor, dass da etwas kaputt ist, was Signale aussendet und wehtut. Doch so einfach ist es nicht, wie wir am Beispiel der Weiterleitung von Reizen (siehe Seite 51) gesehen haben. Vor allem chronische Schmerzen werden zu einem großen Anteil von psychischen und sozialen Faktoren genährt – fachmedizinisch: Ihre Ursachen sind bio-psycho-sozial. In der Regel muss man auf allen drei Ebenen ansetzen, wenn man etwas verbessern will, und die rein körperliche Ebene ist häufig das kleinste Problem.

Fallbeispiel: Rückenschmerz und Psyche

Eine Patientin, 62 Jahre und Lagerarbeiterin, hat seit vielen Jahren Rückenschmerzen und trotzdem immer weitergearbeitet, obwohl insgesamt drei Bandscheibenvorfälle diagnostiziert und lokal behandelt wurden – erst mit Kortisonspritzen, dann einer stationären Schmerztherapie in einer Klinik, wo unter Röntgenkontrolle die

Nerven unterspritzt wurden, dazu Physiotherapie und ambulante Reha. Die Frau war bei Neurochirurgen und Schmerztherapeuten, man hat an ihr so gut wie das gesamte therapeutische Arsenal ausprobiert, aber ohne jeden Erfolg. Seit zwei Jahren hat sie so starke Rückenschmerzen, dass sie arbeitsunfähig geschrieben ist. Sie kann nicht länger als zehn Minuten stehen, dann beginnen die Beine zu kribbeln, sagt sie, und es legt sich vom Rücken aus ein brennender Ring um ihre Brust. Im Sessel wird es besser.

Jetzt, auf unserer Station, werden wir bei der Anamnese zuerst von einer depressiven Passivität überrollt, die im ersten Moment auch den engagiertesten Therapeuten an seine Grenzen bringt. Nein, Tabletten nimmt sie nicht mehr, seit man ihr verschiedenste Schmerzmittel, aber auch Psychopharmaka verschrieb, von denen sie aber nur die Nebenwirkungen gespürt hat. Die Reha hat nichts verbessert, die Gruppengymnastik fand sie belastend, die Übungen, die ihr der Physiotherapeut für zu Hause gezeigt hat, hat sie aufgegeben. Ein TENS-Gerät für die Selbstbehandlung mit Schwachstrom hat sie zurückgeschickt, es hat sie zu sehr aufgeregt. Das Einzige, das ihr etwas Entlastung bringt, sind Salben, mit denen sie die schmerzenden Regionen eincremt.

Etwas lebhafter wird das Gespräch, als die Frau nach ihren Lebensumständen gefragt wird. Der Garten ist eigentlich die einzige Freude in ihrem Leben, aber durch ihre Schmerzen kommt sie mit der Arbeit dort nicht mehr so recht hinterher. Der Mann ist bereits Rentner, der gemeinsame Sohn ausgezogen, obwohl die Eltern gehofft hatten, er würde in dem großen Haus wohnen bleiben, das noch lange nicht abbezahlt ist. Die Tochter aus der ersten Ehe lebt wieder in Spanien, von wo auch die Patientin vor 30 Jahren nach Deutschland kam. Der Kontakt ist abgerissen – die Frau zögert, aber sagt dann doch nichts zu den Gründen, es scheint ein schmerzhaftes Thema zu sein, so schmerzhaft wie ihr Rücken. Die Enkel, die Tochter, die Heimat, den Sohn, den Garten – vieles musste sie schon hinter sich *lassen. Demnächst vermutlich auch die Arbeit, denn wenn sie ihre Stelle nicht bald wieder antreten kann, wird sie endgültig verrentet. Sie will ohnehin nicht zurück ins Lager, aber wie es dann finanziell weitergehen soll, weiß sie noch nicht.*

• •

Gleich drei Schmerzexperten bemühen sich in einem außerplanmäßigen Konsil mit der Patientin, darunter unser Oberarzt Dr. Thomas Rampp, ein sehr kundiger und einfühlsamer Therapeut. Sie befragen und untersuchen die Patientin, und auch, wenn dabei verhärtete Faszien und verkürzte Muskeln sowie skelettäre Abnutzungserscheinungen erkannt werden, so sind sie sich einig, dass der Schmerz der Frau zu mehr als der Hälfte Ausdruck ihres seelischen Leidens ist, ihrer Verletzungen, ihrer Ratlosigkeit, auch der vermuteten Depression, die sie so antriebslos macht. In solchen Fällen ist man leicht versucht, den Kopf zu schütteln und zu sagen: »Ja, wenn Sie sich selbst aufgeben, dann können wir Ihnen auch nicht helfen.« Oder: »Sie sind selbst schuld, wenn Sie Ihre Übungen nicht machen.«

Es gibt keine wirklich erfolgreichen Therapien, wenn der Patient oder die Patientin nicht mitmacht. Da nützt auch kein strenges Übungsregime. Unsere Aufgabe ist es, jeden dort abzuholen, wo er körperlich wie seelisch gerade steht.

Diese Patientin muss ganz vorsichtig aufgebaut werden, mit Therapien, die sie nicht fordern, sondern die sie »geradezu genießen kann«, betont einer der Schmerzmediziner, »weil sie emotional so völlig ausgezehrt ist«. Sie hat aus vielerlei Gründen keine Kraft mehr und braucht Unterstützung in jeder Weise – angefangen von einer Rückenbandage (Lumbotrain) bis hin zum psychologischen Gespräch und einer sozialpädagogischen Beratung, wie es in ihrem Alltag weitergehen könnte. Wenn es gelingt, sie an irgendeinem Ende ihrer Verstrickung zur Aktivität zu bewegen, dann werden sich auch alle anderen Bausteine ihres Alltags ein klein wenig verschieben, und es tritt Entlastung ein. Sobald diese Frau nicht mehr so viel auf ihren Schultern tragen muss, kann sich auch der Rücken wieder strecken, und dann wird es ihr vielleicht besser gehen.

Was drückt denn da?

Dieses Beispiel zeigt, dass Medizin, wenn sie sich nur um die Symptome kümmert, zu kurz greift. Zwar ist das bio-psycho-soziale Schmerzmodell längst anerkannt, aber in der Praxis spielt es keine große Rolle, einfach, weil die wenigsten Ärzte wissen, wie sie damit umgehen sollen. Diagnostik, Verordnung, Physio, vielleicht noch ein, zwei Hilfsmittel – mehr ist in unserem Gesundheitswesen nicht »drin«, obwohl es finanziell und vom Versorgungsnetz her so gut ausgestattet ist wie kaum ein anderes der Welt. Es fehlt jedoch eine funktionierende Strategie, gerade was chronische Schmerzen ausmacht. Seit einigen Jahren gibt es zwar verschiedenste Initiativen und Plattformen zur Bekämpfung des chronischen Schmerzes. Aber bei näherer Betrachtung geht es bei den meisten dieser Aktionen – neben der berechtigten Kritik an fehlender Vernetzung der medizinischen Disziplinen – doch wieder nur um die Forderung nach leichterem Zugang zu Medikamenten, häufig sogar Opioiden. Das aber kann nicht die Lösung sein, wie das obige Beispiel der Patientin zeigt.

Gerade chronische oder wiederkehrende Rückenschmerzen sind ein Paradebeispiel dafür, wie stark sich Stress und andere psychische Faktoren im Skelett-Muskel-Apparat abbilden.

Rückenschmerzen sind (nach Bluthochdruck) die zweithäufigste somatische Diagnose überhaupt: Jeder vierte Patient sucht deshalb einen Arzt auf. Rückenschmerzen sind außerdem das häufigste Schmerzsyndrom, und sie treten bei Frauen viermal, bei Männern fünfmal öfter auf als Migräne. Dass Lebensstil und soziale Faktoren eine wichtige Rolle spielen, zeigt allein die Tatsache, dass laut der Bertelsmann-Stiftung Rückenschmerzen in Brandenburg doppelt so oft diagnostiziert werden wie in Bremen. Und Rückenschmerzen sind es auch, die andere Schmerzkrankheiten als Ausdruck genereller Belastung begleiten. Nur bei 20 Prozent der Betroffenen lässt sich überhaupt irgendeine physiologische Ursache für die Beschwerden feststellen, und dann ist immer noch nicht klar, ob diese die Wurzel des Übels ist. Denn wenn die Betroffenen sich dann operieren lassen und zum Beispiel eine Engstellung im Nervenkanal beseitigt wird, bleiben die Schmerzen häufig trotzdem.

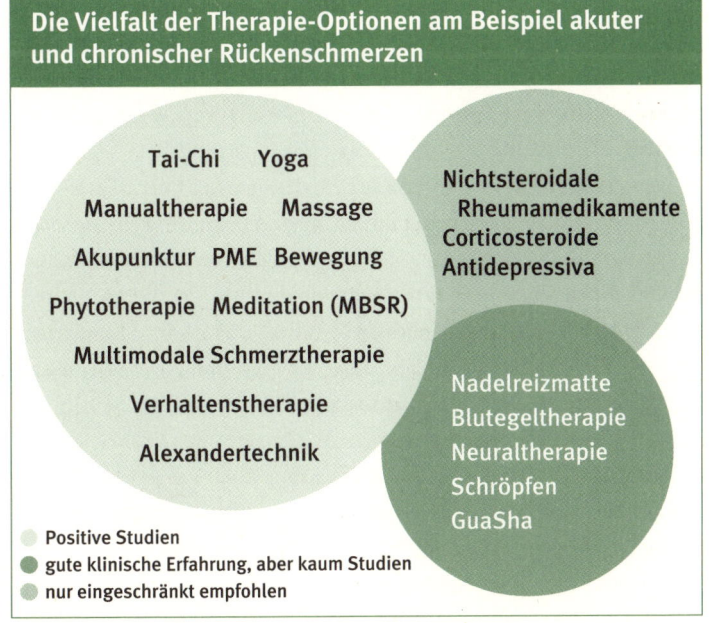

Aus Krisen lernen

Als wir 1999 in Essen unsere Klinik eröffneten, handelte es sich in jeder Hinsicht um ein in Deutschland und Europa einzigartiges Modellvorhaben: eine Spezialklinik für chronische Erkrankungen, die vorwiegend naturheilkundlich und evidenzbasiert in Kombination mit der Schulmedizin arbeitete. Aber nicht nur das. Wir wollten von Anfang an den Fokus nicht allein auf die Krankheiten legen, die wir behandelten, sondern auf die Gesundheit unserer Patienten. Das schloss die Frage ein, wie man es schaffen könnte, die Patienten nicht nur zur Mithilfe bei ihrer aktuellen Therapie zu bewegen, sondern auch, wie man sie darüber hinaus motivieren könnte, wichtige Änderungen in ihrem Lebensstil zu vollziehen, um längerfristig ihre Gesundheit zu stabilisieren. Das nämlich ist ein Kerngedanke der Naturheilkunde, und zwar einer, der herausfordert, denn nur wenige Menschen sind auf Dauer bereit, morgens kalt zu duschen, abends auf Alkohol zu verzichten, vegetarisch zu essen, regelmäßig zu meditieren und mit dem Fahrrad zur Arbeit zu fahren. Gesundes Leben wird mit Entbehrung oder Anstrengung assoziiert.

Vorschriften nutzen da gar nichts. Es geht darum, den Nutzen positiv spürbar und erfahrbar zu machen. Dazu muss man ausloten, in welchem Bereich am ehesten Bereitschaft besteht, etwas am individuellen Alltag zu ändern, und Angebote machen, bei denen die Patienten Dinge ausprobieren können. Nur auf diese Weise können sie die konkrete Erfahrung machen, dass es Dinge gibt, die ihnen guttun. Das habe ich von meiner langjährigen Kollegin Dr. Anna Paul gelernt, einer Gesundheitswissenschaftlerin und Yoga-Lehrerin, mit der ich seit 23 Jahren eng zusammenarbeite. Sie hat ganz entscheidend zum Erfolg unseres Behandlungskonzepts beigetragen, indem sie die klassischen Lehren der Naturheilkunde vom gesunden Leben – die sogenannte Ordnungstherapie – um Erkenntnisse der modernen Gesundheitspsychologie und Lerntheorie erweiterte und auch Elemente der Meditation und Achtsamkeit integrierte.

Patienten sind, wenn sie akut krank sind, logischerweise viel motivierter als sonst, etwas in ihrem Leben zu verändern. Siehe zum Beispiel das Rauchen – eine sehr ungesunde Sucht, von der die meisten sagen, sie würden gerne damit aufhören. Nehmen wir an, Sie sind

Raucher und fassen irgendwann den Vorsatz, zum Jahresende damit aufzuhören, dann liegt die Wahrscheinlichkeit, dass Sie ein Jahr später nicht rauchen, statistisch gesehen bei drei Prozent. Setzen Sie sich aber dieses Ziel unmittelbar nach einem Herzinfarkt und werden dabei professionell unterstützt, schaffen Sie das mit einer fünfzigprozentigen Wahrscheinlichkeit. Es ist zwar bedauerlich, dass Menschen häufig erst nach Krisen bereit sind, etwas zu verändern. Aber sie tun es – und genau da setzen wir an.

Da wir unser Klinik-Konzept der Integrativen Medizin »kassenfähig« machen wollten, es aber zur therapeutischen Wirkung von Naturheilkunde in Deutschland vor 20 Jahren kaum die dafür notwendigen Studien gab, orientierten wir uns an den USA, wo die Komplementärmedizin bereits seit Anfang der Neunzigerjahre mit staatlicher Förderung wissenschaftlich untersucht wurde. Eine ganz wichtige Rolle spielt dabei in den USA die Mind-Body-Medizin, fast jede größere Klinik hat eine Abteilung, die sich darauf spezialisiert hat – und damit auf das Potenzial, durch mentale Arbeit den Gesundungsprozess zu unterstützen.

Erkenntnisse der Stressforschung

Die Ursprünge der Mind-Body-Medizin liegen in der Stressforschung, die in den USA ihren Anfang nahm. Walter B. Cannon hatte in den 1920er-Jahren an der Harvard University als Erster den Zusammenhang zwischen Stress und der Ausschüttung von Hormonen nachgewiesen und dabei den berühmten Begriff »fight or flight response« (Kampf-oder-Flucht-Reaktion) geprägt: Er zeigte, dass Stress ein evolutionär geprägter Vorgang ist, der den Körper in Alarmzustand versetzt, um auf lebensbedrohliche Situationen reagieren zu können. Cannon erforschte auch bereits die Mechanismen des Organismus zur Selbstregulation. Der Ungar Hans Selye entwickelte in den 1930er- bis 1950er-Jahren in Montreal die Theorie, dass Stress ein Zeichen einer Anpassungsreaktion des Körpers auf jede Form von Anforderung sei. In den 1960er-Jahren erkannte der amerikanische Psychologe Richard Lazarus, dass der Verlauf einer Stressreaktion davon abhängt, wie eine Person eine Herausforderung bewertet und ob sie das Gefühl hat, damit umgehen zu können.

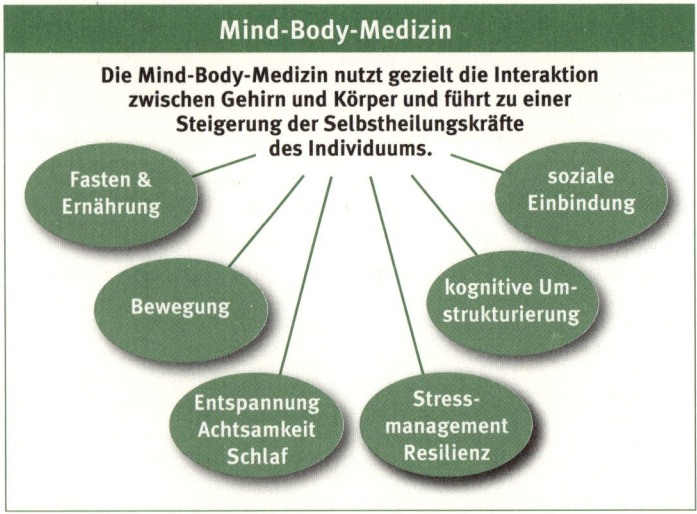

Eine weitere wichtige Erkenntnis war, dass nicht nur äußere Faktoren Einfluss auf unser Immunsystem haben, sondern auch unser Bewusstsein. Mitte der 1970er-Jahre begannen Robert Ader und Nicholas Cohen an der Universität Rochester, das systematisch zu untersuchen. Ader hatte in Tierexperimenten entdeckt, dass die Wirkung eines Medikaments, das gleichzeitig mit Saccharin verabreicht wurde, nach einiger Zeit durch den Süßstoff allein erzielt wurde. Das Immunsystem konnte also zu einer bestimmten Reaktion trainiert werden – über das Gehirn und die Botenstoffe, die dort ausgeschüttet wurden. Daraus entstand eine neue Fachrichtung: die Psychoneuroimmunologie.

Salutogenese: Was uns gesund macht

Über den Körper hinaus reicht das Paradigma der Salutogenese, das auf den israelischen Medizinsoziologen Aaron Antonovsky zurückgeht. Er war seit der Antike der Erste, der die Blickrichtung in der Medizin wieder änderte – zurück zu den Potenzialen der Patienten. Sein Begriff des Kohärenzgefühls, den ich hier noch einmal aufgreifen möchte, bezeichnet die Verbindung von Verstehen, dem Vertrauen, etwas ändern zu können, und dem Gefühl einer Sinnhaftigkeit. Menschen, die diese drei Bedingungen erfüllen, sind laut Antonovsky in der Lage, Schwierigkeiten eher als Herausforderung denn als Bürde zu verstehen – was ihnen bei der Bewältigung hilft und ihre Gesundheit stärkt, seelisch wie körperlich. Seine Erkenntnisse sind ganz wichtig für unsere tägliche Arbeit. Ich gebe Ihnen ein praktisches Beispiel:

• •

Fallbeispiel: Rheuma aus salutogenetischer Sicht

Eine Patientin, 52 Jahre alt und Rheumatikerin, erzählt mir auf Nachfrage ihre Geschichte. Seit sie in den Wechseljahren ist, haben sich ihre Schmerzen deutlich verschlechtert. Die Fingergelenke sind geschwollen, die Fußgelenke auch, gleichzeitig häufen sich Anfälle von Migräne. Sie verträgt die Rheumamittel immer weniger, reagiert mit Übelkeit und Durchfällen. Inzwischen hat sie das Gefühl, dass ihr ganzer Körper entzündet ist, sie nie mehr richtig zur Ruhe kommt. Als ich nach ihren Lebensumständen frage, zeichnet sich eine deprimierende Negativspirale ab: Sobald die beiden Kinder aus dem Haus waren, stellte sich heraus, dass der Ehemann längst eine andere Partnerin hatte. Er zog aus. Der Scheidungsstreit entzweite nicht nur die Kinder, von denen nur noch die Tochter Kontakt zur Mutter hält. Er führte außerdem zum Konkurs der Firma, eines kleinen Reisebüros. Erst als ich die Patientin frage: »Das war ja jetzt sehr viel auf Ihren Schultern. Wie haben Sie das denn alles

ausgehalten?«, leuchtet ihr Gesicht plötzlich auf, und sie sagt: »Ich rette
Hunde!« Dann folgt eine Geschichte, wie sie durch einen Notfall ge-
zwungen war, sich um einen streunenden Hund in Spanien zu küm-
mern, der über eine Hilfsorganisation vor der Todesstation gerettet
worden war und nun einen neuen Besitzer suchte. Den fand sie auch,
und die Freude bei allen Beteiligten war so groß, dass sie seither –
obwohl sie eigentlich von Hunden gar keine Ahnung hatte – die Tier-
vermittlung zu ihrem neuen Lebensinhalt gemacht hat.

Als die Visite beendet ist und wir das Zimmer verlassen haben,
schüttelt der neue Praktikant den Kopf und sagt staunend: »Jetzt hat
die Frau so viel zu bewältigen, ist krank und rettet auch noch
Hunde?« Er muss sich erst mit der Erfahrung vertraut machen, dass
genau dieses Detail im Leben der Frau eine Ressource darstellt, die es
wert ist, weiter verfolgt zu werden. Hier können wir ansetzen und
versuchen, die Lebensgeister unserer Patientin wieder zu wecken.

• •

Wichtig ist dabei zu verstehen, dass Gesundheit und Krankheit keine
statischen Zustände sind – niemand von uns ist nur gesund oder nur
krank. Das Leben ist ein dynamischer Prozess zwischen diesen beiden Polen, der sich in seiner Gewichtung ständig verschiebt. Zu einer
salutogen orientierten Anamnese gehört es deshalb, auf jeden Fall
nach der Bedeutung einer Erkrankung im Kontext des individuellen
Lebens zu fragen.

Dazu gehören auch die Bewältigungsstrategien, die bisher angewandt wurden oder in Zukunft helfen könnten. Zu solchen »Wider-
standressourcen«, die wir heute vielleicht mit Resilienz umschreiben
würden, zählte Antonovsky individuelle Faktoren wie Erbanlagen,
Intelligenz und Bewältigungsstrategien, aber eben auch gesellschaft-
liche Faktoren wie soziale Unterstützung oder kulturelle Stabilität.
Was zum Beispiel Rückenschmerzen angeht (siehe Seite 222), wurde

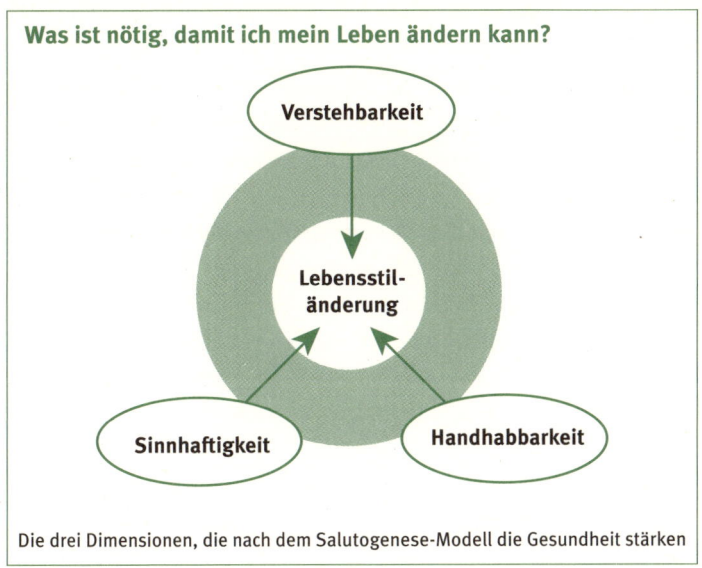

Was ist nötig, damit ich mein Leben ändern kann?

Verstehbarkeit

Lebensstiländerung

Sinnhaftigkeit

Handhabbarkeit

Die drei Dimensionen, die nach dem Salutogenese-Modell die Gesundheit stärken

nachgewiesen, dass Alter, Geschlecht und Bildung Einfluss darauf haben, wie intensiv sie wahrgenommen werden und wie sie sich auf das Berufsleben auswirken. Menschen, die sich ihren Lebensumständen ausgeliefert fühlen, tun sich deutlich schwerer, mit Schmerzen umzugehen.

Suche nach dem wunden Punkt

Natürlich geht jemand, der zum Beispiel finanziell unabhängig ist, anders mit Belastungen um als ein Mensch, der um seine Existenz fürchtet. Und ein anderer, der einen liebevollen Partner »im Rücken« weiß, kann Stress leichter abbauen als ein einsamer Mensch, dem sowohl Ansprache als auch Berührung fehlen. Wir haben Patienten aus allen Bildungs- und sozialen Schichten, den unterschiedlichsten Lebensumständen – wie schafft man es, ihnen allen gerecht zu werden? Wir richten dazu unser Augenmerk auf die individuellen kleinen Kraftpakete, die jeder Einzelne irgendwo hat, vielleicht versteckt in der Lebensgeschichte, vielleicht nur zugedeckt von unglücklichen Konstellationen im Leben, denen die Betroffenen glauben, nicht entfliehen zu können.

Manchmal hilft mir die Intuition im Gespräch dabei, die richtigen Nachfragen zu stellen – wenn man im Laufe der Berufsjahre mit so vielen Lebensgeschichten konfrontiert wurde, entwickelt man eine Art innere Matrix für die sprichwörtlich »wunden Punkte«. Aber es sind vor allem auch die naturheilkundlichen Therapien, die unsere Patienten für Einsichten öffnen. Zunächst einmal ist da die Reizarmut, wenn die Patienten plötzlich aus ihrem Alltag »herausfallen«, in den schützenden Raum der Klinik hinein, wo ihnen liebevoll begegnet wird. Ein anderer Grund ist sicher die körperliche Berührung – zum Beispiel durch Wickel und Auflagen oder durch Massagen und Physiotherapie. Jedenfalls kann man fast die Uhr danach stellen, dass sich am vierten oder fünften Tag ihres Aufenthalts bei unseren Patienten etwas ändert: Manche machen eine Heilkrise durch, bevor die Wende eintritt. Andere erklären plötzlich, dass es ihnen besser geht, und sie erzählen von einem Aha-Erlebnis, das sie in unserer Klinik hatten.

• •

Fallbeispiel: Ganzkörperschmerz und Gefühle

Er sei ein völlig rationaler Mensch, einer, der sich von keinerlei Gefühlsausbrüchen beeinflussen lasse, erklärt ein Mann, 43 Jahre alt, der wegen gravierender chronischer Schmerzen in unsere Klinik überwiesen wurde. Es begann mit den ersten Anzeichen einer Kniearthrose, dann folgte der Rücken, und schließlich taten auch noch Kopf und Hände weh.

Das Ärzteteam, das ihn während der Visite befragt, wundert sich: Der Mann scheint nicht nur sehr intelligent, sondern auch ausgesprochen empathisch zu sein, er hat eine warme und sympathische Ausstrahlung und kann genau beschreiben, wo seine Belastungsfaktoren sind: Er ist Pilot einer Linienfluggesellschaft, muss einen Großteil seiner Arbeitszeit im Sitzen verbringen, im Cockpit oder in der Wartehalle irgendeines Flughafens. Der Schichtdienst setzt seinen Organismus unter anderem ständigen Zeitverschiebungen aus, die ihm auch dann den Schlaf rauben, wenn er ausnahmsweise mal länger als eine Woche zu Hause bei seiner Frau ist, die er, wie er findet, leider zu selten sieht. Das Paar hat keine Kinder.

Der Patient hört sich aufmerksam die Erklärungen zu den Auswirkungen dieser individuellen Lebensstilfaktoren auf seinen Organismus an. Diszipliniert nimmt er an allen Einweisungen zu den Entspannungsübungen teil, geht auch zum Yoga, nur das Angebot zu fasten lehnt er ab. Das scheint ihm zu ungewohnt. Zur Mitte seines Aufenthaltes hin wird der Patient plötzlich erst still, und dann, nach zwei Tagen, öffnet er sich vorsichtig. Eher beiläufig erzählt er, welche Erschütterungen für seinen Berufsstand der vermutliche Suizid des Piloten Andreas Lubitz verursacht hatte, der 2015 mit 150 Menschen abgestürzt war. Schmerzmittel sind in seinem Beruf generell »ganz schwierig«. Auch jeder Verdacht, irgendetwas könnte mit seiner Psyche nicht stimmen, wäre für ihn vernichtend. Deshalb kann er auch nicht ein amerikanisches Mittel gegen Fibromyalgie nehmen, weil es in Deutschland nur gegen Depressionen zugelassen ist. Deutlich wird auch der Drill im Hintergrund, mit dem er und seine Kollegen gelernt haben, Gefühle auf Kommando abzuschalten, um alle Sinne auf das Lenken der Maschine konzentrieren zu können. Auch jetzt ist ihm wichtig zu betonen, dass er es in jeder Situation beherrscht, seine Emotionen beiseitezuschieben.

Geht das überhaupt? Da ist die Sorge, wegen einer Phase der Erschöpfung nicht für flugfähig gehalten zu werden, das Bemühen,

immer »voll fit« und handlungsfähig zu bleiben, sogar die Schwierig-
keit, in der Beziehung zu seiner Frau ungeschützt er selbst zu sein.
»Dabei bin ich eigentlich ein fröhlicher Mensch«, sagt er.

Als die Rüstung in der Klinik Risse bekommt, verändert sich
der Patient. Nun telefoniert er jeden Abend stundenlang mit seiner
Frau und spricht mit ihr zum ersten Mal »über alles«. Die beiden
beschließen, nun wieder mehr Zeit miteinander zu verbringen, und
wenn er dafür den Job wechseln müsste. Seine Beziehung und seine
Gefühle seien ihm wichtig, sagt er jetzt – wie wichtig, das habe er erst
in dieser Phase der Nachdenklichkeit erkannt. Am meisten geholfen
hätten ihm die Entspannungsübungen, weil er dort die Erfahrung
gemacht habe, dass er Einfluss auf seinen Körper nehmen kann.
Doch auch jenseits dieses Kontrollaspektes ist er viel offener geworden,
sagt das Team. Zumindest für die zehn Tage seines Klinikaufenthaltes
musste er keinem Bild und keinen Anforderungen entsprechen.
Die Beschwerden sind zwar nicht verschwunden, aber deutlich
geringer geworden. Dieses Beispiel zeigt auch sehr schön, wie bei der
Mind-Body-Medizin Verstehen, Wahrnehmen und Verändern
ineinanderfließen.

• •

Alte Weisheiten, neuer Sinn

Die Mind-Body-Medizin baut auf den Erkenntnissen der Stressforschung wie auch der Salutogenese auf, und ihr wichtigstes Ziel ist
die Bewältigung von Spannungszuständen durch die Patienten
selbst. Herausforderungen zu bewältigen, verstand Antonovsky als
gesundheitsförderlichen Faktor, als lebensnotwendige und erfolgreiche Anpassung an eine sich ständig wandelnde Umwelt. Geht
diese Fähigkeit aber verloren, dann bewirkt ein andauernder Stress-
zustand eine Stärkung des »kranken« Pols im Gesundheits-Krank-
heits-Kontinuum.

Stress kann die verschiedensten Ursachen haben. Er kann Folge von Umweltbelastungen wie Lärm sein, aber auch von psychischem Druck und negativen Gedanken. Zwar reden wir alle ständig über Stress, doch die wenigsten Menschen wissen wirklich, wann sie gestresst sind. Sie nehmen nur die Spitzen der Belastung wahr, aber fühlen gar nicht mehr, wie angespannt sie zum Beispiel in den scheinbar stressfreien Phasen sind. In der Klinik benutzen wir in der Arbeit mit unseren Patientengruppen sogenannte Biodots, das sind linsengroße Punkte mit Flüssigkristallen, die man auf die Haut klebt und die sich dann je nach Temperatur der Haut verfärben. »Total entspannt« (lila) ist kaum jemand, und allein die Übung bringt viele dazu, ihre Farbe zu wechseln – von braun (»angespannt«) zu schwarz (»gestresst«). Bis die Punkte sich irgendwann ablösen, können die Patienten den ganzen Tag über genau verfolgen, wann sie angespannt und wann sie relaxt sind.

Die gute Nachricht: Wir sind dem Stress nicht hilflos ausgeliefert, sondern können ihm gezielt etwas entgegensetzen. Diese Fähigkeit ist die vielleicht wichtigste Gesundheitsressource in unserer hektischen Zeit.

Da Stress im Wesentlichen eine Anpassungsreaktion an die uns umgebende Welt widerspiegelt, kann ein gesunder Lebensstil für mehr Stabilität im Wandel sorgen. So ist es kein Zufall, dass gerade in einer Phase der intensiven Industrialisierung Empfehlungen der antiken Ärzte wieder aufgegriffen wurden: Pfarrer Sebastian Kneipp propagierte nicht nur naturnahe Kost und Wasserbehandlungen, sondern wie die Urväter der Medizin auch eine spirituelle und geistige Auseinandersetzung mit dem Leben. Eine Generation später erfand der Schweizer Arzt Max Bircher-Benner dafür den Begriff »Ordnungstherapie«, der mit seinen zentralen Forderungen nach ausreichend Bewegung, gesunder Ernährung und regelmäßiger Entspannung bis heute ein Kernstück der klassischen Naturheilkunde ist.

Verhaltensbezogene und psychische Faktoren tragen in hohem Maße dazu bei, dass wir krank werden. So sind 90 Prozent aller Herz-Kreislauf-Leiden lebensstilbedingt und lassen sich positiv verändern. Doch die seit dem späten 19. Jahrhundert immer stärker naturwissenschaftlich orientierte Medizin verlor sie zunehmend aus dem Blickfeld und widmete sich stattdessen immer stärker der Mikro- und Zellbiologie. Medikamente wurden nun neben der Gerätemedizin zum hauptsächlichen therapeutischen Ansatz.

Fragen nach dem Einfluss von Gedanken, Vorstellungen und Gefühlen wie auch des daraus resultierenden Verhaltens spielten kaum mehr eine Rolle. Man trennte den Körper vom Geist und behandelte ihn separat. Lebensstilfaktoren wie Ernährung und Bewegung galten zwar als wichtig, jedoch schien es nicht mehr die Aufgabe der Medizin, darauf Einfluss nehmen zu wollen. Gleichzeitig aber stieg die Zahl der chronischen Erkrankungen seit den Fünfzigerjahren des 20. Jahrhunderts in den Industriestaaten ständig, wobei sich die meisten davon auf ungesunde Verhaltensweisen zurückführen ließen. Inzwischen gilt dieser Befund auch für die Schwellenländer, deren Bevölkerung zunehmend westliche Lebensweisen und Konsummuster übernimmt.

Pioniere einer anderen Medizin

Es waren Psychologie, Pädagogik und die Sozialwissenschaften, die mit Erkenntnissen zu Motivation und Verhalten neue Wege für die Medizin aufgezeigt haben: In ihrem Fokus steht das Ziel der »Selbstwirksamkeit« – die Aktivierung und erfolgreiche Einbeziehung des Patienten in die Therapie. Sie setzt voraus, was schon Antonovsky erkannt hatte: dass der Patient auch in (gesundheitlich) schwierigen Situationen Einfluss auf seine Beschwerden nehmen kann – wenn er das richtige Rüstzeug dafür erhält.

Einer der Pioniere, der dies in die Praxis umgesetzt hat, ist der Kardiologe Herbert Benson, von dem mein Team und ich viel gelernt haben. Zu lernen, wie man Entspannung therapeutisch einsetzen kann, klingt irgendwie trivial, ist aber eine Kunst für sich. Die oftmals verlernte Fähigkeit, sich zu entspannen, trägt häufig zu einem Krankheitsprozess bei oder löst ihn sogar aus. Den Patienten ist es durchaus bewusst, und sie versuchen es mit einem Entspannungsverfahren, aber dann sehen sie nicht gleich Erfolge und haken es für sich ab. Entspannung ist ein sehr individueller Prozess, jeder muss seine eigene Methode finden. Es kann unter Umständen auch einige Zeit dauern, und die Unterstützung eines Experten ist in keinem Fall verkehrt.

Benson hatte in den frühen 1970er-Jahren an der Harvard University untersucht, wie sich der Bluthochdruck durch Biofeedback regulieren lässt; er machte also mit einem Gerät den Effekt gezielter Entspannung erfahrbar. In den Achtzigerjahren untersuchte er dann mit Unterstützung des Dalai Lama tibetische Mönche und fand heraus, dass meditative Verfahren bei der Blutdrucksenkung mindestens genauso effektiv sind. Daraus leitete er eine Methode ab, wie sich Stress im Körper quasi »neutralisieren« ließ, und prägte für diesen Vorgang den Begriff »relaxation response« – Entspannungsantwort – als Gegenstück zu »fight or flight response«.

Bevor unsere Klinik in Essen 1999 eröffnet wurde, absolvierte ich mit einem Team von fünf künftigen Mitarbeitern ein intensives Ausbildungsprogramm in Boston und schickte später weitere Mitarbeiter zu Herbert Benson, um in die Geheimnisse der Stressregulation eingeführt zu werden. Einer davon war zum Beispiel Tobias Esch, heute Professor für Integrative Gesundheitsversorgung/Gesundheitsförderung an der Universität Witten/Herdecke.

Unterrichtet wurden wir von Peg Baim, die seit über 20 Jahren im Harvard Institute arbeitete und nun die Leiterin der Abteilung für Mind-Body-Medizin war. Unser Programm bestand aus progressiver Muskelentspannung, autogenem Training, Visualisierung, Achtsamkeitsmeditation, Yoga, Tai-Chi und Qigong. Wir sollten für die Zeit unseres siebentägigen Intensivseminars eines der Verfahren täglich für 30 Minuten anwenden. Insgesamt braucht es etwa vier bis sechs Wochen regelmäßiger Übung, bis der Körper auf Stress anders reagiert als vorher: Dann kursiert zwar immer noch das Adrenalin durch den Körper, aber das Herz wird nicht mehr so stark dadurch erregt.

Ich fragte Peg Baim, welches Verfahren sie denn für sich bevorzuge, und ihre Antwort lautete, dass sie versuche, Achtsamkeit in ihrem täglichen Leben zu praktizieren. Sie war aufgrund ihrer jahrelangen Erfahrung in der Lage, auch ohne die tägliche Praxis durch die achtsame Präsenz im Alltag gelassen zu bleiben.

Parallel zu dieser Entwicklung begann Ende der 1970er-Jahre auch der Molekularbiologe Jon Kabat-Zinn an der University of Massachusetts, die Wirkungen von Achtsamkeitsmeditation bei Patienten mit chronischen Schmerzen zu untersuchen. Er entwickelte wie bereits erwähnt ein Programm zur »Mindfulness-Based Stress Reduction«, das als MBSR inzwischen weltweit gelehrt und praktiziert wird. Es schult, den Fokus der Aufmerksamkeit auf den gegenwärtigen Moment und eine akzeptierende, nichtreaktive Gelassenheit zu legen. Kabat-Zinn stellte fest, dass sich bei den Teilnehmern seines achtwöchigen Programms Schmerzzustände dauerhaft besserten, Depressivität und Angst ab- und die Fähigkeiten zur Stressbewältigung zunahmen.

Das lohnt sich: So hatte Jon Kabat-Zinn sein MBSR-Programm in den Siebzigerjahren mit austherapierten Schmerzpatienten gestartet, für die es nach medizinischer Ansicht keinerlei Therapiemöglichkeiten mehr gab. Doch genau diese Gruppe profitierte außergewöhnlich stark von der Meditation, was dazu führte, dass nach vier Jahren immer noch über 70 Prozent täglich zwischen 30 und 45 Minuten meditierten oder andere Achtsamkeitsübungen machten.

Der dritte wichtige Pionier auf diesem Gebiet ist der Kardiologe und Lebensstilmediziner Dean Ornish an der University of California, San Francisco. Sein Lifestyle-Programm für Herzkranke enthält eine Ernährungsumstellung, Meditation, Yoga, Ausdauertraining und liebevolle Zuwendung zu anderen Menschen und zu sich selbst. Ornish, der unter anderem den herzkranken Ex-Präsidenten Bill Clinton erfolgreich behandelte und zum Veganer machte, konnte zeigen, dass durch solche – zugegeben sehr strikte – Lebensstilveränderungen auch schwere krankhafte Herzgefäßveränderungen rückgängig gemacht werden können. Unter anderem verändert sich, wie er bei Prostatakrebspatienten zeigte, die Genexpression – also das Muster, nach dem bestimmte Gene an- und abgeschaltet werden.

Selbsterkenntnis und Selbstfürsorge

Mit unserer Essener Klinik waren wir die Ersten in Europa, die Naturheilkunde kombiniert mit Mind-Body-Medizin nach amerikanischem Vorbild in ein klinisches Therapieprogramm für Patienten mit chronischen Schmerzen einbrachten. Die nationalen Gesundheitsinstitute der USA (National Institutes of Health – NIH), haben die Mind-Body-Medizin 2006 so definiert: »Die Mind-Body-Medizin konzentriert sich auf das Wechselspiel zwischen Gehirn, Psyche, Körper und Verhalten sowie den enormen Einfluss, den Gefühle, Gedanken, soziale, spirituelle wie auch Verhaltensfaktoren auf die Gesundheit haben. Sie verfolgt das grundlegende Ziel, das individuelle Potenzial an Selbsterkenntnis und Selbstfürsorge anzuerkennen und auszubauen, und setzt Techniken ein, die dem förderlich sind.« Praktisch verständlicher formulierte das einer unserer Patienten: »Das ist eine Therapie für eine dickere Haut!« Dies ist ein Bild, das jedem von uns im Kopf bleibt.

Als Methoden nennen die NIH Entspannungstechniken, Hypnose, Vorstellungsübungen, Meditation, Yoga, Tai-Chi, Qigong, kognitiv-verhaltensbezogene und emotionsregulierende Techniken, Gruppenunterstützung und autogenes Training sowie Spiritualität. Während das amerikanische Modell vorrangig Methoden zum Erreichen der Entspannungsantwort zur Stressbewältigung und Entspannung einsetzt, beziehen wir an unserer Klinik in Essen ergänzend Therapien ein, die in der Tradition der europäischen Naturheilkunde stehen – Ernährung, Spannungsregulation durch Atmung, Bewegung im Alltag sowie Strategien zur Selbstregulation und Selbsthilfe. Moderne Verhaltens- und lebensstilorientierte Ansätze ergänzen sie. Gerade in der Schmerztherapie ist das sehr hilfreich.

Fallbeispiel: Migräne und Meditation

»Ich hab da ja jetzt auch Meditation gelernt«, sagt die Patientin stolz und gibt auch gleich frank und frei zu, dass sie davon »vorher gar nix gehalten« habe. Die Frau, Leiterin eines Supermarkts und Mutter von drei Kindern, hat es im Monat auf 20 Migräneattacken gebracht. Sie war eigentlich kaum schmerzfrei und zum Schluss berufsunfähig geschrieben. Schon die einstündige Anamnese der Ordnungstherapeuten hatte sie nachdenklich gemacht bei Fragen wie: »Bei welchen Anlässen tritt die Migräne am häufigsten auf?« oder »Was bereitet Ihnen Stress?« Eigentlich war die 42-jährige Patientin stolz auf ihr dickes Fell und fühlte sich nervlich krisenfest – wenn da nicht diese ständigen Schmerzanfälle wären. Von den verschiedenen Angeboten für Entspannungsverfahren gefällt ihr der Body Scan am besten: »Da hab ich was, worauf ich mich konzentrieren kann, da guck ich nicht nur in die Luft«, sagt sie. Dabei kann sie sich so sehr entspannen, dass sie beim täglichen Üben auch schon mal einschläft – »obwohl das nicht gut ist, hat der Mitarbeiter aus der Ordnungstherapie gesagt, weil das Meditieren anders Ruhe in den Körper bringt als das Schlafen«. Wache Aufmerksamkeit soll sie praktizieren, und das hilft ihr nach einigem Üben auch dabei, die ersten Anzeichen von Stress, zum Beispiel einen verspannten Nacken, viel früher zu erkennen und dann Selbsthilfe anzuwenden.

Wir haben in Essen ein speziell geschultes Team von Mind-Body-Medizin-Therapeuten aufgebaut, die auf verschiedensten Gebieten einen akademischen Abschluss haben. Sie sind Ernährungs- oder Sportwissenschaftler, Psychologen oder Sozialpädagogen, Gesundheitspädagogen oder -wissenschaftler. Alle Beteiligten arbeiten im Rahmen eines gemeinsamen Behandlungsplanes in den Lebensstilbereichen Bewegung, Ernährung und Entspannung, und zwar fachübergreifend. Die Mind-Body-Therapeuten müssen alle Kernbotschaften und Techniken der einbezogenen Disziplinen kennen und vermitteln können. Außerdem durchläuft jeder Patient eine eigene einstündige Mind-Body-medizinische Anamnese, was seinen persönlichen Hintergrund und seinen Lebensstil angeht. Ärzte und Pflege stehen in intensivem Austausch mit dem Mind-Body-Team, sie versuchen gemeinsam, für jeden Patienten neben dem generellen Therapieplan den besten individuellen Ansatz für nachhaltige Selbsthilfestrategien zu finden. Die Patienten erhalten auch die Möglichkeit, das an der Klinik Gelernte im Anschluss in einer Tagesklinik – zehn Wochen lang an einem Sechs-Stunden-Tag pro Woche – zu vertiefen, um es systematisch und dauerhaft in den Alltag integrieren zu können.

Der Bereich Mind-Body-Medizin nimmt während des stationären Aufenthaltes bis zu vier Stunden pro Tag ein. Das soll die wichtige Basis dafür legen, dass die Therapieerfolge der Akutsituation sich auch langfristig verstetigen, indem das Leben gesundheitsförderlich verändert wird.

Nicht Defizite, sondern Potenziale

Natürlich möchten wir, dass die Symptome unserer Patienten sich bessern oder sogar verschwinden. Aber unser Weg dorthin ist ein anderer als in der konventionellen Medizin: Zusätzlich zu ihren Defiziten – ein geschwollenes Gelenk, ein steifes Knie, die lähmende Migräne – interessieren uns die Potenziale: ihre Wünsche, Hoffnungen und Erwartungen bis hin zu Lebenszielen und der Sinndimension, dem privaten und beruflichen Umfeld. Und das nicht, weil wir neugierig sind, sondern weil wir gemeinsam mit den Betroffenen einen Weg entwickeln wollen, wie sie mit besserer Selbstwahrnehmung zu mehr Selbstfürsorge gelangen und wieder mehr Kontrolle über ihre Gesundheit erlangen können. Manche Menschen glauben noch gar nicht, dass sie selbst etwas an sich verändern können. Andere würden es gerne tun, trauen es sich aber noch nicht zu. Eine weitere Gruppe hat vielleicht schon mehrere Anläufe genommen, aber keinen Erfolg gehabt. Dann gibt es die, die voller Ehrgeiz neue Ziele in Angriff nehmen und vor Übereifer in Schutz genommen werden müssen. Und schließlich gilt es, die Motivation für ein gesünderes Leben auch über einen längeren Zeitraum und konfrontiert mit Rückschlägen aufrechtzuerhalten. Das ist sicherlich die schwierigste Aufgabe, denn Rückschläge können immer wieder kommen, und dann gilt es, die Flinte nicht ins Korn zu werfen, sondern weiterzumachen.

Bei vielen Patienten spielen dabei Themen eine Rolle, die über ihren Körper hinausgehen. Das können Fragen des sozialen Umfelds sein, auch umweltmedizinisch-ökologische wie beispielsweise Schadstoffbelastung, Lärm, Licht und Luftqualität im häuslichen oder beruflichen Umfeld oder philosophisch-spirituelle Themen wie Werte, Wünsche und der Lebenssinn.

Die Negativspirale durchbrechen

Schmerzpatienten sind nicht selten krankheitsbedingt in ihren sozialen Beziehungen und in ihrer Leistungsfähigkeit eingeschränkt, was sie oft als sehr leidvoll erleben. Das wirkt sich meist negativ auf wichtige Bereiche der Gesundheit aus: Sie bewegen sich weniger, atmen flacher, können sich schwerer entspannen. Sie leiden unter depressiven Verstimmungen und kompensieren das möglicherweise mit Alkohol oder Süßigkeiten. Vielleicht überarbeiten sie sich aber auch an

»guten« Tagen, weil sie versuchen, ihren Leistungsabfall wettzumachen. Der Stress führt zu muskulären Verspannungen. Bewegungsmangel und soziale Isolation verstärken die Rückzugstendenzen.
Dieser Teufelskreis wird durch Medikamente nur kurzfristig unterbrochen, denn irgendwann verstärken sie die Symptome.

Mind-Body-medizinische Interventionen haben hier das Ziel, die
Selbstwahrnehmung und -reflexion anzuregen (so zum Beispiel
durch eine Methode, die Kognitive Umstrukturierung genannt wird
und sich mit den negativen Gedankenschleifen auseinandersetzt, von
denen viele Menschen beherrscht werden).

Fallbeispiel: Migräne und Fasten

*Die Patientin, die wegen chronischer Migräne in die Klinik kommt,
ist 46 Jahre alt und arbeitet in einem wissenschaftlichen Institut in der
Finanzverwaltung. Ihr Job ist fordernd und führt zu regelmäßigen
Migräneattacken, die sie, um nicht auszufallen, mit immer mehr
Triptanen bekämpft hat. Abgesehen davon, dass sie die erlaubte Dosis
inzwischen um das Mehrfache überschritten hat, wird zunehmend
deutlich, dass die Medikamente ihre Wirkung verlieren.*

*Erster Therapieschritt ist in diesem Fall ein stationärer Medika-
mentenentzug, unterstützt durch mehrtägiges Heilfasten und flankiert
durch naturheilkundliche Therapien wie beispielsweise Akupunktur,
Neuraltherapie, heiße Nackenrollen und Minzölauflagen auf die Stirn
oder Lidocain-Nasentropfen. Als Teil ihrer Mind-Body-Therapie wird
die Erfahrung des Fastens in einer Patientengruppe besprochen und
gesundheitsfördernde Ernährung thematisiert. Fasten erleichtert unter
anderem den Medikamentenentzug. Auch Bewegung und Entspannung
sind ein Thema. Die Patientin lernt die Grundzüge von Walking,
Yoga, Qigong und Meditation kennen. Sie diskutiert mit ihren
Therapeuten, aber auch in der Gruppe, was sich dadurch an ihren*

Symptomen und ihrer Befindlichkeit verändert hat. Dabei werden ihr auch die Zusammenhänge zwischen ihren Gedanken und Erwartungen, ihren Handlungen und ihren Symptomen deutlich.

· ·

Eine Besonderheit von Patienten mit häufigen Migräneanfällen ist ein Perfektionismus, der sie in ganz unterschiedlichen Lebensbereichen permanent antreibt, höher zu »springen«, als sie das eigentlich müssten. Frauen frage ich manchmal provozierend, ob man von ihrem Küchenfußboden essen könne? »Natürlich«, sagen manche und merken dann erst, wie unsinnig Frage und Antwort waren. Ihr Leistungsbewusstsein geht auf Kosten ihrer Selbstfürsorge.

In solchen Biografien gibt es häufig irrationale Glaubenssätze wie: »Ich muss immer alle Anforderungen erfüllen, sonst fühle ich mich wertlos und werde nicht geliebt.« Durch Übungen, meditativ »loszulassen«, und durch Reflexion ihrer Einstellungen und Handlungen lernen die Betroffenen dann, das Gelernte zu relativieren. Häufig werden Muster in der Familie sichtbar – zum Beispiel der Leistungsanspruch eines Elternteils. Im Austausch mit den Mitgliedern einer Gruppe erfahren die Patienten Verbundenheit und Unterstützung, losgelöst von irgendwelchen Ansprüchen. Der Zusammenhang zwischen Kopf und Körper wird spürbar, unterstützt durch die naturheilkundlichen Anwendungen. Durch all dies gestärkt und motiviert, können sie dann eine Veränderung zulassen.

So weit die Theorie. Aber auch die Praxis ist beeindruckend, das erleben wir immer wieder.

· ·

Fallbeispiel (Fortsetzung):

Nach dem stationären Aufenthalt hat diese Migränepatientin wieder Mut und Energie, sie experimentiert mit gesünderem Essen, nimmt sich vor zu walken und ist entschlossen, die Zeit für einen täglichen Body Scan zu finden.

Durch die Teilnahme an der Tagesklinik vertieft sich ihre Motivation, etwas an ihrem Leben zu verändern. Inzwischen nimmt sie erste Signale einer Migräneattacke viel früher wahr, und es ist ihr schon zweimal gelungen, sie vollständig ohne Triptane abzuwenden, was vorher undenkbar war. Diese Erfahrung, dass sie selbst erfolgreich auf ihr Befinden Einfluss nehmen kann, fördert ihre Selbstverantwortung. Sie bestärkt die Patientin in ihrer Selbstwirksamkeit. Der Negativkreislauf aus Angst und Hilflosigkeit ist durchbrochen.

• •

Studien zeigen die Wirkung der Anti-Stress-Medizin

Fassen wir zusammen: Die Mind-Body-Medizin macht zum einen bewusst, was individuell Stress auslöst. Sie schult gleichzeitig die Wahrnehmung, was dabei im Körper passiert. Schließlich leitet sie dazu an, dem gezielt entgegenzuwirken – zum Beispiel durch die Methoden von Herbert Benson (Entspannungsantwort) oder Jon Kabat-Zinn (Achtsamkeit).

Die Relaxation Response beschreibt einen Zustand tiefer Entspannungsfähigkeit: Die innere Aufmerksamkeit wird auf einen sich wiederholenden Stimulus gerichtet: eine Melodie, ein Mantra, einen Gebetsvers oder eine meditative Bewegungsabfolge. Das beruhigt die Gedanken und verringert als Folge die Aktivität des sympathischen Nervensystems. Benson baute diesen Grundansatz in weiteren, krankheitsspezifischen Programmen aus, die auch kognitive Bewältigungsstrategien und Elemente der positiven Psychologie umfassen.

Studien zeigen, dass die Benson-Programme generell die Bewältigung chronischer Krankheiten erleichtern und nachhaltig wirken: Diejenigen Patienten, die mit der Entspannungsantwort arbeiten, müssen seltener im Krankenhaus liegen als vergleichbare andere.

Langzeitpraktizierende schaffen es in deutlich kürzerer Zeit, stress-erzeugende Reize zu kompensieren und sich wieder zu entspannen. Die Benson-Methoden führen dazu, dass Gene aktiviert werden, die mit dem Energiestoffwechsel, dem Zellhaushalt, der Insulinsekretion und der Reparatur von Telomeren (der für die Alterung zentralen Chromosomen-Enden) verbunden sind. Die Expression von Genen, die mit Entzündungsprozessen und stressbedingten Signalwegen ver-knüpft sind, wird reduziert. Positive Wirkungen zeigten sich generell bei Personen mit akuten wie chronischen Schmerzen und speziell auch bei rheumatischen Erkrankungen.

Die Wirkung der Mindfulness-Based Stress Reduction ist eben-falls in Hunderten Studien untersucht worden. MBSR zielt auf ein »nicht wertendes Gewahrsein« ab, das bedeutet, alles, was gerade im Moment da ist, wahrzunehmen, ohne es zu bewerten, egal, ob es an-genehm oder unangenehm ist. Ziel ist, diese spezielle Form der Ent-spannung und Stressreduktion mit Lebensstilveränderungen wie mehr Bewegung und besserer Ernährung zu verbinden und in alle Bereiche des Lebens zu integrieren.

Das klassische MBSR-Programm dauert acht Wochen mit wö-chentlichen Gruppensitzungen zu je 2,5 Stunden und einem ab-schließenden Übungstag in Stille. Es ist hilfreich, einen solchen Kurs zu besuchen – ohne jede Anleitung ist es viel schwerer, Achtsamkeit zu lernen. Wenn einmal Grundkenntnisse vorhanden sind, kann man diese mithilfe von Büchern und CDs oder Podcasts mit angelei-teten Meditationen und Übungen vertiefen. Dazu zählen Geh- und Sitzmeditationen und achtsames Yoga sowie Übungen, bei denen All-tagsaktivitäten wie Essen, Zähneputzen und zwischenmenschliche Kommunikation bewusst praktiziert werden.

Eine Weiterentwicklung ist die Achtsamkeitsbasierte Kognitive Therapie (Mindfulness-Based Cognitive Therapy; MBCT), die den Geist im Sinne der Achtsamkeit schult (mit Psychoedukation, kogni-tiver Umstrukturierung und der Entwicklung angenehmer Aktivitäten) und vor allem bei Depressionen mit guten Effekten eingesetzt wird. MBCT wurde von Psychotherapieforschern der Universitäten von Toronto, Cambridge und Oxford entwickelt und kann nur im Kurs erlernt werden.

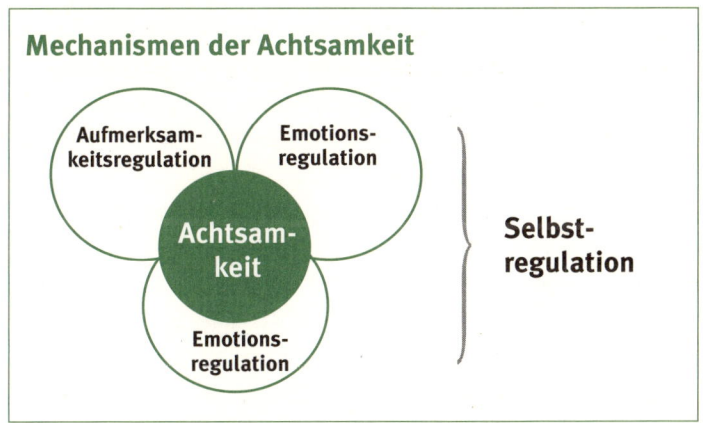

Meditation verändert Gehirn und Immunsystem

Das Faszinierende ist, dass Meditation und Achtsamkeit, so unspektakulär und still ihre Übungen auch sind, ein wirkliches Potenzial zu Veränderungen haben: Sie wirken sogar auf Hirnstrukturen. MBSR führt, regelmäßig praktiziert, dazu, dass der Cortex an Dicke zunimmt. Diejenigen Hirnregionen, die für die Regulation von Emotionen, für innere Einsicht, Lernen und Gedächtnis verantwortlich sind, arbeiten durch Achtsamkeitspraktiken besser zusammen. Schmerzhafte Reize werden als weniger unangenehm empfunden. Auf molekularer Ebene konnten Studien zeigen, dass die Entzündungsneigung des Körpers abnimmt und das Immunsystem weniger stark auf Stress-Botenstoffe reagiert. Generell kann MBSR auf Ängstlichkeit und Depression Einfluss nehmen, die beide dazu beitragen, Schmerzen zu verstärken.

Mehr Luft!

Atmen ist ein Vorgang, der unser Inneres mit dem Außen verbindet, eine Bewegung, die einerseits reflexhaft unbewusst passiert, die wir aber dennoch bewusst beeinflussen können. Atemübungen sind deshalb Bestandteil aller meditativen und achtsamkeitsbasierten Verfahren, sie tauchen im Yoga auf, bei der Entspannungsantwort oder auch im Qigong. Die Engländerin Vidyamala Burch, selbst Schmerzpatientin, hat, angeregt durch solche Praktiken, eine achtsamkeitsbasierte Atemschule für den Umgang mit Schmerzen gegründet, die sich »breathworks« nennt und auch in Deutschland Kurse anbietet. »Ich möchte, dass Sie nicht über die Vergangenheit nachdenken, sich keine Sorgen über die Zukunft machen – dass Sie nur hier sind und das spüren, was jetzt ist«, sagt sie in einem Interview. »Dann können Sie unbelastet Entscheidungen treffen, und erst das macht die Achtsamkeit so lebensverändernd!«

Das Prinzip sei simpel, aber dennoch nicht leicht zu erlernen – die Kunst bestehe nämlich darin, sich dem Schmerz zuzuwenden, anstatt zu versuchen, ihn wegzuschieben. Burch verspricht nichts, was sie nicht selbst ausprobiert hat. Sie ist seit frühester Jugend Schmerzpatientin, hatte sich schon als Jugendliche am Rückgrat verletzt, hatte später dann einen schweren Autounfall und musste dreimal operiert werden. Sie ist teilweise gelähmt und sitzt im Rollstuhl. Burch leidet unter einem Dauerschmerz, den sie selbst mit »zwischen 5 und 8« bewertet, Schmerz, der eine Kombination aus neuropathischem Schmerz und Entzündungsschmerz darstellt. »Man kann lernen, den Schmerz anders zu bewerten, den Stress um den Schmerz herum abzustellen. Das geht am besten mit unserem Atem.«

Was kann die Mind-Body-Medizin?

Nützt das, was wir unseren Patienten anbieten? Wir haben die Wirkung unseres klinischen Mind-Body-medizinischen Ansatzes in einer Langzeitstudie untersucht. An die 2500 Patienten mit Herz-Kreislauf-Leiden, gastroenterologischen und rheumatischen Erkrankungen wurden vor, direkt nach sowie drei, sechs und zwölf Monate nach Ende ihrer Therapie zu ihrem Befinden befragt. Das Ergebnis: Der Gesundheitszustand verbesserte sich über den gesamten Zeitraum. Angst und Depressivität nahmen ab, die Zufriedenheit mit ihrer Gesundheit zu. Krankschreibungen und Arztbesuche gingen zurück. Die Patienten gaben an, sich nun als mitverantwortlich und bedeutsam für Veränderungen ihrer Symptomatik zu erleben. Sie setzten weniger auf fremde, ärztliche Hilfe.

Dieses Ergebnis wurde in einer weiteren Studie an 310 chronischen Schmerzpatienten bestätigt. Die Tatsache, dass sie selbst etwas verändern konnten, verringerte erheblich die Intensität ihrer Schmerzen. Darüber hinaus reduzierte die stationäre Therapie die körperlichen Einschränkungen, erhöhte die Schmerzakzeptanz und stärkte die Achtsamkeit der Patienten nachhaltig bis 6 Monate nach Therapieende.

Wie gut Achtsamkeit wirkt, hängt stark vom sogenannten Hafteffekt der Schulung ab. Nach meiner Erfahrung üben Schmerzpatienten, die davon profitieren, regelmäßig, sie haben eine hohe Compliance. Wichtig ist aber auch, dass sie gut unterwiesen wurden. Dazu zählt auch, dass der Lehrer seine Schüler darauf hinweist, dass Meditation oder auch Body Scan mindestens an sechs Tagen pro Woche praktiziert werden müssen und nicht nur dann, wenn man gerade gestresst ist. Ich versuche, den Patienten dies mit einer Aussage von Jon Kabat-Zinn zu vermitteln: »Stellen Sie sich vor, Sie weben einen Fallschirm. Wenn Sie das Leben überraschend aus dem Flugzeug fallen lässt, sind Sie schon so weit, dass Sie nur die

Reißleine ziehen müssen und von dem Fallschirm getragen werden. Wenn Sie aber dann erst mit dem Weben beginnen, ist es zu spät!«

Sich wieder kennen- und lieben lernen

Die Wahrnehmung dessen, was sich bei der Mind-Body-Medizin physiologisch wie psychisch verändert, stärkt das Körperbewusstsein. Das ist wichtig, um zu ausgewogenen biologischen Rhythmen zurückzufinden, die Körper, Nerven und Psyche stabilisieren und dadurch akut lindernd, aber auch präventiv wirken. Positive Erfahrungen motivieren dazu, weitere Erfahrungen zu sammeln, und aus deren Summe entsteht intrinsisches Lernen, aus eigener Motivation heraus. Patienten der Mind-Body-Medizin sind deshalb auf längere Sicht die erfolgreicheren Patienten – sie befolgen nicht einfach nur ärztliche Anordnungen, sondern sie lernen, ihre eigenen Potenziale zu aktivieren.

Die Mind-Body-Medizin ist also weit mehr als das Zugeständnis, dass Kopf *(mind)* und Körper *(body)* eng miteinander verknüpft sind, wie etwa in der klassischen Psychosomatik. Sie ist Denken, Fühlen, Lernen und Handeln auf allen Ebenen. Sie bezieht sich nicht auf eine spezielle Indikation, sondern auf individuelle Persönlichkeiten, nicht auf einzelne Handlungen, sondern einen moderierten Prozess des Wandels. Es ist sinnvoll, sie mit der Naturheilkunde zu verbinden, da sie wie alle traditionellen Heilverfahren Lebensstilthemen als wichtigen Bestandteil hat. Aber prinzipiell ist die Mind-Body-Medizin kompatibel mit jeder medizinischen Disziplin, vorausgesetzt, diese ist bereit, sich auf Veränderungsprozesse einzulassen, bei denen Arzt und Patient sich auf Augenhöhe begegnen.

14. Die Schmerzmedizin der Zukunft

Auch wenn es vielleicht auf den ersten Blick eine ungewöhnliche Perspektive ist: Chronische Schmerzen sind zum größten Teil lebensstilbedingt. Sie resultieren aus Abnutzungserscheinungen, die heutzutage mehr mit Übergewicht und Bewegungsmangel zu tun haben als mit dem Tragen schwerer Lasten oder Feldarbeit. Sie werden gespeist von ungesunder Ernährung – dem hohen Anteil an tierischen Proteinen und Arachidonsäure. Vor allem aber reagieren wir schmerzhaft auf Stress, die täglichen Anforderungen an unsere Nerven, die seit der digitalen Revolution ständig präsent sind.

Schmerz ist also ein ganzheitliches Phänomen, eines, das mit zahlreichen Aspekten unseres Lebens zu tun hat und von vielen Seiten aus angegangen werden muss – von Körper und Psyche, von den täglichen Herausforderungen am Arbeitsplatz und in der Familie, manchmal auch von der Biografie her, wie unsere Erfahrungen in der Klinik mit dem »emotional release« (siehe Seite 69) zeigen. Schmerztherapie muss demnach mehr sein als die flächendeckende Versorgung mit ausreichend potenten Analgetika – denn mittel- und langfristig verschärfen diese nicht nur die Symptomatik, sondern auch die gesamte Befindlichkeit. Die Botschaft lautet also: Potente Schmerzmittel sind ein Segen im Akut- und Notfall. Chronische Schmerzen aber brauchen eine andere Strategie – eine naturheilkundliche Schmerztherapie.

Was ist das Besondere an diesem Ansatz, der das Wissen der traditionellen europäischen, chinesischen und indischen Heilsysteme nutzt? Er unterdrückt nicht, sondern er hilft wirklich. Das ist die Erfahrung, die wir täglich in unserer Klinik machen und die uns selbst immer wieder staunen lässt: Wir haben Patienten, die seit Jahren unter Schmerzen leiden und einen Spezialisten nach dem anderen aufgesucht haben, ohne dass sich ihre Beschwerden wirklich verbessern ließen. Viele davon mussten sich immer wieder krankschreiben lassen, andere sind bereits frühverrentet. Aber dann passiert plötzlich etwas, das sie selbst nicht mehr für möglich gehalten haben: Ihre Symptome bessern sich. Viele unserer Patientinnen und Patienten verlassen die Klinik mit dem Gefühl, dass sich ihr Leben geändert hat und weiter ändern wird. Sie sind bereit, auch in Zukunft etwas für sich zu tun – weil sie die Erfahrung gemacht haben, dass es nützt.

Die Kritiker der Naturheilkunde tun das oft ab mit dem Begriff Placebo – den Betroffenen ginge es ja »nur« besser, weil wir uns mehr Zeit für sie nähmen. Und das stimmt, wir nehmen uns mehr Zeit für sie. Vor allem aber bemühen wir uns, ihre Erwartung zu stärken, dass ihnen geholfen werden kann, mehr noch, dass sie selbst mithelfen können. Heilung beruht auf Hoffnung – und das ist keine esoterische Botschaft, sondern es lässt sich wissenschaftlich nachweisen: Ähnlich wie Sie in diesem Buch lesen konnten, dass werdende Väter die Schmerzen ihrer Partnerinnen während der Geburt lindern können, so zeigen Hirnscans, dass allein die Erwartung des behandelnden Arztes das Schmerzempfinden seines Patienten verringert. Das belegt eine im renommierten *Journal of Pain* veröffentlichte Studie, die während der Fertigstellung dieses Buches erschienen ist.

Das Ergebnis zeigt auch, welch großen Anteil die Mind-Body-Medizin an den Erfolgen in unserer Klinik hat: Sie hilft unseren Patienten einerseits, Stress zu reduzieren, der einer der wichtigsten krankheitsfördernden Faktoren unserer Zeit ist. Sie zeigt ihnen aber auch, welches Potenzial zur Selbstheilung in unserem Gehirn und in seinen Verknüpfungen mit dem vegetativen Nervensystem steckt. Wir können mentale Kräfte entwickeln, die über die reine Entspannung hinausgehen, die das ganze Botenstoffkarussell im Körper transformieren, das Schmerzempfinden verändern, sogar körpereigene Opiate freisetzen, wie die Meditationsforschung zeigt.

Mit Naturheilkunde zu mehr Resilienz

Das alles ist keine Hexerei, und unsere Patienten müssen auch nicht zu einem Guru pilgern, um ihre Kreuzschmerzen loszuwerden. Vieles von dem, was sie bei uns lernen und von dem ich Ihnen hier in diesem Buch einen Eindruck vermitteln wollte, kann zu Hause oder in der Arbeit praktiziert werden, auf dem Teppich, dem Sofa oder dem Bürostuhl, manches auch in der U-Bahn oder wenn die Ampel auf Rot schaltet. Dahinter stecken natürlich Arbeit, Geduld und einiges an Ausdauer. Das, was wir naturheilkundlichen Ärzte für unsere Patienten tun können, ist jedoch nur die »halbe Miete«. Wir können die Selbstregulation des Körpers anregen – mit Akupunktur und Neuraltherapie, mit pflanzlichen Arzneien und manuellen Therapien, mit Wickeln, Auflagen und Massagen, Ernährungsempfehlungen und einem Anti-Stress-Programm. Wir schaffen es auf diese Weise häufig, einen heilsamen Prozess anzustoßen – aufrechterhalten werden muss er aber von den Patienten selbst. Die schlechte Nachricht lautet daher also: Sie müssen Ihr Leben ändern, wenn Sie Ihre Schmerzen vergessen wollen. Die gute Nachricht: Sie haben es selbst in der Hand.

Die Schmerzmedizin der Zukunft ist eine, die auf intelligente Weise die Selbstregulation des Körpers nutzt und gleichzeitig den Patienten hilft, wieder wahrzunehmen, welche individuellen Signale ihnen ihr Körper gibt – viele Menschen haben es verlernt, darauf zu achten und ihren eigenen Bedürfnissen Raum zu geben. Die naturheilkundliche Schmerzmedizin tut dies und viel mehr: Sie motiviert ihre Patienten, ihr Schicksal nicht passiv hinzunehmen – den Satz »Damit werden Sie wohl leben müssen« hören Sie von uns nicht. Wir sagen eher: »Sie können vieles Positive für sich erreichen.« Die naturheilkundliche Schmerzmedizin aktiviert und instruiert die Patienten zur Selbsthilfe – denn nur die Überzeugung, Einfluss auf ihre Befindlichkeit zu haben, bringt Besserung. In diesem Punkt belegen die Ergebnisse der Schmerzforschung ganz klar das Konzept der Salutogenese (siehe Seite 227).

Hier verbindet sich auch die Erfahrung uralter traditioneller Heilsysteme mit den Erkenntnissen modernster neurologischer Forschung – und die Ergebnisse sind durch Studien wissenschaftlich belegt. Nichtmedikamentöse Verfahren funktionieren definitiv bei chronischem Schmerz – so lautet das Ergebnis eines großen Reviews im Auftrag des National Center for Complementary and Integrative Health (NCCIH), einem Institut der US-Gesundheitsbehörde National Institutes of Health (NIH), das über 100 amerikanische Studien der vergangenen 50 Jahre zum Thema Schmerz auswertete und 2016 in der Zeitschrift *Mayo Clinic Proceedings* veröffentlicht wurde. »Es ist wichtig, mit weiterer Forschung die Wirkweise dieser Verfahren zu erkunden wie auch ihre Umsetzung in verschiedenen klinischen Settings und bezogen auf unterschiedliche Patientengruppen«, ist das Fazit des geschäftsführenden Direktors des NCCIH, David Shurtleff, vor dem Hintergrund der epidemischen Opioidkrise in seinem Land.

Die jüngste Forschung zeigt auch, dass Depressionen ein wichtiger Faktor bei chronischen Schmerzen sind und diese von genetischen wie auch Umweltfaktoren im weitesten Sinne beeinflusst werden. Auch hier kann die naturheilkundliche Schmerzmedizin punkten, weil ihre Verfahren mindestens ebenso viel Erfolg haben –

zumindest bei leichten und mittleren Depressionen – wie psychiatrische Medikamente. »Es ergeben sich«, so die Autoren der Studie von der University of Edinburgh, »Anhaltspunkte sowohl für neue Richtungen therapeutischer Interventionen ... wie auch Prävention.«

Forscher an der University of Colorado Boulder haben mithilfe von Hirnscans ein weiteres Teilchen im Schmerz-Puzzle gefunden: ein neuronales Muster, das typisch ist für Fibromyalgiepatienten und ihre überdurchschnittliche hohe Schmerzempfindlichkeit signalisiert. Endlich gibt es eine Diagnosemöglichkeit, die nach Aussagen der Wissenschaftler zu 93 Prozent Treffsicherheit hat. Gleichzeitig erweist sich, dass Fibromyalgie eine Störung des zentralen Nervensystems ist und man hier ansetzen muss, um sie zu behandeln. Wir tun das mit unserer naturheilkundlichen Schmerzmedizin. Sie ist, soweit mir bekannt ist, bisher der einzige Ansatz, der bei diesem belastenden Syndrom in vielen Fällen funktioniert.

Dies sind nur einige der Beispiele, die zeigen, dass es eine Illusion ist zu glauben, man könne mit Medikamenten Schmerzen einfach verschwinden lassen. Wir müssen komplexen Ansätzen folgen, um Schmerzkrankheiten erfolgreich zu behandeln. Komplexität aber ist eine Domäne der Naturheilkunde – hier kann die Schulmedizin noch viel lernen. Denn uns geht es nicht nur um die Linderung von Symptomen, sondern vor allem auch um die nachhaltige Förderung von Eigenkompetenz, um Selbsthilfe, ein besseres Körpergefühl und die Motivation zu einem gesünderen Lebensstil, kurz: um mehr Lebensqualität.

Der Umgang mit Schmerzen ist deshalb eine der Kernkompetenzen der modernen Naturheilkunde. Sie kombiniert wissenschaftlich überprüfte und bewiesene Verfahren der traditionellen Heilkunden Europas, Chinas und Indiens mit dem Potenzial der modernen Mind-Body-Medizin. Sie ist wissenschaftlich fundiert, ihre Wirkung ist nachgewiesen, und sie lässt sich ohne Probleme in die naturwissenschaftlich fokussierte Hochleistungsmedizin integrieren. Sie ist also keine Alternativmedizin, aber sehr wohl eine Alternative zu der herkömmlichen Medikamenten- und Geräte-dominierten Schmerz-medizin.

Dass die herkömmlichen Ansätze, chronische Schmerzen zu lindern, nicht besonders erfolgreich sind, müssen auch die Betroffenen erst realisieren. Die Patienten in unserer Klinik gehören dazu: Sie haben meist mehrere Jahre Ärzte- und Therapien-Karussell hinter sich, bevor sie die Erfahrung machen, dass sie andere Wege gehen müssen – und selbst viel mehr tun können, als sie glaubten. Aber auch tun müssen: Denn die Hälfte der Bevölkerung ist der irrigen Annahme, kritisiert die Bertelsmann-Stiftung, dass allein der Arzt ihnen helfen könne. Und 60 Prozent stellen sich die Ursache des Schmerzes immer noch als mechanisches Problem vor, das sie am liebsten auf einem Bild identifizieren möchten.

2015 sind über sechs Millionen Röntgen-, CT- und MRT-Aufnahmen vom Rücken veranlasst und »oft überbewertet« worden, so Jean-François Chenot, Professor für Allgemeinmedizin an der Universität Greifswald. In 22 Prozent der Fälle wurde eine Aufnahme vom Rücken schon im Quartal der Erstdiagnose angeordnet. Bei jedem zweiten Patienten, den ein Arzt zum Radiologen schickte, wurde gar nicht erst ein konservativer Therapieversuch unternommen. Dieser Technikglaube führe aber nur zu unnötigen weiteren Untersuchungen und Behandlungen, zur Verunsicherung des Patienten und »sogar zur Chronifizierung der Beschwerden«, so Chenot. Auch der Faktencheck der Stiftung Bertelsmann spricht ganz klar gegen simplifizierte Bilddiagnosen: Nur bei 15 Prozent der durchleuchteten Rückenschmerzpatienten können Ärzte eine spezifische Ursache feststellen.

Wenn Sie dieses Buch gelesen haben, konnte ich Sie hoffentlich überzeugen, dass Schmerzen in den meisten Fällen kein mechanisches Problem sind, sondern ein sehr persönliches Signal Ihres Körpers an Sie. Eine Botschaft, auf die Sie auf vielerlei Weise reagieren können – mit Unterstützung naturheilkundlicher Schmerzmedizin ohne große Nebenwirkungen, in kleinen Schritten, dafür aber nachhaltig.

Diese sieben Grundregeln gebe ich all meinen Patienten mit auf den Weg:

1. Nehmen Sie antirheumatische Schmerzmittel nicht länger als sechs Wochen ein.
2. Bauen Sie Stress ab – lernen Sie Meditation oder ein anderes Entspannungsverfahren, mit dem Sie gut zurechtkommen. Sie müssen es aber regelmäßig praktizieren, das ist ganz wichtig!
3. Bewegen Sie sich aktiv mindestens 30 Minuten täglich. Lernen Sie Yoga, Qigong oder Tai-Chi.
4. Fasten Sie, wenn ärztlicherseits nichts dagegen spricht, jedes Jahr einmal. Sie können auch intermittierend fasten – also zwölf bis 15 Stunden Nahrungspausen einlegen. Ernähren Sie sich vegetarisch.
5. Seien Sie gut zu sich selbst.
6. Suchen Sie nach Lösungen für Fragen, die Sie – jenseits des Schmerzes – belasten. Vielleicht finden Sie diese leichter bei einer Auszeit im Alltag: beim Fasten oder einem Yoga-Retreat.
7. Lassen Sie sich von einem naturheilkundlichen Arzt unterstützen, besonders, wenn er oder sie eine Masterausbildung in Neuraltherapie hat.

Ich würde mich freuen, wenn dieses Buch Ihnen Mut gemacht hat, Ihren eigenen Weg zu suchen und ihm zu folgen. Aus meiner Erfahrung kann ich Ihnen nur sagen: Wenn Patienten einmal erkannt haben, dass der Schmerz nicht irgendeine unerklärliche Strafe ist, sondern Teil ihrer individuellen Biografie, wenn sie erleben, dass sie deshalb auch selbst Einfluss darauf nehmen können, ist das häufig schon die Wende hin zur Besserung. Die Veränderungen, die dann möglich sind, lassen mich als Arzt selbst immer wieder staunen. Die

Fälle, wo Patienten diesen Zugang nicht finden, sind sehr (!) selten. Auf den folgenden Seiten finden Sie, geordnet nach verschiedenen Schmerzarten, Hinweise auf die jeweiligen Behandlungsmöglichkeiten. Lassen Sie sich also nicht so schnell von Ihrem Schmerz entmutigen, sondern suchen Sie weiter, bis Sie etwas gefunden haben, das Ihnen hilft.

In diesem Sinne – gute Besserung!

Auf einen Blick:
Was tun bei welchen Schmerzen?

Kopfschmerzen

Es gibt über 200 verschiedene Kopfschmerz-Arten, am häufigsten aber sind Spannungskopfschmerzen, auf die hier eingegangen wird.

Symptome
Dumpfes Ziehen oder Drücken im Kopf oder auch das Gefühl, einen schweren Helm zu tragen oder ein heißes Band darum gewickelt zu haben. Die Schmerzen sind meistens schwach oder mittel intensiv.

Chronifizierung
Treten die Symptome bis zu 15 Tage im Monat auf, nennt die Medizin das »episodisch«. Sind sie häufiger, bewertet man das als »chronisch«.

Ursachen
Letztlich sind die Ursachen nicht bekannt. In Fachkreisen werden besonders muskuläre Verspannungen, Stress und auch Angst als bedeutende Einflussfaktoren diskutiert.

Konventionelle Behandlung

Es gibt keine ursächliche Therapie. Die Behandlung der Symptome erfolgt mithilfe von Schmerzmitteln wie den nichtsteroidalen Antirheumatika (NSAR) Acetylsalicylsäure, Ibuprofen, Naproxen und Diclofenac. Diese wirken schmerzstillend und entzündungshemmend, indem sie Botenstoffe unterdrücken. Zum Teil gibt es erhebliche Nebenwirkungen durch Magen-Darm-Beschwerden (bis hin zu Blutungen), Störungen der Blutgerinnung oder auch Analgetikaasthma oder allergische Reaktionen, Nierenfunktionsstörungen. Das Risiko steigt bei längerer und regelmäßiger Einnahme. Paracetamol ist ein Schmerzmittel aus einer anderen Stoffgruppe und besser verträglich, wenn auch mit schwächerer Wirkung. Bei langfristigem Gebrauch oder hoher Dosierung ist es lebertoxisch (siehe Seite 32). Bei chronischen Kopfschmerzen werden auch vorbeugend Antidepressiva verschrieben, weil sie die Schmerzwahrnehmung dämpfen sollen.

Kopfschmerzmittel sollten nicht öfter als zehn Tage im Monat eingenommen werden und nicht länger als drei Tage hintereinander. Werden Kopfschmerzmittel zur Gewohnheit, können sie selbst wieder zusätzliche Kopfschmerzen verursachen (medikamenteninduzierter Kopfschmerz: siehe Seite 28).

Naturheilkundliche Sicht

Kopfschmerzen sind häufig ein Zeichen von Überforderungen. Die Betroffenen stehen unter Leistungsdruck und verspannen sich, zum Beispiel im Nackenbereich. Legen Sie regelmäßig Pausen ein und achten Sie besonders auf ausreichend Schlaf, viel Bewegung und genügend Flüssigkeit (Wasser).

Mögliche Ursachen

Eine erhöhte Anspannung der Nackenmuskulatur, zum Beispiel durch:

» Stress
» Fehlhaltungen am Arbeitsplatz (zu viel Sitzen)

» Nicht erholsamen Schlaf durch schlechte Matratze oder gestörte Nachtruhe
» Fehlbiss mit Belastungen des Kiefergelenks

Andere Einflussfaktoren sind:
» erhöhte Schmerzempfindlichkeit der Muskulatur
» Flüssigkeit und Frischluftmangel
» Wetterfühligkeit
» Substanzen in der Nahrung, die Einfluss auf die Stoffwechselvorgänge im schmerzverarbeitenden Nervensystem und in Muskulatur und Faszien haben: Dazu zählen Zusatzstoffe in Nahrungsmitteln (zum Beispiel Carrageen, Glutamat) oder auch Histamin (siehe Seite 261)
» Fehlfunktionen der Kiefergelenke

Naturheilkundliches Therapiekonzept im Akutfall

1. Stufe:
» Erhöhen Sie bei den ersten Anzeichen von Kopfschmerz die Trinkmenge auf zwei bis drei Liter über den Tag verteilt (Wasser oder Kräutertee; jedoch nicht, wenn Sie Herz- oder Nierenprobleme haben, die eine Einschränkung der Flüssigkeit erfordern).
» Reiben Sie Stirn, Schläfen und Nacken mit Minzöl ein (Stift aus der Apotheke, zum Beispiel Euminz).
» Wärme hilft: Ein Senfmehlfußbad fördert die Durchblutung im unteren Bereich des Körpers und wirkt gegen die »obere Fülle«, die nach chinesischer Sicht Kopfschmerzen verursacht. Eine heiße Dusche oder ein heißer Nackenguss werden oft als angenehm empfunden. Sie können auch ein Körnerkissen, eine Gelkompresse oder einen Zapp-Sack (mit Ingwer und Getreide gefüllt, aus der Apotheke) im Backofen erwärmen und sich in den Nacken legen. Besonders gut hilft eine »heiße Rolle« (siehe Seite 184). Führen Sie nach den Anwendungen immer lockere Bewegungen durch,

um die Halsregion zu entspannen. (Achtung: Bei Migräne verschärft Wärme die Symptome!)

» Entspannen Sie sich aktiv: durch Meditation, Atemübungen, Qigong, progressive Muskelentspannung, autogenes Training oder Yoga-Übungen.

» Akupressur wirkt positiv auf die Blutfließgeschwindigkeit in den Hirngefäßen (siehe Seite 184).

» Bewegen Sie sich. Vorsichtige Lockerungsübungen für Hals und Nacken helfen, ebenso Spaziergänge an der frischen Luft.

2. Stufe:

» Auch wenn es zunächst komisch klingt: Ein Einlauf hilft oft bei Kopfschmerzen, weil er das Nervensystem bis hin zum Kopf stimuliert.

» Wenn Sie jemand haben, der das übernehmen kann: Lassen Sie sich eine Schröpfkopfmassage geben. Sie durchblutet stark den oberen Rücken und wirkt bis in die verspannte Nackenmuskulatur (siehe Seite 148). Ähnliches gilt für die GuaSha-Massage (siehe Seite 149).

3. Stufe:

Nur wenn das alles nichts genützt hat, nehmen Sie ein Schmerzmittel ein, am besten ein pflanzliches wie Weidenrinde (schwächer als synthetische Analgetika, aber mit weniger Nebenwirkungen). Ich empfehle Natura Vitalis Weidenrinde (2 Tabl.) oder Phytodolor (30 Tropfen). Wenn das nicht reicht, können Sie auch konventionelle Schmerzmittel nehmen: ASS (500 mg nach Weidenrinde, sonst bis zu 1000 mg), Paracetamol (500 bis 1000 mg), Ibuprofen (400 mg) oder Naproxen (250 mg). Höchstens zehnmal pro Monat ist die gängige Fachempfehlung, ich empfehle weniger (höchstens 2-mal wöchentlich).

Nicht für die Selbsthilfe gedacht, aber therapeutisch wirksam sind Akupunktur und Neuraltherapie.

Langfristige Umstimmung

» Führen Sie ein Kopfschmerztagebuch. Notieren Sie dort jedes Symptom, und sei es noch so klein. Es führt Sie vielleicht auf die Spur dessen, was bei Ihnen individuell Kopfschmerz auslöst. Sie lernen, die Signale Ihres Körpers besser zu verstehen.

» Bei Anspannung hilft Entspannung. Lernen Sie ein Verfahren wie Qigong, Tai-Chi, Yoga oder Meditation und praktizieren Sie es regelmäßig – nicht erst im Akutfall. Dann hilft es zwar auch, aber nur, wenn Ihr Nervensystem bereits gelernt hat, sich herunterzuregulieren. Regelmäßiges Entspannen, das belegen auch Studien, führt bei unterschiedlichsten Verfahren dazu, dass bis zu 50 Prozent weniger Kopfschmerzen auftreten.

» Bewegung löst die Verspannungen und fördert die Durchblutung. Optimal wäre ein Ausdauersport wie Radfahren, Walken oder Schwimmen: drei- bis fünfmal die Woche für etwa 30 Minuten.

» Auf die Trinkmenge achten: zwei bis drei Liter täglich (Kaffee und Alkohol wirken harntreibend und zählen nicht).

» Fasten: Patienten mit chronischen Kopfschmerzen profitieren unserer Erfahrung nach von sieben bis 14 Tagen Heilfasten (nach Buchinger). (Studien dazu liegen bisher nicht vor.)

» Reizstoffe im Essen: Histamin ist eine körpereigene Substanz, die aber auch in Lebensmitteln steckt. Nahezu jeder Hundertste leidet unter einer Histaminintoleranz, also einer Unverträglichkeit. Histamin entwickelt sich beim Abbau einer Aminosäure (Histidin), die sich vor allem in leicht verderblichen Lebensmitteln findet oder in solchen, die mikrobiell gereift sind, wie zum Beispiel:
  – Käse (vor allem Gouda, Camembert, Emmentaler, Cheddar)
  – Wurst (vor allem Salami, geräucherter Schinken)
  – Sauerkraut

- Wein (rot) und Bier
- Fisch (vor allem geräuchert oder gepökelt wie Makrele, Thunfisch oder Hering)
- Spinat oder Auberginen.
- Alkohol verstärkt die Symptome.

» Kneippen: Kalte Güsse stärken alle reflektorischen Systeme, zum Beispiel die Gefäßspannung. Beginnen Sie mit Kniegüssen (siehe unten) und steigern Sie die Wassertherapie bis zum Vollguss!

Knieguss zur Gefäßregulierung (am besten täglich)

» Beim Knieguss sollte Ihr Oberkörper bekleidet sein. Die Füße dürfen nicht kalt sein, sonst vorher mit einem ansteigenden Fußbad erwärmen.

» Beim kalten Guss liegt die Wassertemperatur zwischen 10 und 14 Grad Celsius. Anfänger können mit rund 38 Grad warmem Wasser beginnen und dann auf einen kalten Wasserstrahl wechseln. Beendet wird der Wechselguss immer mit der Kaltphase.

» Am wirkungsvollsten ist der Guss aus einem Kneipp-Duschkopf (aus dem Sanitär- oder Gesundheitshandel), der einen zusammenhängenden Fluss ohne Druck erzeugt.

» Der Bewegungsablauf beginnt auf der Rückseite des rechten Beines: Vom kleinen Zeh aus führen Sie den Wasserstrahl über die Wade bis zur Kniekehle, machen Sie dort etwa fünf Sekunden lang kleine Kreise. Anschließend lassen Sie den Wasserstrahl über die Innenseite des Unterschenkels bis zur Ferse wandern. Wiederholen Sie den Ablauf nun am linken Bein.

» Weiter geht es mit der Vorderseite: Beginnen Sie wieder am rechten kleinen Zeh und führen Sie den Wasserstrahl über die Außenseite des Unterschenkels zum Knie. Verweilen Sie dort kurz in kreisenden Bewegungen, bevor Sie mit dem Schlauch an der Beininnenseite abwärts fahren. Dann links.

» Zum Schluss die rechte und die linke Fußsohle abgießen.

» Nicht abtrocknen, sondern Wasser abstreifen. Danach auf den Zehen wippen oder rasch gehen, um die Füße zu erwärmen. Wollsocken!

Migräne

Migräne kann schon im Kindesalter beginnen. Es gibt nur wenige wirksame Schmerzmittel, die aber wegen massiver Nebenwirkungen nur begrenzt verschrieben werden dürfen.

Symptome
Einseitige pulsierende Kopfschmerzen, die in den Körper ausstrahlen können. Häufig Übelkeit, Brechreiz und Lichtempfindlichkeit. Bis zu 15 Prozent der Betroffenen haben neurologische Ausfälle, typischerweise bevor die Kopfschmerzen einsetzen (»Aura«).

Chronifizierung
In den vergangenen drei Monaten an 15 und mehr Tagen im Monat Kopfschmerzen, davon an mehr als sieben Tagen migräneartig.

Ursachen
Die komplexen Zusammenhänge sind nur zum Teil aufgeklärt. Es gilt als gesichert, dass die Blutversorgung verändert wird. Möglicherweise kommt es auch zu einer sogenannten »neurogenen« Entzündung, die die Beschwerden mit bedingt. Ausgehend von Signalen der Wurzel des Trigeminus-Nervs im Hirnstamm werden Blutgefäße auf der Hirnhaut gereizt. Sie verengen und weiten sich.

Abwehrzellen werden aktiv, das führt zu entzündungsähnlichen Herden der Migräne im Gehirn.

Konventionelle Behandlung

Behandlung der Schmerzen mithilfe nichtsteroidaler Antirheumatika (NSAR) wie Acetylsalicylsäure, Ibuprofen, Naproxen und Diclofenac. Spezifisch auf die Migräne wirken Triptane: Sie unterbinden die Dehnung der Blutgefäße. Bei 20 bis 40 Prozent der Patienten bricht der Kopfschmerz dennoch durch, und das Mittel muss erneut gegeben werden. Nur zehn Tabletten monatlich sind erlaubt. Viele Patienten erleben bei häufiger Einnahme eine verminderte Wirkung. Bei bestehenden Erkrankungen des Herz-Kreislauf-Systems dürfen Triptane oft gar nicht genommen werden.

In den USA ist im Mai 2018 das erste einer Reihe neuartiger Migränemittel zugelassen worden, das monatlich vorbeugend gespritzt werden kann. Es blockiert ein Protein, das an der Entstehung von Migräne beteiligt ist, der Erfolg der Therapie und auch die möglichen Nebenwirkungen werden aktuell in Studien untersucht. Die ersten Ergebnisse sind vielversprechend.

Naturheilkundliche Sicht

Migräne ist ein Alarmsignal und ein Zeichen der Überforderung. Diese Ursache können Schmerzmittel nicht beseitigen. Sie verschleiern nur die wahren Gründe.

Naturheilkundliches Therapieziel ist es, die Zahl der Anfälle, ihre Intensität und Länge zu reduzieren. Oft beschreiben Patienten, dass durch die Migräne muskuläre Verhärtungen im Nacken entstehen – und diese dann zu erneuten Attacken führen. Ein ungünstiger Kreislauf entsteht. Dieser kann mit naturheilkundlichen Maßnahmen ähnlich denen bei Kopfschmerz erfolgreich unterbrochen werden.

Wichtigstes Ziel ist es jedoch, durch regelmäßige Entspannung und Stressbewältigung die geistige, emotionale und körperliche Anspannung zu senken und die Achtsamkeit für den eigenen Körper zu verbessern. Dann werden die Betroffenen empfindsamer für die Vorboten der Migräneattacken und können rechtzeitig handeln, um den Anfällen die Spitze zu nehmen.

Mögliche Ursachen

» Stress
» Veranlagung
» Zusatzstoffe in Nahrungsmitteln, Histamin
» Hormonelle Veränderungen
» Fehlfunktionen der Kiefergelenke

Naturheilkundliches Therapiekonzept im Akutfall

1. Stufe:
» Erhöhen Sie bei den ersten Anzeichen die Trinkmenge – auf zwei bis drei Liter über den Tag verteilt, Wasser oder Kräutertee (nicht, wenn Sie Herz- oder Nierenprobleme haben, die eine Einschränkung der Flüssigkeit erfordern).
» Reiben Sie Stirn, Schläfen und Nacken mit Minzöl ein (Stift aus der Apotheke, zum Beispiel Euminz).
» Legen Sie sich einen feuchtkalten Lappen auf die Stirn oder in den Nacken (keine Wärme!).
» Machen Sie einen Gesichtsguss mit kaltem Wasser (siehe Seite 268).
» Bei kalten Füßen hilft ein Senfmehlfußbad. Es fördert die Durchblutung im unteren Bereich des Körpers und wirkt gegen die »obere Fülle«, die nach chinesischer Sicht Kopfschmerzen und Migräne verursacht.
» Akupressur (siehe Seite 184) wirkt in manchen Fällen, in anderen kann sie die Symptome auch verstärken!
» Keine körperliche Aktivität, sondern Ruhe: hinlegen und entspannen, evtl. verdunkeln.

2. Stufe:

» Auch hier hilft (wie bei Kopfschmerzen) ein Einlauf.

» Eine GuaSha-Massage (siehe Seite 149) ist nach unserer Erfahrung die einzige manuelle Therapie, die eine Migräne-Attacke zum Stillstand bringen kann! Das gilt für etwa jeden zweiten Patienten – Studien liegen bisher keine vor.

» Das Lokalanästhetikum Lidocain lindert bei jedem zweiten Patienten die Symptome. Der Arzt kann es als Nasenspray verschreiben: alle 15 Minuten, bis Besserung eintritt, aber nicht häufiger als achtmal. Gegen die Übelkeit können Sie 20 Tropfen MCP (Metoclopramid, verschreibungspflichtig) einnehmen. Eine naturheilkundliche Alternative sind Iberogast-Tropfen. Beide Mittel verhindern das Erbrechen und beschleunigen so die Aufnahme der Schmerzmittel, falls Sie noch welche benötigen.

» Ein pflanzliches Schmerzmittel können Sie nach Bedarf 20 Minuten später einnehmen: Weidenrinde mit 100 mg Salicylgehalt oder 30 Tropfen Phytodolor. Auch Ibuprofen 800 mg kann wirksam sein (verschreibungspflichtig).

3. Stufe:

Wenn das alles nichts geholfen hat, dann können Sie ein Triptan nehmen.

Hinweis: Das Triptan-Dilemma

Bei der Einnahme von einem Triptan gilt: Je früher Sie einen Anfall erkennen und je früher Sie das Triptan einnehmen, desto besser und sicherer wirkt das Triptan. Wenn Sie jedoch bei jedem Vorboten ein Triptan einnehmen, dann geraten Sie in das Risiko, immer mehr Triptane einzunehmen und damit in den Übergebrauch zu rutschen. Für jeden Menschen bedarf es hier einer individuellen Lösung. Mal kann die frühe Triptaneinnahme richtig sein, mal kann das vollständige »Durchschreiten« des Stufenplans richtig sein. Sie müssen das für sich ausprobieren, aber bitte bedenken Sie dabei folgende Aspekte:

» Immer »funktionieren zu wollen« durch regelmäßige Tabletteneinnahme, funktioniert nicht.

» Die einfache Lösung mit dem frühen Triptan gilt höchstens dann, wenn Sie insgesamt mit wenigen Triptanen auskommen. Viele Patienten, die zu uns in die Klinik kommen, haben beispielsweise vor sieben Jahren bei zwei Migräneattacken pro Monat angefangen, Triptane einzunehmen. Heute haben sie im selben Zeitraum 15 Anfälle und nehmen 10 bis 20 Triptane ein.

» Ein vollständiger Verzicht auf Schmerzmittel ist nicht notwendig.

» Die allgemeinen Maßnahmen wie Entspannung und Bewegung sind nachhaltig, ohne Risiko und kostengünstig. Dafür erfordern sie Ihre Mitarbeit und ein wenig Disziplin …

Nicht für die Selbsthilfe gedacht, aber therapeutisch wirksam
ist Neuraltherapie.

Langfristige Umstimmung

» Versuchen Sie es mit Heilfasten (nach Rücksprache mit Ihrem Arzt). Es beeinflusst die Botenstoffe im Körper und verändert den Serotoninhaushalt im Gehirn, auf den auch Triptane einwirken. Am besten ist Saftfasten nach Buchinger: Trinken Sie fünf Tage lang täglich drei Liter Kräutertee, ungesalzene Gemüsebrühen und Wasser. Am zweiten und am vierten Tag den Darm reinigen (durch Einlauf oder Abführsalze). Der sechste Tag ist ein Aufbautag mit einer gekochten Kartoffel oder gedämpftem Vollwertreis. Bedenken Sie, dass ein anfänglicher Kopfschmerz oder eine Migräne zu Beginn auftreten können, das liegt an dem Kaffee-Entzug. Die Kopfschmerzen hören in der Regel nach zwei Tagen wieder auf.

» Führen Sie ein Migränetagebuch. Fahnden Sie nach den speziellen Auslösern Ihrer Anfälle, zum Beispiel auch in der Nahrung (vor allem Histamine aus Käse, Wein oder Schokolade).

» Üben Sie sich in Achtsamkeit. Als Migränepatienten nehmen Sie mit großer Wahrscheinlichkeit Ihre eigenen Bedürfnisse nicht mehr wahr und neigen häufig dazu, an sich selbst höhere Anforderungen zu stellen, als eigentlich notwendig sind. Manchmal hilft es, sich das bewusst zu machen. Dabei helfen Verfahren zur Entspannung und Stressbewältigung wie MBSR, Yoga oder Meditation. Ich selbst habe bei vielen Patienten die beste Erfahrung mit der Achtsamkeitsmeditation gemacht. Das Erlernen ist langwierig, aber mit zunehmender Achtsamkeit bemerken vor allem diejenigen Patienten, die zu häufigen Attacken neigen (15 bis 20 pro Monat) ihre Migräne früher. Mit Selbsthilfestrategien können sie dann einiges bewirken und in vielen Fällen verhindern, dass die Migräne durchbricht. Dadurch verlieren sie auch die Angst davor, das erhöht ihre Fähigkeit, ihren Körper positiv zu beeinflussen (Selbstwirksamkeit).

» Lernen Sie Yoga: In einer kürzlich von uns durchgeführten Studie hat es einen deutlich positiven Effekt, auch noch drei Monate nach Abschluss der Studie.

» Bewegung löst die Verspannungen und fördert die Durchblutung. Ideal wäre ein Ausdauersport wie Radfahren, Walken oder Schwimmen: drei- bis fünfmal die Woche für etwa 30 Minuten.

» Kneippen: Kalte Güsse stärken alle reflektorischen Systeme, zum Beispiel die Gefäßspannung. Der Trigeminus-Nerv kann durch Gesichtsgüsse gestärkt werden.

Gesichtsguss als Gefäßtraining (am besten täglich)
» Legen Sie sich ein Handtuch um den Hals, damit nur das Gesicht nass wird, und beugen Sie sich etwas nach vorn über das Duschbecken oder auch die Badewanne.

» Drehen Sie das Wasser so weit auf, dass es angenehm und ohne Druck fließt (am besten aus einem Kneipp-Duschkopf, s.o.).
» Führen Sie den kühlen Wasserstrahl von der rechten Schläfe über die Stirn zur linken Schläfe und dann wieder zurück zur rechten Gesichtshälfte.
» Begießen Sie diese, indem Sie drei Mal senkrecht auf- und abfahren. Behandeln Sie dann auf gleiche Weise die linke Gesichtshälfte.
» Atmen Sie langsam durch den Mund ein und aus. Sie können den Guss dazu kurz unterbrechen.
» Enden Sie mit drei kreisenden Bewegungen über dem gesamten Gesicht.

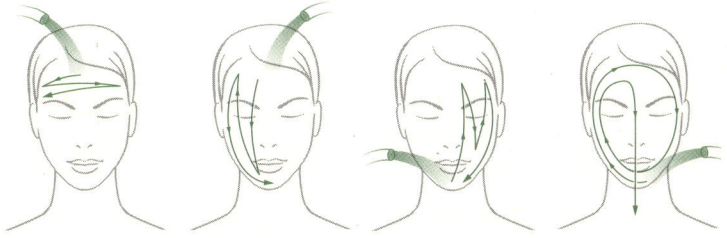

» Nicht abtrocknen, sondern das Wasser abstreifen.
» Nicht bei akuten Stirn- und Nasennebenhöhlenentzündungen, Augenerkrankungen (grauer oder grüner Star) sowie bei Nervenentzündungen im Gesicht!

Rückenschmerzen

Rückenschmerzen stellen ein sehr umfangreiches Problem dar. Die Schmerzen belasten viele Menschen im privaten Alltag und im Berufsleben. Die Ursachen sind höchst unterschiedlich. Von einfachen muskulären Verspannungen bis hin zu schweren Erkrankungen des Knochens gibt es viele Dinge, an die bei der Diagnose zu denken ist.

Bei neu auftretenden Rückenschmerzen, besonders wenn noch Fieber oder ein Sturz hinzukommen, hilft nur der Gang zum Hausarzt oder Orthopäden. Weitere Warnsignale sind Taubheit und Bewegungsprobleme in Armen oder Beinen oder vorher unbekannte Probleme beim Wasserlassen und dem Stuhlgang.

90 Prozent der Rückenschmerzen sind »nichtspezifisch« – bei ihnen wird keine organische Ursache gefunden. Die folgenden Hilfsstrategien kommen besonders dann in Frage, wenn bereits ärztlich abgeklärt wurde, dass »nichts Schlimmeres« vorliegt oder die Gründe für die Schmerzen bekannt und klinisch stabil sind. Bei den restlichen zehn Prozent muss die Therapie ärztlich überwacht und individuell nach den Ursachen ausgerichtet werden.

Symptome
Schmerzen im Rücken, die in Arme oder Beine ausstrahlen können.

Chronifizierung
Es sind viele Faktoren bekannt, die bei einer Chronifizierung bedacht werden müssen. Hier einige wichtige:
» negativer Stress, vor allem berufs-/arbeitsplatzbezogen (Überlastung, Mobbing)
» schmerzbezogene negative Denkmuster wie zum Beispiel:
  – Katastrophisieren
  – Hilf-/Hoffnungslosigkeit
  – Angst, Vermeidung und Rückzug
» passives Schmerzverhalten: falsche Schonung aus Angst
» überaktives Schmerzverhalten: beharrliche Arbeitsamkeit (»Durchhalter«)
» Neigung zur Somatisierung (in körperliche Symptome »flüchten«)
» Rauchen, Übergewicht, Alkohol, schlechte Kondition

Ursachen

Häufig unspezifisch, meistens psychische Belastungen, selten Bandscheibenvorfall oder Wirbelkanalstenose, Tumor.

Konventionelle Therapie

Für den unspezifischen Kreuzschmerz soll der Arzt beim Erstauftreten der Beschwerden

» untersuchen,
» aufklären,
» Medikamente, nur wenn überhaupt notwendig, in Maßen und nur für kurze Dauer verschreiben.
» Die Leitlinien empfehlen in erster Linie eine nichtmedikamentöse Therapie.

Wenn Schmerzmittel, dann verordnet der Arzt nichtsteroidale Antirheumatika (NSAR) wie Diclofenac bzw. Ibuprofen. Sie sollten maximal sechs Wochen genommen werden, weil sie den Magen-Darm-Trakt und die Nieren belasten. Eine Alternative sind die spezifischen COX-2-Hemmer. In schweren Fällen können auch Opioide zum Einsatz kommen. Häufig empfohlen: Krankengymnastik. Wenn eine spezifische Ursache vorliegt, kommen verschiedene konventionelle Maßnahmen in Betracht, die auch unter den Orthopäden und Schmerztherapeuten kontrovers diskutiert werden.

Bei einem akuten Bandscheibenvorfall kann eine Nervenwurzel eingeklemmt sein. Hier können entzündungshemmende Substanzen gespritzt werden. Operationen an der Wirbelsäule werden kritischer gesehen als früher, weil sie neue Symptome hervorrufen können und die alten nicht unbedingt lindern.

Auch vom wiederholten Einsatz bildgebender Verfahren (CT und MRT) wird inzwischen abgeraten, da sie oft normale Abnutzungserscheinungen zeigen, die aber längst nicht immer für die Schmerzen verantwortlich sind. Aufgrund der nachweisbaren Veränderungen und der bestehenden Schmerzen kann leicht die Überzeugung entstehen: »Das ist ja kein Wunder, dass ich die Schmerzen habe.« Sehr häufig haben die nachweisbaren Veränderungen wenig bis gar nichts mit den Schmerzen zu tun, der innere Glaubenssatz kann jedoch die Heilung erheblich erschweren. Nur wenn Verdacht auf Nervenverletzungen, ausgefallene Muskelfunktionen oder einen Tumor vorliegt, muss das abgeklärt werden. Letztlich muss Ihr Arzt nach sorgfältiger Untersuchung und Abwägung entscheiden, ob eine Bildgebung notwendig ist.

In der neuesten deutschen Nationalen Versorgungsleitlinie Nichtspezifischer Kreuzschmerz der Arbeitsgemeinschaft der Wissenschaftlichen Medizinischen Fachgesellschaften (AWMF), an deren Erstellung auch Mitglieder meiner Arbeitsgruppe beteiligt waren, haben sich die Therapieempfehlungen sehr stark dem naturheilkundlichen Vorgehen angenähert. Nicht Medikamente, Spritzen und Operationen stehen im Vordergrund, sondern nicht medikamentöse Therapien wie Yoga, Tai-Chi, Meditation, Alexandertechnik, Bewegung, Phytotherapie, Massage und Akupunktur. Erst bei Nichtansprechen der nichtmedikamentösen Therapien werden konventionelle Rheumamedikamente empfohlen.

Naturheilkundliche Sicht

Eine Besserung der Rückenschmerzen, zeigen Studien, lässt sich selten auf eine bestimmte Therapie zurückführen. Medizinische Befunde haben kaum Einfluss auf die Heilungsprognose. Unzufriedenheit mit der Arbeitssituation ist der Hauptgrund, warum unspezifische unkomplizierte Rückenschmerzen chronisch werden. Häufig gehen depressive Stimmungen, Angst und ein geringes Selbstwertgefühl damit einher. Psychosoziale Faktoren spielen deshalb die vielleicht wichtigste Rolle in der Therapie. Wenn die Betroffenen ihre nervlichen Belastungen nicht zu reduzieren lernen und ihren Körper nicht aktivieren und fordern, haben sie keine gute Prognose. Bettruhe verzögert den Heilungsprozess deutlich. Mehr als Spritzen oder Krankengymnastik hilft eine Auseinandersetzung mit den Bedingungen, unter denen Rückenschmerzen immer wieder auftreten. Hilfreich sind deshalb auch aktivierende Selbsthilfe-Strategien wie Akupressur oder Einreibungen.

Naturheilkundliches Therapiekonzept im Akutfall

» Bei milden bis mäßigen Schmerzen helfen Phytopharmaka wie Teufelskrallenextrakt (z.B. Doloteffin, 3-mal täglich 2 Tabletten) oder Weidenrindenextrakt (z.B. 2- bis 3-mal täglich 1 bis 2 Dragees) oder auch Phytodolor (3-mal täglich 20 Tropfen).

» Nehmen Sie ein ansteigendes Sitzbad: Beginnen Sie in der Badewanne mit etwa 36 Grad und erhöhen Sie die Temperatur schrittweise bis auf 40 Grad. Badezusätze wie Arnika oder Heublumenextrakt (nach Packungsanleitung) verstärken den positiven Effekt. Auch temperaturansteigendes Duschen kann angenehm sein (Duschkopf auf Kinderhöhe und das Wasser auf den unteren Rücken laufen lassen, dann langsam Temperatur erhöhen). Achten Sie bitte immer darauf, sich nicht zu verbrühen! Nach der Wärmeanwendung sind lockere Streck- und Dehnbewegungen sehr sinnvoll.

Als Faustregel gilt: Chronische Rückenschmerzen profitieren von Wärme – bei akuten Beschwerden ist Kälte oft besser. Folgen Sie jedoch Ihrem Körpergefühl.

» In der Apotheke erhalten Sie Wärmesalben oder ein »ABC-Pflaster« mit gefäßerweiternden Substanzen wie Capsaicin (aus Cayenne-Pfeffer). Sie regen die Durchblutung der Haut an und erzeugen ein entspannendes Wärmegefühl. Capsaicin reizt wärmeempfindliche Nervenrezeptoren, die daraufhin einen Botenstoff, die Substanz P, ausschütten.

» Einen ähnlichen Effekt hat die umgekehrte Strategie: Ein kalter

Lendenwickel (siehe Seite 182) provoziert den Körper, Wärme zu entwickeln und löst dabei Muskelkrämpfe.

» Nadelreizmatte: Bei Schmerzen im unteren Rücken setzen Sie sich auf einen Stuhl und stellen für circa 10 Minuten die bloßen Füße auf die Nädelchen. Anschließend legt man die Matte auf eine weiche Unterlage (am besten im Bett) und legt sich auf die spitzen Pyramiden. Dabei sollte die Matte genau im schmerzhaften Bereich der Wirbelsäule platziert werden. Das anfangs unangenehme Gefühl wird bald durch ein entstehendes Wärmegefühl abgelöst. Meiner persönlichen Erfahrung nach und auch nach den Ergebnissen mehrerer wissenschaftlicher Arbeiten dazu ist die Nadelreizmatte eine sehr wirksame Behandlung. Bitte beachten Sie Folgendes:

  – Entspannung auf der Matte ist wichtig. Falls das Liegen zu schmerzhaft ist, legen Sie zur Gewöhnung ein dünnes Tuch darüber.

  – Sinnvoll ist eine Liegedauer von 20 Minuten und mehr.

  – Viele Menschen entspannen so gut auf der Matte, dass sie diese zum abendlichen Runterkommen und Einschlafen nutzen. Nutzen Sie diesen Nebeneffekt für sich.

» Akupressur (siehe Seite 184), GuaSha- und Schröpfkopfmassagen (siehe Seiten 148 und 149) aktivieren den Stoffwechsel und lösen muskuläre Verspannungen.

» Bienenwachsauflagen (z.B. über www.wachswerk.de) werden direkt auf die Haut über die schmerzende Zone gelegt, darüber kommt ein Handtuch, auf das wiederum ein warmer Salzsack gelegt wird, der in der Mikrowelle oder im Ofen erwärmt wurde.

» Bei starken Schmerzen Hochlagerung: Ist die Lendenwirbelsäule (Kreuzschmerzen) betroffen, legen Sie sich flach auf den Rücken, ziehen Sie die Oberschenkel senkrecht an (90-Grad-Winkel), und legen Sie die Unterschenkel waagrecht auf ein hohes Polster aus mehreren Kissen (oder, wenn Sie auf dem Boden liegen, auf einen

Hocker). Diese Stufenlagerung verringert den inneren Druck auf die Bandscheibe, entspannt die Gelenkkapseln, erweitert den Wirbelkanal und die Zwischenwirbellöcher und entlastet so optimal die Wirbelsäule. Aber:

» Vermeiden Sie lange Bettruhe: Bei Schmerzen, die keine Taubheitsgefühle auslösen, sollten Sie keinesfalls länger als zwei Tage ruhen!

Nicht für die Selbsthilfe gedacht, aber therapeutisch wirksam
ist die Akupunktur, deren Kosten bei diesem Beschwerdebild von der Kasse übernommen werden. Ein Osteopath oder Chirotherapeut können Blockaden von Wirbelgelenken lösen – vorsichtig, ruckartiges »Einrenken« macht mehr Schäden als Nutzen. Lockerungsmassagen oder eine Unterwasserdruckstrahlmassage wirken schmerzlindernd. Bei ausstrahlenden Beschwerden kann ein Aushängen an einem Schlingentisch gut tun. 80 Prozent der Patienten empfinden Wärme (Infrarot, Heißluft, Fango) als wohltuend.

Langfristige Umstimmung

» Lernen Sie ein Entspannungsverfahren, zum Beispiel Mindfulness-Based Stress Reduction (MBSR), also Achtsamkeit. Führen Sie ein Schmerztagebuch, um achtsamer zu werden, was die Symptome auslöst.

» Yoga ist die richtige Kombination von Bewegung, Atmen, Dehnung und Konzentration. Alternativen sind Tai-Chi oder Qigong. Dies sind meiner Meinung nach die besten Verfahren. Bedenken Sie jedoch:

   – Nur Kontinuität hilft. Also suchen Sie sich eine Bewegungsart, die Ihnen Freude macht. So können Sie lange dabei bleiben.

   – Wenig Bewegung ist immer noch deutlich besser als gar keine.

   – Grundsätzlich sind viele Formen denkbar (zum Beispiel Tanzen, Rudern, Schwimmen etc.). Abzuraten ist von Sportarten mit hoher Belastung von Rücken und Gelenken und hohem Verletzungsrisiko.

» Die Transkutane Elektrische Nervenstimulation (TENS) ist eine Behandlungsmethode, bei der mithilfe eines Gerätes elektrische Impulse erzeugt und durch die Haut auf das Nervensystem übertragen werden. Sie regen die körpereigenen, schmerzhemmenden Systeme an, und das überreizte Nervensystem kann sich harmonisieren. Nach einer Einweisung durch den Arzt kann der Patient die Behandlung mit den leihweise verschriebenen Geräten zu Hause durchführen.

Schröpfkopfmassage

» Kaufen Sie sich ein einfaches Acrylglas mit einem Gummibalg zum Absaugen der Innenluft, da hier die Handhabung am einfachsten ist.
» Machen Sie die Haut mit etwas Öl (Speiseöl, Hautöl) geschmeidig.
» Setzen Sie den Schröpfkopf seitlich von der Wirbelsäule auf (nie über das Rückgrat schröpfen!) und bewegen Sie ihn mit kleinen kreisenden Bewegungen in mehreren Bahnen senkrecht zur Taille. Danach folgt die andere Seite.
» Bearbeiten Sie nicht mehr als zwei Regionen am Tag. Der Reiz ist stärker, als man annimmt. Eine Massage dauert etwa zehn Minuten. Rötungen der Haut und kleine Unterhautblutungen (Petechien) sind normal und verschwinden rasch wieder.

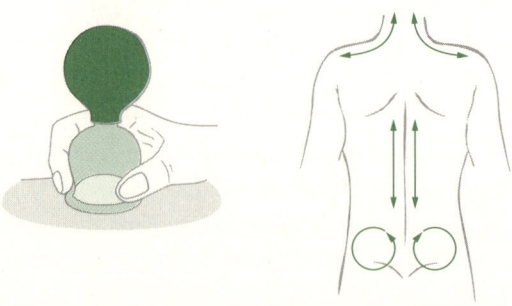

Arthrose

Milliarden Euro werden jährlich für Gelenkspiegelungen, -injektionen und -ersatz aufgewendet, mit sehr unterschiedlichem Erfolg. Arthrose wird aufgrund unserer unbeweglichen Lebensweise und des steigenden Alters zum Volksleiden.

Symptome
Gelenkschmerzen bei Bewegung, vor allem an der Hüfte, am Daumen und am Knie. Typisch sind Beschwerden am Anfang der Bewegung und besonders am Morgen.

Chronifizierung
Ohne Gegenmaßnahmen fortschreitender Verlauf mit möglicher Verformung des Gelenkes und Funktionseinschränkung.

Ursache
Alters- und verschleißbedingte Abbauprozesse des Gelenkknorpels. Wenn die Knochen aneinanderreiben, bilden sich Geröllzysten und neue Knochensubstanz am Rand des Gelenks, was weitere Schmerzen verursacht.

Konventionelle Therapie
Schmerzlinderung und Erhaltung der Beweglichkeit der Gelenke sind die beiden Hauptziele der orthopädischen Therapie. Fehlhaltungen werden korrigiert, die betroffenen Regionen durch Gehhilfen oder Schienen entlastet. Übergewicht ist eine Last, denn jedes Kilogramm mehr an Körpergewicht bedeutet zusätzliche sechs Kilogramm Druck auf das Kniegelenk! Lokale Wärmeanwendungen und Bewegungsübungen verbessern die Durchblutung im Gelenk. Verkürzte Muskelgruppen werden gedehnt und schlaffe Muskulatur wird trainiert.

Medikamentös wird konventionell in erster Linie mit nichtsteroidalen Antirheumatika (siehe Seite 31) behandelt. Langfristig ist dies wegen der Nebenwirkungen problematisch. Für die Wirksamkeit von Medikamenten, die den Gelenkknorpel schützen sollen, gibt es keinen wissenschaftlichen Nachweis. Kortison sollte nur ins Gelenk gespritzt werden, wenn keine andere Möglichkeit der Beschwerdelinderung besteht, da das Gelenk dabei infiziert werden kann und langfristig die Gelenkversorgung verschlechtert wird. Zur langfristigen Wirksamkeit von Hyaluronsäure, einem wichtigen Bestandteil der Gelenkflüssigkeit, fehlen noch Studien. Durchblutungsfördernde Salben entspannen Muskulatur und versorgen das Bindegewebe.

Schließlich gibt es noch die Möglichkeit des operativen Gelenkersatzes. Aus naturheilkundlicher Sicht sollte möglichst spät operiert werden. Gelenkersatz funktioniert je nach Art des Gelenks unterschiedlich. So sind die meisten Patienten mit einem künstlichen Hüftgelenk zufrieden. Schon deutlich weniger Patienten sind mit einem künstlichen Kniegelenk zufrieden, und bei Sprunggelenken und Schulter sinkt dieser Anteil weiter. Fragen Sie den Orthopäden, der Ihnen einen Kniegelenksersatz empfiehlt, ob er sich in Ihrem Fall selbst auch dieser OP unterziehen würde ...

Naturheilkundliche Sicht

Wichtigstes Ziel ist es, die Ressourcen der Patienten zu wecken und sie zu befähigen, aktiv zu bleiben und mit ihren Schmerzen umzugehen.

Vegetarische Ernährung trägt zum Beispiel in besonderem Maße dazu bei, dass Radikalfänger in Gemüse und Obst die Reizzustände im Gelenk lindern. Die entzündungsfördernden Arachidonsäuren aus tierischen Produkten (siehe Seite 191) fallen dann weg. Ein sehr guter Einstieg in eine Ernährungsumstellung kann das Heilfasten sein, das selbst auch zu rascher Schmerzlinderung führt. Optimal wäre es, nach dem Heilfasten mit Intervallfasten dauerhaft weiterzumachen.

Ausdauersport oder Yoga fördern Kraft und Beweglichkeit, sie wirken auch depressiver Verstimmung entgegen.

Achtsamkeitsübungen helfen dabei, die Wahrnehmung des Schmerzes zu verändern.

Faszientherapien mit einer Blackroll oder die Schröpfkopfmassage können sehr sinnvoll sein, um schmerzhafte Verspannungen aus dem Gewebe zu lösen.

Naturheilkundliches Therapiekonzept im Akutfall

» Pflanzliche Schmerzmittel: Phytodolor (3- bis 4-mal täglich 20 bis 30 Tropfen) wirkt sofort, Teufelskralle (3-mal täglich 400 bis 800 mg getrockener Extrakt, zum Beispiel Doloteffin) sollte über mehrere Wochen (bis zu drei Monaten) eingenommen werden. Ziel ist dabei, die Beweglichkeit zu erhalten. Eisbeutel oder – bei Kniegelenksarthrose – Eismassage (siehe Seite 182) oder Quarkwickel (bei Fülle-Konstitution: nach chinesischem Verständnis gekennzeichnet durch leichtes Schwitzen und roten Kopf).

» Kohlwickel (siehe Seite 281) sind unserer Studie zufolge genauso wirksam wie Diclofenac-Salbe (sie werden über 2 bis 4 Wochen täglich zur Nacht angewandt), alternativ können Retterspitzumschläge gemacht werden.

» Heublumensack (bei Leere-Konstitution: nach chinesischem Verständnis gekennzeichnet durch Blässe und Frösteln) oder Bockshornkleeauflage.

Nicht für die Selbsthilfe gedacht, aber therapeutisch wirksam

sind Neuraltherapie und Kältekammern, in denen die Patienten für einige Minuten bis zu 110 Grad Celsius ausgesetzt sind. Zu den wirksamsten Therapien zur Behandlung von Arthroseschmerzen gehören die Therapie mit Blutegeln bzw. die Akupunktur. In beiden Fällen ist die wissenschaftliche Evidenz gut. Die Therapien lassen sich auch kombinieren, um einen möglichst anhaltenden Therapieerfolg zu erzielen. Wichtig ist dabei, ein kompetentes Zentrum zu finden, das Erfahrung mit den Therapien besitzt.

Langfristige Umstimmung

» Ernährung: Freie Radikale spielen bei Gelenkschäden wie der Arthrose eine wichtige Rolle. Antioxidantien wie Vitamin C und E sowie spezielle Fettsäuren werden für das Knorpelwachstum sowie Reparaturprozesse benötigt. Avocado- und Sojaöle sind Lieferanten dafür. Die mediterrane Vollwertkost (siehe Seite 195) enthält alle für die Bekämpfung der Arthrose notwendigen Bausteine. Glukosamin (3-mal täglich 2 Tabletten Dona-200-S) kann als Nahrungsergänzungsmittel zusätzlich eingenommen werden. Diese Substanz scheint zu einer Besserung der Arthrose beizutragen. Heilfasten (nach Rücksprache mit dem Arzt) nach Buchinger ist sehr hilfreich und kann ein- bis zweimal jährlich geschehen. Eine Alternative ist Intervallfasten.

» Bewegung: Der Schmerz durch Arthrose entsteht nicht nur im Gelenk, sondern vor allem auch in der Muskulatur und den Sehnenansätzen. Genau diesen Schmerz kann man durch gezielte Beinübung und Kräftigung der betroffenen Muskelgruppen bessern. Probieren Sie es mit Schwimmen oder Wassergymnastik. Der Auftrieb durch das Wasser entlastet die Gelenke, durch den Wasserwiderstand werden die Muskeln gekräftigt und die Durchblutung gesteigert. Ungünstige Sportarten sind solche, die zu einer verstärkten Belastung von Gelenken führen wie Ballsport oder Jogging. Yoga, Qigong, Tai-Chi oder Feldenkrais machen Bewegungsmuster deutlich und integrieren gestörte Gelenkfunktionen wieder in physiologische Bewegungsabläufe.

» Bädertherapie: Warme Vollbäder mit Zusätzen von Schwefel, Sole, Heublumen und Fichtennadeln entkrampfen die Muskeln und verstärken die Durchblutung, sollten aber nicht im akuten Stadium angewendet werden, wenn das Gelenk geschwollen und überwärmt ist. Moorpackungen werden meist als wohltuend empfunden.

» Eisbeutel oder Quarkwickel (bei Fülle-Konstitution: leichtes Schwitzen, roter Kopf)
» Heublumensack (bei Leere-Konstitution: Blässe, Frösteln) oder Bockshornkleeauflage
» GuaSha-Massage

Kohlwickel

» Am besten geeignet sind Wirsing oder Weißkohl und zwar die mittleren Blätter.
» In der Küche schneidet man den Strunk aus der Mitte heraus und rollt, um die Zellstruktur der Blätter zu zerstören, am besten mit einer Glasflasche darüber (ein Nudelholz nimmt den Geruch an), bis der Saft austritt.
» Dann legt man die Blätter wie Dachziegel geschichtet auf das schmerzende Gelenk, zum Beispiel das Knie, und fixiert alles locker mit einer elastischen Binde, mindestens für eine Stunde, am besten über Nacht.

Arthritis

Die Polyarthritis geht auf entzündliche Prozesse zurück. Während 15 Prozent der Patienten eine relativ gute und zehn Prozent eine sehr schlechte Prognose haben, kontrolliert der größte Teil der Patienten mithilfe von Medikamenten die Krankheit. Das Risiko, an Polyarthritis zu erkranken, steigt mit dem Alter, aber es gibt auch eine spezielle Form der jugendlichen Arthritis. Frauen sind von dieser Autoimmunkrankheit dreimal häufiger betroffen als Männer.

Symptome

Die Krankheit verläuft in Schüben und zeigt sich meist zuerst an den Finger- und Handgelenken. Später treten Fehlstellungen auf. Im Blut der Patienten finden sich Entzündungszeichen, bei 80 Prozent auch ein Rheumafaktor (ein Antikörper als Zeichen des Immunprozesses). Typische Symptome sind auch eine Morgensteifigkeit, die mindestens eine Stunde lang anhält, sowie Rheumaknoten und deformierte Gelenke.

Chronifizierung

Ohne Gegenmaßnahmen fortschreitender Verlauf mit Veränderung der Gelenke und Verschlechterung der Funktion.

Ursache

Der genaue Ursprung ist ungeklärt, doch Aktivitäten des Immunsystems führen über eine Entzündung der Gelenkinnenhaut langfristig zur Zerstörung der Gelenke.

Konventionelle Therapie

Wichtigstes Ziel ist es, die Zerstörung der Gelenke zu bremsen, im besten Fall zu verhindern. Diagnostisch wird die Beweglichkeit untersucht, ein Blutbild und Röntgenaufnahmen der betroffenen Gelenke gemacht. Zur Therapie dienen entzündungshemmende Medikamente (nichtsteroidale Antirheumatika), Kortisonpräparate und andere, das Immunsystem unterdrückende Mittel (Immunsuppressiva) sowie eine neue Gruppe der sogenannten.»Biologicals«, in diesem Fall entzündungshemmender Substanzen. Wirkstoff und Dosis müssen dem wechselnden Verlauf der Krankheit ständig angepasst werden. Die Nebenwirkungen sind zum Teil erheblich: Sie beeinflussen vor allem den Magen-Darm-Trakt, aber auch das Herz-Kreislauf-System und die Haut. Die Funktion von Leber und Nieren muss genauso wie das Blutbild während einer rheumatischen Langzeittherapie ständig überwacht werden.

Falls sich die durch das Rheuma verursachten Ergüsse nicht zurückbilden, müssen die betroffenen Gelenke punktiert werden, damit das Gelenk keinen Schaden nimmt. In ganz schweren Fällen, wenn alle Therapien nicht greifen, wird die Gelenkinnenhaut entfernt, um weitere Zerstörungen zu verhindern.

Im akuten Schub mit entzündeten, heißen, roten und geschwollenen Gelenken sollen die Patienten Ruhe halten, vielleicht sogar im Bett liegen. Ansonsten aber sollten sie so aktiv wie möglich bleiben, damit die Gelenke nicht versteifen. Die entzündeten Regionen werden gekühlt, die weiter entfernten verspannten Zonen mit Wärme (zum Beispiel Fango) behandelt. Viele Kranken benötigen, vor allem in der ersten Krankheitsphase, psychologische Unterstützung.

Naturheilkundliche Sicht
Naturheilkundliche Verfahren können diese schulmedizinischen Therapien nicht ersetzen, aber helfen, in Kombination Lebensqualität und Prognose zu verbessern. Antirheumatika sind wichtig, um im Anfangsstadium den zerstörerischen Prozess in Grenzen zu halten, denn ein einmal zerstörtes Gelenk lässt sich nicht mehr kurieren. Aber häufig kann im weiteren Verlauf die Dosis der nebenwirkungsreichen Medikamente verringert werden, etwa durch den Einsatz pflanzlicher Arzneimittel. Am wichtigsten ist es bei dieser schweren chronischen Krankheit, die Ressourcen der Patienten zu wecken und sie zu befähigen, aktiv zu bleiben. Dafür gibt es Selbsthilfeprogramme, die neben Schmerzmanagement auch gesunde Ernährung und Entspannung lehren. Hinzu kommen Ausdauer- und Krafttraining, Kneippsche Wasseranwendungen, Kälte- und Wärmebehandlungen sowie Kräutermedizin.

Naturheilkundliches Therapiekonzept im Akutfall
Wenn Sie nach chinesischer Sicht eine »Hitze-Fülle-Konstitution« haben, also schnell ein rotes Gesicht bekommen, leicht zunehmen

und oft schwitzen, dann wirkt Kälte bei Gelenkschmerzen wohltuend: Legen Sie auf die schmerzenden Gelenke wie bei der Arthrose Kältepackungen (Eisbeutel, Retterspitzwickel oder Quarkumschläge). Dosieren Sie die Kälte immer im angenehmen Bereich, oft ist ein Tuch um die Eisbeutel notwendig.

Viele Patienten mit rheumatischen Erkrankungen haben allerdings eher eine »Leere-Kälte-Konstitution«, das heißt einen Energiemangel, der sich in Blässe, Schwäche, Kälteempfindlichkeit und depressiver Stimmung äußert. Dann setzen Sie besser Wärme ein: zum Beispiel Heublumen- oder Ingwersäcken sowie Bienenwachs-Auflagen, mit denen Sie die Muskelregionen entspannen. Sie können auch vorsichtig probieren, wie das Gelenk selbst auf Wärme anspricht.

Nicht für die Selbsthilfe gedacht, aber therapeutisch wirksam
sind Neuraltherapie (Quaddeln rund um das betroffene Gelenk), Kryotherapie (Kältekammern) oder Wärmetherapie (Infrarot-Hyperthermie, Überwärmungsbäder, Moorbäder), abhängig von der Konstitution und der aktuellen Situation, außerdem Blutegel und sanfte Formen der manuellen Therapie.

Akupunktur ist nur dann sinnvoll, wenn Sie gleichzeitig unter Fibromyalgie (siehe Seite 87) leiden. In allen anderen Fällen ist die Wirkung bei Arthritis begrenzt.

Spezielle Arthritis-Selbsthilfe-Programme (z.B. von der Stanford University), die von Gesundheitstrainern gelehrt werden, behandeln den Umgang mit Schmerz, Müdigkeit und Isolation. Sie üben ein angepasstes körperliches Training ein und vermitteln den Umgang mit Medikamenten, Ernährung und Problemlösungsstrategien. In unserer Klinik in Essen haben wir dieses Konzept ergänzt und vermitteln zusätzlich Spannungsregulation, Achtsamkeitstraining, Stress- und Schmerz-Coping, Selbsthilfestrategien und eine kognitive Neubewertung, die dann später eigenständig praktiziert werden.

Langfristige Umstimmung

» Ernährung

Rheumatiker weisen erniedrigte Plasmaspiegel wichtiger Antioxidantien auf, da der Körper ständig gegen die Entzündungen der Gelenke kämpft. Um die Vorräte aufzufüllen, sollten Sie viel Vitamin C (Obst, Paprika und Kohlsorten) und Vitamin E (Weizenkeime, Sonnenblumenöl und Nüsse) essen. Weil auch der Zink-Spiegel häufig erniedrigt ist, können sich im Organismus mehr entzündungsfördernde Eicosanoide bilden. Dieser Prozess wird gebremst, wenn Sie weniger Arachidonsäure aus Fleisch aufnehmen. Vegetarische Ernährung wirkt sich also positiv aus. Die wichtigen Omega-3-Fettsäuren stecken zum Beispiel in Raps- und Walnussöl. Bei Rheumatikern ist die Selenkonzentration in der Gelenkflüssigkeit deutlich niedriger als bei Gesunden. Sprechen Sie mit Ihrem Arzt über ein ergänzendes Selenpräparat. Heilfasten unterstützt die Linderung der Symptome, wenn Sie ein »Hitze-Fülle«-Mensch sind (siehe Seite 283). Es senkt das in den Fettzellen produzierte Leptin, was das Wachstum der für das Rheuma verantwortlichen Immunzellen reduziert. Fasten reduziert generell Entzündungsvorgänge im Körper und mindert Schmerzen. Patienten mit einer »Leere-Kälte-Konstitution« sollten, statt zu fasten, lieber leicht verdauliche, wärmende Vollwertkost essen.

» Bewegung

Früher wurde Rheumatikern geraten, jede Belastung der Gelenke zu meiden. Heute weiß man, dass Sport die Prognose der Erkrankung nicht verschlechtert. Nur während akuter Schübe sollten Sie gelenkbelastende Aktivitäten wie Joggen oder Ballsportarten vermeiden. Bewegen Sie sich 30 Minuten täglich intensiv – tanzen Sie zum Beispiel. Für das fortgeschrittene Krankheitsstadium eignet sich vor allem eine Bewegungstherapie im Wasser. Yoga verbessert die Gelenkfunktionen. Auch Qigong und Feldenkrais wirken sich positiv aus.

» GuaSha- und Schröpfkopfmassagen
» Akupressur (siehe unten)
» Pflanzliche Schmerzmittel
    Phytodolor oder Teufelskralle (zum Beispiel Doloteffin 3-mal
    2 Tabl.) wirken den Entzündungsschüben entgegen und lindern
    die Schmerzen. Dasselbe gilt für Brennnessel-Kapseln (2-mal täg-
    lich 1 Rheuma-HEK-forte-Kapsel).
» Bädertherapie
    Warme Vollbäder, mit Zusätzen von Schwefel, Salz, Heublumen
    und Fichtennadeln entkrampfen die Muskeln und verstärken die
    Durchblutung. Sie lindern Schmerzen und scheinen auch Ent-
    zündungsprozesse zu beeinflussen. Sie eignen sich sehr gut für
    Zeiten mit geringer entzündlicher Aktivität.
» Stressregulation
    Ganz wichtig und sehr hilfreich bei Betroffenen, die in Stresssitu-
    ationen mit vermehrter Krankheitsaktivität reagieren, sind Ver-
    fahren der Stressregulation, zum Beispiel die Achtsamkeitspraxis.

Akupressur

Für eine langfristige Behandlung von Arthritis (nicht im akuten Schub)
massieren Sie täglich 30 bis 60 Sekunden lang diese Punkte mit sanf-
tem Daumendruck: »Dickdarm 4«, »Niere 3«, »Gallenblase 34« und
»Magen 36«. Stimulieren Sie mit Daumen und Zeigefinger »Leber 3«.

| Dickdarm 4 | Leber 3 | Niere 3 | Magen 36 | Gallenblase 36 |

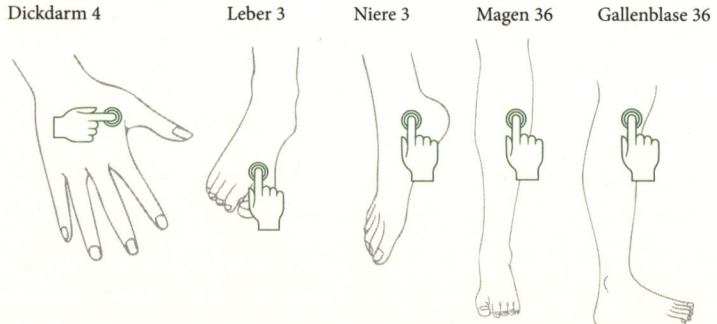

Fibromyalgie

Dieser Muskelfaserschmerz ist erst seit 1990 als Krankheit anerkannt, denn ein unklares Symptombild ohne pathologische Labor- oder Röntgenbefunde erschwerte lange die Diagnose. Betroffen sind viermal mehr Frauen als Männer.

Symptome

Typisch sind Schmerzen, die in Armen, Beinen und im gesamten Körper auftreten. Rheuma oder Arthrose sind ausgeschlossen worden. Die Patienten klagen über wechselhaft auftretende Schmerzen an verschiedenen Körperstellen, die sich wie Muskelkater anfühlen. Meist treten sie zwischen dem 30. und dem 60. Lebensjahr auf. Mitunter leiden die Betroffenen auch unter einem Reizdarm. Häufig begleiten Schlafstörungen und Erschöpfung die Fibromyalgie. Manchmal klagen die Patienten über ein Schwellungsgefühl der Finger oder Zehen. Wichtig zu wissen ist, dass es im Gegensatz zur Arthrose oder dem Rheuma zu keiner Zerstörung der Gelenke kommt.

Chronifizierung

Das Fibromyalgiesyndrom ist ein schleichender Prozess, bei einem Drittel lassen die Beschwerden nach 10 bis 15 Jahren nach. Schwierig wird eine adäquate Behandlung, wenn Rheuma kombiniert mit einer Fibromyalgie auftritt. Dann ist es nicht einfach zu unterscheiden, wo der Schmerz herkommt.

Ursache

Biologische Einflussfaktoren sind entzündlich-rheumatische Erkrankungen, genetische Faktoren (Polymorphismen des 5HT2-Rezeptors), Vitamin-D-Mangel, Rauchen, Übergewicht, mangelnde körperliche Aktivität. Psychische Faktoren sind körperliche Misshandlung bzw.

sexueller Missbrauch in der Kindheit, auch sexuelle Gewalt im Erwachsenenalter sowie depressive Störungen.

Konventionelle Therapie
Schmerzmittel helfen in der Regel nicht. Behandlung mit Antidepressiva und psychosomatischen Therapien.

Naturheilkundliche Sicht
Meiner Erfahrung nach ist die Erkenntnis, selbst Einfluss auf die Symptome nehmen zu können (Selbstwirksamkeit) grundlegend. Da Stress die Symptome auslöst oder verstärkt, sind Entspannungsverfahren ein wichtiges therapeutisches Mittel, ergänzt durch achtsame Bewegungsformen wie Yoga, Qigong oder Tai-Chi und eine Ernährung ohne Glutamat und künstliche Süßstoffe, am besten eine mediterrane Vollwertkost. Meditation reduziert Angst und negative Gefühle, die bei diesem Syndrom eine besonders große Rolle spielen. Wärme (Vollbäder, Auflagen, Sauna) wird häufig als wohltuend empfunden.

Naturheilkundliches Therapiekonzept im Akutfall
» Warmes Vollbad für 20 Minuten (eventuell mit wohltuenden Zusätzen wie Lavendel oder Melisse)
» Pflanzliche Schmerzmittel wie Weidenrindenextrakt und Phytodolor (versuchsweise!)
» Meditation

Nicht für die Selbsthilfe gedacht, aber therapeutisch wirksam
sind auch Atemtherapie, Sole- oder Schwefelbäder, Kältekammer oder Infrarot-Hyperthermie.

Langfristige Umstimmung
» Tai-Chi, Qigong und Yoga verbinden meditative Elemente mit moderater Bewegung.

- » Ausdauertraining senkt die Schmerzen, wenn es kontinuierlich betrieben wird (Ergometer, Walken, Radfahren): 5-mal wöchentlich 30 Minuten.
- » Achtsamkeitsübungen und Meditation, weitere Entspannungsverfahren
- » Mediterrane Vollwertkost
- » GuaSha- oder Schröpfkopfmassagen werden von vielen Patienten als hilfreich empfunden.

Yogaübung Hund

zur entspannenden Dehnung

- » Der »Hund« *(adho mukha svanasana)* stärkt Arme, Handgelenke, Achillessehne und den unteren Rücken und streckt die Schulterblätter. Er stimuliert das Nervensystem, verbessert die Blutzirkulation und vertieft den Atem.
- » Knien Sie sich im Vierfüßlerstand auf den Boden: die Arme gerade unter den Schultern, die Oberschenkel senkrecht über den Knien.
- » Heben Sie Ihr Becken an und strecken Sie den Po nach oben. Wichtig ist, dass der Rücken gerade bleibt.
- » Halten Sie diese Position, solange Sie Ihnen angenehm ist.

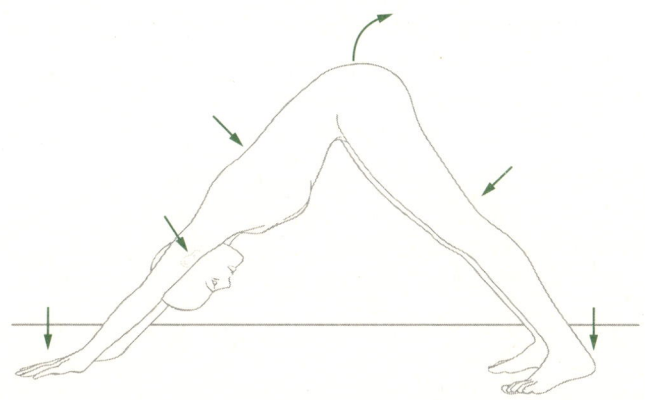

Reizdarm

Der Reizdarm hat so viele verschiedene Symptome, dass sich dahinter möglicherweise völlig unterschiedliche Ursachen verbergen, die alle mit dem umfangreichen Nervennetz im Bauch zu tun haben. Jeder dritte Deutsche ist Schätzungen zufolge zumindest zeitweise in der einen oder anderen Form davon betroffen. Die Lebensqualität ist stark eingeschränkt. Einige Betroffene unterziehen sich unnötigen Operationen aus Sorge vor einer schlimmeren Erkrankung.

Symptome
Verstopfungen oder Durchfall, Blähungen, oder wechselnde Beschwerden.

Chronifizierung
Die Hälfte der Patienten ist nach fünf Jahren wieder beschwerdefrei.

Ursache
Unklare Ursachen, frühere Darminfektionen können einer der Gründe sein.

Konventionelle Therapie
Je nach Symptomatik werden krampflösende oder entschäumende Mittel sowie Abführmittel eingesetzt. Pektine, Zellulose und Flohsamenpräparate unterstützen die Verdauung insgesamt. Neue Medikamente gegen Durchfall (mit den Wirkstoffen Alosetron und Tegaserod) beeinflussen den Serotoninhaushalt im Darm. Darmzentrierte Hypnosen sind hilfreich.

Die aktuellen, von unserer Arbeitsgruppe mit erarbeiteten S3-Leitlinien (AWMF Registrierungsnummer 021/016), lehnen sich im Rahmen ärztlicher Führung an naturheilkundlichen Empfehlungen in den Bereichen Ernährung, Lebensstil, Phytotherapie und Probiotik an. Die Naturheilkunde fügt sich also sehr gut in die konventionelle Gastroenterologie ein.

Naturheilkundliche Sicht

Reizdarm wird nicht als isolierte Erkrankung verstanden, sondern als Störung des gesamten Organismus. Der Körper soll langfristig gekräftigt und harmonisiert werden.

Naturheilkundliche Therapie im Akutfall

» Kalmustee hilft bei vielen unterschiedlichen Symptomen des Reizdarms: 2 TL zerkleinerte Kalmuswurzel mit 0,2 Liter kochendem Wasser übergießen, 15 Minuten stehen lassen und abseihen: 2-mal täglich 1 Tasse.

» Leibauflage mit Kümmelöl gegen Blähungen oder Heublumensack

» Iberogast als pflanzliches Arzneimittel gegen Blähungen und trägen Darm (3-mal täglich 20 bis 30 Tropfen vor den Mahlzeiten)

» Pfefferminz- und Kümmelöl als Kapseln gegen Bauchweh und Krämpfe (3-mal täglich 1 Kapsel)

» Kamillentee bei Krämpfen

» Flohsamenschalen (nicht nur die ganzen Samen) gegen Verstopfung: Sie quellen auf ein Vielfaches auf, wenn ausreichend dazu getrunken wird (1 bis 2 Stunden Abstand zu anderen Medikamenten einhalten).

» Getrocknete Heidelbeeren gegen Durchfall (täglich maximal 50 g getrocknete Beeren in warmem Wasser 20 Minuten lang ziehen lassen, abseihen und essen. Alternativ kann man 3 gehäufte Esslöffel mit einem halben Liter kochendem Wasser übergießen, 20 Minuten zugedeckt ziehen lassen und in diesem Fall den abgeseihten Sud trinken (für manche Patienten ist das magenfreundlicher).

» Heilerde bindet Erreger und Schadstoffe und gleicht Verlust an Mineralstoffen und Spurenelementen aus (1 bis 2 TL Heilerde in

½ Glas Wasser auflösen und trinken; dieselbe Menge Wasser nachtrinken).

Nicht für die Selbsthilfe gedacht, aber therapeutisch wirksam
sind auch Akupunktur, Moxibustion und chinesische Phytotherapie.

Langfristige Umstimmung
» Tai-Chi, Yoga und Hypnose wirken sich positiv auf Psyche und Körper aus und dämpfen Unruhe.
» Mediterrane Vollwertkost mit wenig Rohkost, kombiniert mit achtsamem Essen (gute Vorverdauung), schont den Darm. Trinken Sie täglich mindestens zwei Liter Wasser oder Kräutertee und vermeiden Sie Kohlensäure. Die chinesische Medizin rät dazu, »Hitze« zu reduzieren und damit also auch wärmende und scharfe Gewürze zu vermeiden. Fenchel-Anis-Tee, in unseren Breiten traditionell empfohlen, verschlechtert nach chinesischer Sicht (und unserer Erfahrung) die Beschwerden langfristig.
» Probiotika sind lebende Mikroorganismen, die das Darmklima verbessern und die Verdauung stärken. Trinken Sie deshalb unbehandelten Sauerkrautsaft oder Kanne Brottrunk.
» Mindestens 30 Minuten Bewegung täglich wirken Verstopfung entgegen und helfen dem Darm bei seiner Arbeit.

Yogaübung Wechselatmung
(Nadi Shodana, eine Form des Pranayama)
Der Beruhigung und der Konzentration auf das Innere dient die Wechselatmung:
» Setzen Sie sich dazu aufrecht auf einen Stuhl oder im Schneidersitz auf den Boden auf ein Kissen.
» Machen Sie eine Faust mit der rechten Hand. Dann öffnen Sie den kleinen Finger sowie Zeigefinger und Daumen wieder. Führen Sie die Hand zur Nase.

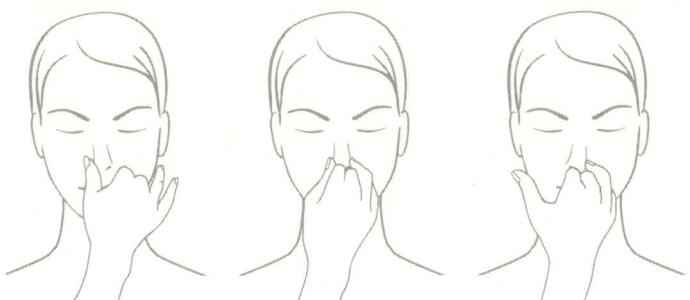

» Drücken Sie mit dem Daumen das rechte Nasenloch zu und atmen Sie ruhig durch das linke Nasenloch ein.

» Verschließen Sie das linke Nasenloch und öffnen Sie das rechte.
Atmen Sie dort aus.

» Atmen Sie rechts ein, verschließen das Nasenloch und atmen Sie
links aus.

» Wechseln Sie mit jedem Atemzug zwischen rechtem und linkem
Nasenloch.

» In Ihrer Vorstellung strömt der Atem von der Nase an der Wirbelsäule entlang bis ins Becken und auf der anderen Seite wieder
hoch.

» Machen Sie das Ganze 5 Minuten lang.

Danksagung

Dieses Buch gäbe es ohne die Unterstützung vieler Menschen nicht. Zuallererst geht mein großer Dank an das wunderbare Team der Klinik für Naturheilkunde und Integrative Medizin an den Kliniken Essen-Mitte. Nur mit ihm war es möglich, in der modernen evidenzbasierten naturheilkundlichen Medizin so weit zu kommen, wie es uns gelungen ist.

Im Besonderen geht dieser große Dank zum einen an die Oberärzte und Schmerzexperten Dr. med. Thomas Rampp, Dr. med. Felix Jonto Saha und Dr. med. Marc Werner, die täglich mit großer fachlicher Kompetenz und Leidenschaft unsere gemeinsame Sache voranbringen. Er geht zudem an alle anderen ärztlichen Kolleginnen und Kollegen meines Lehrstuhls und der Klinik wie auch an das multidisziplinäre Team der Ordnungstherapie/Mind-Body-Medizin unter Leitung von Dr. Anna Paul. Anna Paul hat das Konzept der Mind-Body-Medizin und unserer Tageskliniken entwickelt, die für viele Schmerzpatienten ein wichtiger Anker auf dem Sprung in ein besseres Leben sind. Mein großer Dank geht überdies an die Schwestern und Pfleger unserer Station, allen voran Jallal Al Abdar, gemeinsam mit den weiteren Therapeutinnen und Therapeuten an der Klinik, wo wir interdisziplinär und multiprofessionell zusammenarbeiten. Er geht ebenso an Ulla Jansen und Nicole Köhler, denen es trotz der unserer Arbeit immanenten großen Komplexität täglich gelingt, Lehrstuhl, Klinik und alle darin arbeitenden Menschen organisatorisch zusammenzuhalten. Sie alle gemeinsam schaffen angenehme und fruchtbare Arbeitsbedingungen, wie sie sich viele Ärzte und ihre nichtärztlichen Kollegen nur wünschen können.

Mein besonderer Dank geht zudem an meinen leitenden Oberarzt Prof. Dr. med. Jost Langhorst, der nicht nur eine eigene Abteilung für Integrative Gastroenterologie führt, sondern auch unsere Taskforce Leitlinien, mit der wir beharrlich bemüht sind, die wissenschaftlichen Evidenzen unserer Arbeit in die konventionelle Medizin einzubringen, darin unterstützt von PD Dr. phil. Holger Cramer, unserem Forschungsleiter, und Dr. phil. Petra Klose.

Danken möchte ich ferner Prof. Dr. med. Dieter Melchart vom Kompetenzzentrum Komplementärmedizin und Naturheilkunde der Technischen Universität München, einem meiner Lehrer und ersten Ideengeber. Einige Anstöße und Ideen konnte ich hoffentlich selbst weitergeben an meine früheren Mitarbeiter Dr. med. Andreas Michalsen, heute Professor für Klinische Naturheilkunde an der Charité Berlin, oder auch Dr. med. Tobias Esch, inzwischen Professor für Integrative Gesundheitsversorgung/Gesundheitsförderung an der Universität Witten/Herdecke.

Mein besonderer Dank gilt ebenfalls Dr. med. Astrid Gendolla, Leiterin des Regionalen Schmerzzentrums Essen und eine der erfahrensten Schmerzexpertinnen Deutschlands, für die vielen interessanten und freundschaftlichen Gespräche während und nach unserem wöchentlichen gemeinsamen Sporttraining. Neben der körperlichen Fitness brachte es auch viele Inspiration für meine Arbeit.

Ein großer Dank geht ferner an unsere Stifter und Förderer, die ich hier nicht alle aufzählen kann. Ohne sie wäre unsere Forschungs- und Weiterbildungsarbeit nicht möglich gewesen. Hervorheben und danken möchte ich ferner sehr Horst Defren, der als Geschäftsführer der Kliniken Essen-Mitte unser innovatives Konzept von Anfang an unterstützt, gegen alle Widerstände getragen und mit weiterentwickelt hat. Sein Nachfolger Dr. phil. Frank Mau unterstützt uns als visionärer Querdenker mit Bodenhaftung. Wichtige Impulse erhalten wir immer wieder auch aus den USA: vom Benson-Henry Institute in Boston, vom Memorial Sloan Kettering Cancer Center in New York und von der Resilienzexpertin Dr. med. Eva Selhub. Danke dafür.

Ein großer Dank geht auch an Christian Strasser vom Scorpio Verlag, dass er sich als Verleger für die Weiterentwicklung der Medizin mit dem Ziel einer menschlicheren Gesellschaft einsetzt. Er geht zudem an seine Verlagsleiterin Dagmar Olzog. Sie hat dieses Werk mit ihrer langjährigen Verlagserfahrung breit unterstützt und punktgenau gemanagt.

Ich danke ferner Jens Schadendorf, der das Buch mit großem Einsatz und kluger Umsicht in den Verlag begleitet hat und mir überdies ein immer kreativer Sparringspartner mit Blick auf die Umsetzung meiner Gedanken und Ideen ist. Ein sehr besonderer, außergewöhnlicher Dank gilt zudem Dr. Petra Thorbrietz. In vielen Jahren der fachlich-publizistischen Zusammenarbeit ist sie nicht nur zu einer wertvollen Freundin geworden. Aus großem Wissen schöpfend, mit kritischer Wachsamkeit, sprachlicher Eleganz und großer Leidenschaft für Thema und Vision meiner Arbeit und der unseres Teams hat sie außerdem in wunderbarer Weise deren Essenz zum Thema Schmerz in diesem Buch zusammengeführt.

Mein allergrößter Dank geht schließlich an meine Frau Karin. Seit sie mich damals als Student in Peking auf dem Fahrradgepäckträger zum Bus gefahren hat, der mich zur Akupunkturklinik brachte, war sie immer an meiner Seite, gemeinsam mit unseren wunderbaren Töchtern Aniko und Marika. Inzwischen arbeitet Karin selbst als Mind-Body-Medizin-Coach – danke, dass wir uns gemeinsam immer weiterentwickeln konnten.

Gustav Dobos

Ausgewählte Literatur

Kapitel 1: Schmerzhafte Erkenntnisse

Arfè A. et al.: Non-steroidal anti-inflammatory drugs and risk of heart failure in four European countries – Nested case-control study. BMJ 2016; 354. doi: https://doi.org/10.1136/bmj.i4857 (Published 28 September 2016)

Breivik H. et al.: Survey of chronic pain in Europe – Prevalence, impact on daily life, and treatment. European Journal of Pain 10 (2006) 287–333

Grobe TG., Steinmann S., Szecsényi J.: Arztreport 2017. Schriftenreihe zur Gesundheitsanalyse, hg. von BARMER, download: https://www.barmer.de/blob/99196/40985c83a99926e5c12eecae0a50e0ee/data/dl-barmer-arztreport-2017.pdf

Kabat-Zinn J. (Autor), Hölzel B. (Sprecher, Übersetzer), Bausch G. (Übersetzer): Schmerz – Meditationen zum Umgang mit chronischen Schmerzen. Audio-CD – Audiobook

Kazouini A. et al.: Paracetamol prescribing in primary care – Too little and too much? Br J Clin Pharmacol. 2011 Sep;72(3):500–4. doi: 10.1111/j.1365-2125.2011.03993.x

Li Linxin et al.: Age-specific risks, severity, time course, and outcome of bleeding on long-term antiplatelet treatment after vascular events – A population-based cohort study. In: The Lancet Volume 390, No. 10093, p 490–499, 29 July 2017

McKinlay JB. et al.: Effects of Patients' Medication Requests on Physician Prescribing Behavior – Results of a factorial experiment. Med Care. 2014 Apr; 52(4): 294–299. doi: 10.1097/MLR.0000000000000096

Millstine D. et al.: Complementary and integrative medicine in the management of headache. BMJ 2017; 357. doi: https://doi.org/10.1136/bmj.j1805 (Published 16 May 2017)

Porter J., Jick H.: Addiction Rare in Patients Treated with Narcotics. N Engl J Med 1980; 302:123. doi: 10.1056/NEJM198001103020221

Topol EJ.: Failing the Public Health — Rofecoxib, Merck, and the FDA. N Engl J Med 2004; 351: p 1707–1709. doi: 10.1056/NEJMp048286

Tramèr MR. et al.: Quantitative estimation of rare adverse events which follow a biological progression – A new model applied to chronic NSAID use. Pain 2000;85: p 169–182.

o. A: Die unkritische Anwendung von Fentanylpflastern erhöht das Risiko für schwerwiegende Nebenwirkungen (UAW-News International). Deutsches Ärzteblatt, Jg. 109, Heft 14, 06.04.2012

o. A: Missbrauch von Fentanyl-Pflastern. Bayerisches Ärzteblatt 5/2017

o. A: Opioide – Auch bei uns häufig gefährliche Langzeit-Analgesie. Ärzte-Zeitung online, 01.11.2017

o.A: Metamizol – eines der sichersten Analgetika? Deutsche Apotheker-Zeitung 30/2016

o. A: Nichtsteroidale Antirheumatika – Weniger Nebenwirkungen durch selektive COX-2-Hemmer. Deutsche Apotheker-Zeitung 45/1999

Kapitel 2: So viele Medikamente wie nötig, so wenige wie möglich

Antonovsky A., Sagy S: Aaron Antonovsky, the Scholar and the Man Behind Salutogenesis. Mittelmark MB, Sagy S., Eriksson M., Bauer GF., Pelikan JM., Lindström B., Espnes GA, editors. The Handbook of Salutogenesis [Internet]. Cham (CH): Springer; 2017. Chapter 3. 2016 Sep 3

Antonovsky A.: The structure and properties of the sense of coherence scale. Soc Sci Med. 1993 Mar;36(6):725–33

Böcken R. et al. (Hrsg.): Gesundheitsmonitor 2016 – Bürgerorientierung im Gesundheitswesen. Kooperationsprojekt der Bertelsmann Stiftung und der BARMER GEK, 2016 https://www.bertelsmann-stiftung.de/fileadmin/files/BSt/Publikationen/imported/leseprobe/LP_978-3-86793-751-1_1.pdf

Dobos G., Deuse U., Michalsen A.: Chronische Erkrankungen integrativ. München: Elsevier Urban & Fischer 2006

Eisenberg DM. et al.: Unconventional medicine in the United States. Prevalence, costs, and patterns of use. N Engl J Med. 1993 Jan 28;328(4): p 246–52

Kabat-Zinn J.: Full Catastrophe Living, Revised Edition, New York 2013

Kabat-Zinn J.: Gesund durch Meditation – Das große Buch der Selbstheilung mit MBSR. Knaur Verlag, München 2013

Paulson S., Davidson R., Jha A., Kabat-Zinn J.: Becoming conscious – the science of mindfulness. Ann N Y Acad Sci. 2013 Nov;1303:87-104. doi: 10.1111/nyas.12203. https://www.opennotes.org/

Kapitel 3: Schmerz – das große Rätsel

Benedetti F., Amanzio M., Maggi G.: Potentiation of placebo analgesia by proglumide. Lancet. 1995 Nov 4;346(8984):1231. No abstract available. PMID:7475687

Benedetti F., Carlino E., Piedimonte A.: Increasing uncertainty in CNS clinical trials – The role of placebo, nocebo, and Hawthorne effects. In: Lancet Neurol. 2016 Jun;15(7):736-747. doi: 10.1016/S1474-4422(16)00066-1. Epub 2016 Apr 19. Review

Brooks J., Tracey I.: From nociception to pain perception – Imaging the spinal and supraspinal pathways. J Anat. 2005 Jul; 207(1): p 19–33. doi: 10.1111/j.1469-7580.2005.00428.x

Bundesärztekammer (Hg): Placebo in der Medizin. Köln 2011

Carlino E., Benedetti F.: Different contexts, different pains, different experiences. Neuroscience. 2016 Dec 3;338: p 19-26. doi: 10.1016/j.neuroscience.2016.01.053. Epub 2016 Jan 28. Review

Celle S. et al.: Elderly Patients with Ongoing Migraine Show Reduced Gray Matter Volume in Second Somatosensory Cortex. J Oral Facial Pain Headache. Winter 2018;32(1): p 67–74

Colloca L., Lopiano L., Lanotte M., Benedetti F.: Overt versus covert treatment for pain, anxiety, and Parkinson's disease. Lancet Neurol. 2004 Nov;3(11):679–84. Review

Enck P., Benedetti F., Schedlowski M.: New insights into the placebo und nocebo responses. Neuron. 2008;59: p 195–206

Enck P., Bingel U., Schedlowski M., Rief W.: The placebo response in

medicine – Minimize, maximize or personalize? Nat Rev Drug
Discov. 2013 Mar;12(3): p 191–204

Faymonville ME., Meurisse M., Fissette J.: Hypnosedation – A valuable
alternative to traditional anaesthetic techniques. Acta Chir Belg. 1999
Aug;99(4): p 141–6.

Maier C. et al.: The Quality of Pain Management in German Hospitals.
Dtsch Arztebl Int 2010; 107(36): p 607–14

Tracey I., Bushnell MC.: How neuroimaging studies have challenged us
to rethink – Is chronic pain a disease? J Pain.2009 Nov;10(11): p 1113–20

Kapitel 4: Das Netz der Körpererinnerung

Brunetti ND., Santoro F., De Gennaro L., Correale M., Gaglione A., Di
Biase M., Madias JE.: Combined therapy with beta-blockers and
ACE-inhibitors/angiotensin receptor blockers and recurrence of
Takotsubo (stress) cardiomyopathy – A meta-regression study. Int J
Cardiol. 2017 Mar 1;230: p 281–283. doi: 10.1016/j.ijcard.2016.12.124.
Epub 2016 Dec 23. Review. No abstract available

Carísimo E., Fantacone N, Fadel D.: Takotsubo cardiomyopathy: The
mind-body continuum. Vertex. 2017 Mar;XXVIII(132): p 112–116

Damasio AR: Der Spinoza-Effekt. Wie Gefühle unser Leben bestimmen.
München 2004

Damasio A., Carvalho GB.: The nature of feelings – evolutionary and
neurobiological origins. Nat Rev Neurosci. 2013 Feb;14(2): p 143–52.
doi: 10.1038/nrn3403

Damasio AR.: Am Anfang war das Gefühl. Der biologische Ursprung
menschlicher Kultur. München 2017

Dewall CN. et al.: Acetaminophen reduces social pain – behavioral and
neural evidence. Psychol Sci. 2010 Jul;21(7): p 931–7. doi:
10.1177/0956797610374741. Epub 2010 Jun 14

Eisenberger NOI.: The Pain of Social Disconnection: Examining the
Shared Neural Underpinnings of Physical and Social Pain. In: Nature
Reviews Neuroscience 13, S. 421, 2012

Haller H., Saha FJ., Kowoll A., Ebner B., Berger B., Dobos G., Choi KE.:
Physical and emotional release effects of neural therapy – A qualita-
tive analysis of therapeutic mechanisms and health outcomes. BMC
Complement Altern Med. 2017. 17(Suppl. 1): p 72–73

Joos S., Musselmann B., Szecsenyi J.: Integration of Complementary and Alternative Medicine into Family Practices in Germany – Results of a National Survey. Evid Based Complement Alternat Med 2009

Mermod J. et al.: Patient satisfaction of primary care for musculoskeletal diseases – A comparison between Neural Therapy and conventional medicine. Complement Alternat Med. 2008

Moreno-Alcázar A. et al.: Efficacy of Eye Movement Desensitization and Reprocessing in Children and Adolescent with Post-traumatic Stress Disorder – A Meta-Analysis of Randomized Controlled Trials. Front Psychol. 2017 Oct 10;8:1750. doi: 10.3389/fpsyg.2017.01750. eCollection 2017

Parks T.: Die Kunst stillzusitzen – Ein Skeptiker auf der Suche nach Gesundheit und Heilung. München 2010

Sato H., Tateishi H., Uchida T. et al.: Tako-tsubo-like left ventricular dysfunction due to multivessel coronary spasm. In: Kodama K, Hori M, editors. Clinical Aspect of Myocardial Injury: From Ischemia to Heart Failure [in Japanese] Tokyo 1990: p 56–64

Kapitel 5: Wenn der Körper überreagiert

Choi KE., Rampp T., Saha FJ., Dobos GJ., Musial F.: Pain modulation by meditation and electroacupuncture in experimental submaximum effort tourniquet technique (SETT). Explore (NY). 2011 Jul–Aug;7(4): p 239–45. doi: 10.1016/j.explore.2011.04.004

Flor H.: Phantom-limb pain – Characteristics, causes, and treatment. The Lancet Neurology. Vol 1 July 2002. http://neurology.thelancet. com

Goldberg SB.: Mindfulness-based interventions for psychiatric disorders – A systematic review and meta-analysis. Clin Psychol Rev. 2018 Feb;59:52–60. doi: 10.1016/j.cpr.2017.10.011. Epub 2017 Nov 8.

Langhorst J., Heldmann P., Henningsen P., Kopke K., Krumbein L., Lucius H., Winkelmann A., Wolf B., Häuser W.: Complementary and alternative procedures for fibromyalgia syndrome – Updated guidelines 2017 and overview of systematic review articles. Schmerz. 2017 Jun;31(3): p 289–295

Ortiz-Catalan M. et al.: Treatment of phantom limb pain (PLP) based on augmented reality and gaming controlled by myoelectric pattern

recognition – a case study of a chronic PLP patient. Front Neurosci.
2014 Feb 25;8:24. doi: 10.3389/fnins.2014.00024. eCollection 2014

Schmalzl L. et al.: An Alternative to Traditional Mirror Therapy – Illusory
Touch Can Reduce Phantom Pain When Illusory Movement Does
Not. The Clinical Journal of Pain. October 2013, volume 29, issue 10:
p e10–e18. doi: 10.1097/AJP.0b013e3182850573

Senkowski D. et al.: Crossmodal shaping of pain – A multisensory
approach to nociception. Trends in Cognitive Science, Volume 18,
Issue 6, p 319–327, June 2014. doi: https://doi.org/10.1016/j.tics.2014.
03.005

Wang C. et al.: A randomized trial of tai chi for fibromyalgia. N Engl J
Med. 2010 Aug 19;363(8): p 743–54

Kapitel 6: Bio-Benefits

Bäcker M. et al.: Effectiveness of leech therapy in chronic lateral epicon-
dylitis – A randomized controlled trial. Clin J Pain. 2011 Jun;27(5):
p 442–7. doi: 10.1097/AJP.0b013e318208c95b

Herrlin S. et al.: Arthroscopic or conservative treatment of degenerative
medial meniscal tears – A prospective randomised trial. Knee Surg
Sports Traumatol Arthrosc. 2007 Apr;15(4): p 393–401

Herrlin S. et al.: Is arthroscopic surgery beneficial in treating non-trau-
matic, degenerative medial meniscal tears? A five year follow-up.
Knee Surg Sports Traumatol Arthrosc. 2013 Feb;21(2): p 358–64

Kirkley A. et al.: A randomized trial of arthroscopic surgery for osteoarthritis of the knee. N Engl J Med. 2008 Sep 11;359(11): p 1097–107

Lauche R., Cramer H., Langhorst J., Dobos G.: A systematic review and
meta-analysis of medical leech therapy for osteoarthritis of the knee.
Clin J Pain. 2014 Jan;30(1): p 63–72

Laupattarakasem W. et al.: Arthroscopic debridement for knee osteoarthritis. Cochrane Database Syst Rev. 2008 Jan 23;(1):CD005118

Michalsen A. et al.: Leech therapy for symptomatic treatment of knee
osteoarthritis – Results and implications of a pilot study. Altern Ther
Health Med. 2002 Sep-Oct;8(5): p 84–8

Michalsen A. et al.: Effectiveness of leech therapy in osteoarthritis of the
knee – A randomized, controlled trial. Ann Intern Med. 2003 Nov
4;139(9): p 724–30

Michalsen A., Lüdtke R., Cesur O., Afra D., Musial F., Baecker M., Fink
M., Dobos GJ. et al.: Effectiveness of leech therapy in women with
symptomatic arthrosis of the first carpometacarpal joint – A randomized controlled trial. Pain. 2008 Jul 15;137(2): p 452-9. doi: 10.1016/j.
pain.2008.03.012. Epub 2008 Apr 14

Moseley JB., O'Malley K., Petersen NJ., Menke TJ., Brody BA., Kuykendall
DH., Hollingsworth JC., Ashton CM., Wray NP.: A controlled trial of
arthroscopic surgery for osteoarthritis of the knee. N Engl J Med.
2002 Jul 11;347(2): p 81–8

Reichenbach S. et al.: Joint lavage for osteoarthritis of the knee. Cochrane
Database Syst Rev. 2010 May 12;(5):CD007320

Thorlund JB. et al.: Arthroscopic surgery for degenerative knee – Systematic review and meta-analysis of benefits and harms. BMJ 2015; 350
doi: https://doi.org/10.1136/bmj.h2747 (Published 16 June 2015)

Verriere B. et al.: Medicinal leech therapy and Aeromonas spp. infection.
Eur J Clin Microbiol Infect Dis. 2016 Jun;35(6):1001–6

Wang H., Zhang J.,Chen L.: The efficacy and safety of medical leech
therapy for osteoarthritis of the knee – A meta-analysis of randomized controlled trials. Int J Surg. 2018 Apr 25;54(Pt A): p 53–61

Kapitel 7: Stich für Stich

Brinkhaus B. et al.: Acupuncture in patients with chronic low back pain
– A randomized controlled trial. Arch Intern Med. 2006 Feb 27;166

Lam M., Galvin R., Curry P.: Effectiveness of acupuncture for nonspecific
chronic low back pain – A systematic review and meta-analysis. Spine
(Phila Pa 1976) 2013;38(24): p 212–38

Linde K. et al.: Acupuncture for patients with migraine – A randomized
controlled trial. JAMA. 2005 May 4;293(17): p 2118–25

Linde K., Allais G., Brinkhaus B., Manheimer E., Vickers A., White AR.:
Acupuncture for migraine prophylaxis. Cochrane Database Syst Rev.
2009 Jan 21;(1):CD001218. doi: 10.1002/14651858.CD001218.pub2.
Review. Update in: Cochrane Database Syst Rev. 2016;(6):CD001218

Linde K. et al.: Acupuncture for migraine prophylaxis. Cochrane Database Syst Rev. 2009 Jan 21;(1):CD001218. doi: 10.1002/14651858.
CD001218.pub2. Review. Update in: Cochrane Database Syst Rev.
2016;(6):CD001218

Linde K., Allais G., Brinkhaus B., Fei Y., Mehring M., Vertosick EA., Vickers A., White AR.: Acupuncture for the prevention of episodic migraine. Cochrane Database Syst Rev. 2016 Jun 28;(6):CD001218. doi: 10.1002/14651858.CD001218.pub3.

Linde K., Allais G., Brinkhaus B., Manheimer E., Vickers A., White AR.: Acupuncture for tension-type headache. Cochrane Database Syst Rev. 2009 Jan 21;(1):CD007587. doi: 10.1002/14651858.CD007587. Review. Update in Cochrane Database Syst Rev. 2016;4:CD007587

Manheimer E. et al.: Acupuncture for peripheral joint osteoarthritis. Cochrane Database Syst Rev. 2010 Jan 20;(1):CD001977

Melchart D., Streng A., Hoppe A., Brinkhaus B., Witt C., Wagenpfeil S., Pfaffenrath V., Hammes M., Hummelsberger J., Irnich D., Weiden-hammer W.,Willich, S.N., Linde K.: Acupuncture in patients with tension-type headache – Randomised controlled trial. BMJ. 2005 Aug 13;331(7513):376–82. Epub 2005 Jul 29

Musial F., Tao, I., Dobos G.: Ist die analgetische Wirkung der Akupunktur ein Placeboeffekt? Schmerz 2009. DOI 10.1007/s00482-009-0810-9

Reston James: Now, About my Operation in Peking. New York Times July 26, 1971. https://www.nytimes.com/1971/07/26/archives/now-about-my-operation-in-peking-now-let-me-tell-you-about-my.html

Slater D. et al.: Pharmacology of Nonsteroidal Antiinflammatory Drugs and Opioids Semin Intervent Radiol. 2010 Dec; 27(4): p 400–411

Vickers AJ. et al., on behalf of the Acupuncture Trialists' Collaboration: Acupuncture for Chronic Pain – Update of an Individual Patient Data. Meta-Analysis. J Pain. 2018 May;19(5): p 455–474. doi: 10.1016/j.jpain.2017.11.005. Epub 2017 Dec 2

Witt C. et al.: Acupuncture in patients with osteoarthritis of the knee – A randomised trial. Lancet. 2005 Jul 9-15;366(9480): p 136–43

Witt CM., Jena S., Brinkhaus B., Liecker B., Wegscheider K., Willich SN.: Acupuncture in patients with osteoarthritis of the knee or hip – A randomized, controlled trial with an additional nonrandomized arm. Arthritis Rheum. 2006 Nov;54(11): p 3485–93

Witt CM., Jena S., Selim D., Brinkhaus B., Reinhold T., Wruck K., Liecker B., Linde K., Wegscheider K., Willich SN.: Pragmatic randomized trial evaluating the clinical and economic effectiveness of acupuncture for

chronic low back pain. Am J Epidemiol. 2006 Sep 1;164(5):487–96.
Epub 2006 Jun 23

Witt CM., Jena S., Brinkhaus B., Liecker B., Wegscheider K., Willich SN.:
Acupuncture for patients with chronic neck pain. Pain. 2006
Nov;125(1-2): p 98–106. Epub 2006 Jun 14

Kapitel 8: Berührung – ein Lebenselixier

Benias PC. et al.: Structure and Distribution of an Unrecognized Intersti-
tium in Human Tissues. Scientific Reportsvolume 8, Article number:
4947 (2018). doi:10.1038/s41598-018-23062-6

Cohen S. et al.: Does hugging provide stress-buffering social support? A
study of susceptibility to upper respiratory infection and illness.
Psychol Sci. 2015 Feb;26(2): p 135–47. doi: 10.1177/095679
7614559284. Epub 2014 Dec 19

Diego MA., Field T.: Moderate pressure massage elicits a parasympathetic
nervous system response. Int J Neurosci. 2009;119(5): p 630–8. doi:
10.1080/00207450802329605

Goldstein P. et al.: The role of touch in regulating inter-partner physiolog-
ical coupling during empathy for pain. Scientific Reports 7, Article
number: 3252 (2017). doi:10.1038/s41598-017-03627-7

Field T., Diego M., Hernandez-Reif M.: Moderate pressure is essential for
massage therapy effects. Int J Neurosci. 2010 May;120(5): p 381–5.
doi: 10.3109/00207450903579475

Hou WH. et al.: Treatment effects of massage therapy in depressed people –
A meta-analysis. J Clin Psychiatry. 2010 Jul;71(7): p 894–901. doi:
10.4088/JCP.09r05009blu. Epub 2010 Mar 23

Kaptchuk TJ. et al.: Components of placebo effect – Randomised controlled trial in patients with irritable bowel syndrome. BMJ. 2008 May
3;336(7651): p 999–1003. doi: 10.1136/bmj.39524.439618.25. Epub
2008 Apr 3

Kaptchuk TJ.: The Web That Has No Weaver: Understanding Chinese
Medicine, New York, 2000

Kutner JS., Smith MC., Corbin L. et al..: Massage therapy versus simple
touch to improve pain and mood in patients with advanced cancer
– A randomized trial. Ann Intern Med 149(6): p 369–79

Tao WW. et al.: Effects of Acupuncture, Tuina, Tai Chi, Qigong, and

Traditional Chinese Medicine Five-Element Music Therapy on
Symptom Management and Quality of Life for Cancer Patients – A
Meta-Analysis. J Pain Symptom Manage. 2016 Apr;51(4): p 728–47.
doi: 10.1016/j.jpainsymman.2015.11.027. Epub 2016 Feb 12

Yuan SL., Matsutani LA., Marques AP.: Effectiveness of different styles of
massage therapy in fibromyalgia – A systematic review and meta-analysis. Man Ther. 2015 Apr;20(2): p 257–64. doi: 10.1016/j.
math.2014.09.003. Epub 2014 Oct 5

Kapitel 9: Be-Handlung

Anheyer D. et al.: Mindfulness-Based Stress Reduction for Treating Low
Back Pain – A Systematic Review and Meta-analysis. Ann Intern Med.
2017 Jun 6;166(11): p 799–807. doi: 10.7326/M16-1997. Epub 2017
Apr 25

Association of Massage Therapists: Classified Massage Therapy 2015,
http://www.amt.org.au/downloads/practice-resources/AMT-Classi-
fied-Research-January-2015.pdf

Benias PC. et al.: Structure and Distribution of an Unrecognized Intersti-
tium in Human Tissues. Scientific Reports. Volume 8, Article number:
4947, 2018. doi:10.1038/s41598-018-23062-6

Guimberteau JC. et al.: The microvacuolar system – how connective tissue
sliding works. J Hand Surg Eur Vol. 2010 Oct;35(8): p 614–22. doi:
10.1177/1753193410374412. Epub 2010 Jun 22

Haller H., Cramer H., Lauche R., Dobos G.: Somatoform disorders and
medically unexplained symptoms in primary care. Dtsch Arztebl Int.
2015 Apr 17;112(16):279–87. doi: 10.3238/arztebl.2015.0279

Hohmann C., Ullrich I., Lauche R., Choi KE., Lüdtke R., Rolke R.,
Cramer H., Saha FJ., Rampp T., Michalsen A., Langhorst J., Dobos G.,
Musial F.: The benefit of a mechanical needle stimulation pad in
patients with chronic neck and lower back pain – two randomized
controlled pilot studies. Evid Based Complement Alternat
Med. 2012;2012:753583. Epub 2012 Sep 11

Kutner JS. et al.: Massage therapy versus simple touch to improve pain
and mood in patients with advanced cancer – A randomized trial.
Ann Intern Med 149(6) 2008: p 369–79

Li YH., Wang FY., Feng CQ., Yang XF., Sun YH.: Massage therapy for fibromyalgia – A systematic review and meta-analysis of randomized controlled trials. PLoS One. 2014 Feb 20;9(2):e89304. doi: 10.1371/journal.pone.0089304. eCollection 2014

Nielsen A., Knoblauch NT., Dobos GJ., Michalsen A., Kaptchuk TJ.: The effect of Gua Sha treatment on the microcirculation of surface tissue – A pilot study in healthy subjects. Explore (NY). 2007 Sep–Oct;3(5): p 456–66. Review

Pan YQ., Yang KH., Wang YL., Zhang LP., Liang HQ.: Massage interventions and treatment-related side effects of breast cancer – A systematic review and meta-analysis. Int J Clin Oncol. 2014 Oct;19(5): p 829–41. doi: 10.1007/s10147-013-0635-5. Epub 2013 Nov 26

Pischinger A., The organization and importance of connective tissue in the body. Wien Klin Wochenschr. 1955 Aug 5;67(31): p 554–8

Takeshige K., Baba M., Tsuboi S., Noda T., Ohsumi Y.: Autophagy in yeast demonstrated with proteinase-deficient mutants and conditions for its induction. J Cell Biol. 1992 Oct;119(2):301–11

Wilke J., Schleip R., Klingler W., Stecco C.: The Lumbodorsal Fascia as a Potential Source of Low Back Pain – A Narrative Review. Biomed Res Int. 2017;2017:5349620. doi: 10.1155/2017/5349620. Epub 2017 May 11

Kapitel 10: In Bewegung bleiben

Anheyer D. et al.: Yoga for heache in adolescents – A multicenter randomized controlled trial. Poster

Bai Z., Guan Z., Fan Y., Liu C., Yang K., Ma B., Wu B.: The Effects of Qigong for Adults with Chronic Pain – Systematic Review and Meta-Analysis. Am J Chin Med. 2015;43(8): p 1525–39.

Bartlett SJ., Moonaz SH., Mill C., Bernatsky S., Bingham CO.: Yoga in rheumatic diseases. Curr Rheumatol Rep. 2013;15(12):387

Cramer H., Krucoff C., Dobos G.: Adverse events associated with yoga – A systematic review of published case reports and case series. PLoS One. 2013;8(10):e75515

Cramer H., Lauche R., Dobos G.: Characteristics of randomized controlled trials of yoga – A bibliometric analysis. BMC Complement Altern Med. 2014;14:328

Cramer H., Lauche R., Langhorst J., Dobos G.: Yoga for rheumatic

diseases – A systematic review. Rheumatology (Oxford). 2013;52(11):
p 2025–30

Cramer H., Lauche R., Haller H., Dobos G.: A systematic review and
meta-analysis of yoga for low back pain. Clin J Pain. 2013;29(5):
p 450–60

Cramer H., Ward L., Saper R., Fishbein D., Dobos G.: Lauche R.:
The Safety of Yoga – A Systematic Review and Meta-Analysis of
Randomized Controlled Trials. Am J Epidemiol. 2015;182(4):
p 281–93

Hall A. et al.: Effectiveness of Tai Chi for Chronic Musculoskeletal Pain
Conditions – Updated Systematic Review and Meta-Analysis. Phys
Ther. 2017;97(2): p 227–238

Kong LJ. et al.: Tai Chi for Chronic Pain Conditions – A Systematic Review
and Meta-analysis of Randomized Controlled Trials. Sci Rep. 2016
Apr 29;6:25325

Lauche R., Langhorst J., Dobos G., Cramer H.: A systematic review and
meta-analysis of Tai Chi for osteoarthritis of the knee. Complement
Ther Med. 2013 Aug;21(4): p 396–40

Lauche R., Wayne PM., Fehr J., Stumpe C., Dobos G., Cramer H.: Does
Postural Awareness Contribute to Exercise-Induced Improvements in
Neck Pain Intensity? A Secondary Analysis of a Randomized Con-
trolled Trial Evaluating Tai Chi and Neck Exercises. Spine (Phila Pa
1976). 2017 Aug 15;42(16): p 1195–1200. doi: 10.1097/
BRS.0000000000002078

Patel A. et al.: Leisure time spent sitting in relation to total mortality in a
prospective cohort of US adults. Am J Epidemiol. 2010 Aug 15;172(4):
p 419–29. doi: 10.1093/aje/kwq155. Epub 2010 Jul 22

Pfeifer K.: Prävention von Erkrankungen des Bewegungsapparats –
Evidenzbasierung. Bewegungstherapie und Gesundheitssport. 2004;
20: S. 68–69

Sveaas SH., Smedslund G., Hagen KB., Dagfinrud H.: Effect of cardiore-
spiratory and strength exercises on disease activity in patients with
inflammatory rheumatic diseases – A systematic review and meta-
analysis. Br J Sports Med. 2017;51(14): p 1065–1072

Tanaka R. et al.: Effect of the Frequency and Duration of Land-based
Therapeutic Exercise on Pain Relief for People with Knee Osteoar-

thritis – A Systematic Review and Meta-analysis of Randomized
Controlled Trials. J Phys Ther Sci. 2014 Jul;26(7): p 969–75

Veerman JL. et al.: Television viewing time and reduced life expectancy
– A life table analysis. BMJ Publishing Group Ltd and British Association of Sport and Exercise Medicine. British Journal of Sports
Medicine 2011; 46 1144–1144 Published Online First: 15 Aug 2011.
doi: 10.1136/bjsm.2011.085662

Wang F., Lee EK., Wu T., Benson H., Fricchione G., Wang W., Yeung AS.:
The effects of tai chi on depression, anxiety, and psychological
well-being – A systematic review and meta-analysis. Int J Behav Med.
2014;21(4): p 605–17

Wang Ch.: Effect of tai chi versus aerobic exercise for fibromyalgia –
comparative effectiveness randomized controlled trial, in: BMJ 2018;
360:k851. doi: 10.1136/bmj.k851

Watson SL., Weeks BK., Weis LJ., Harding AT., Horan SA., Beck BR.:
High-Intensity Resistance and Impact Training Improves Bone
Mineral Density and Physical Function in Postmenopausal Women
With Osteopenia and Osteoporosis – The LIFTMOR Randomized
Controlled Trial. J Bone Miner Res. 2017 Oct 4. doi: 10.1002/
jbmr.3284

Wieland LS., Skoetz N., Pilkington K., Vempati R., D'Adamo CR.,
Berman BM.: Yoga treatment for chronic non-specific low back pain.
Cochrane Database Syst Rev. 2017;1:CD010671

Yoga in Zahlen. Gesellschaft für Konsumforschung 2014

Kapitel 11: Selbstfürsorge

Dobos G., Paul A. (Hg): Mind – Mind-Body-Medizin. Die moderne
Ordnungstherapie in Theorie und Praxis. München 2011

Hack CC. et al.: Local and Systemic Therapies for Breast Cancer Patients
– Reducing Short-term Symptoms with the Methods of Integrative
Medicine. Geburtshilfe Frauenheilkd. 2015 Jul;75(7): p 675–682

Lauche R., Gräf N., Cramer H., Al-Abtah J., Dobos G., Saha FJ.: Efficacy
of Cabbage Leaf Wraps in the Treatment of Symptomatic Osteoarthritis of the Knee – A Randomized Controlled Trial. Clin J Pain. 2016
Nov;32(11): p 961–971

Sidorkiewicz JD. et al.: Discordance Between Drug Adherence as

Reported by Patients and Drug Importance as Assessed by Physicians. doi: 10.1370/afm.1965 Ann Fam Med September/October 2016 vol. 14 no. 5: p 415–421

Stevens M. et al.: Advice for acute low back pain – A comparison of what research supports and what guidelines recommend. Spine J. 2017 Oct;17(10):1537–1546. doi; 10.1016/j.spinee.2017.05.030. Epub 2017 Jul 13.

Kapitel 12: Essen und Fasten

Clinton Chelsea M. et al.: Whole-Foods – Plant-Based Diet al.leviates the Symptoms of Osteoarthritis. Clinical Study. Arthritis. Volume 2015, Article ID 708152, 9 pages http://dx.doi.org/10.1155/2015/708152

Enck P., Frieling T., Schemann M.: Darm an Hirn, München 2017

Francavilla R., Miniello V., Magistà AM., De Canio A., Bucci N., Gagliardi F., Lionetti E., Castellaneta S., Polimeno L., Peccarisi L., Indrio F., Cavallo L.: A randomized controlled trial of Lactobacillus GG in children with functional abdominal pain. Francavilla R, et al.. Show all Pediatrics. 2010 Dec;126(6): p 1445–52

Greger M.: How not to Die. Kandern 2016

Hoban A. et al.: Regulation of Myelination in the Prefrontal Cortex by the Gut Microbiota – Implications for Health and Disease. The Faseb Journal Published Online:1 Apr 2015

Horvath A., Dziechciarz P., Szajewska H.: Meta-analysis – Lactobacillus rhamnosus GG for abdominal pain-related functional gastrointestinal disorders in childhood. Aliment Pharmacol Ther. 2011: p 1302–10

Huether G. et al.: Long-term food restriction down-regulates the density of serotonin transporters in the rat frontal cortex. Biological psychiatry. 1997;41: p 1174–1180

Kaluza G. et al.: Salutogene Faktoren bei chronischen Rückenschmerzen: Zeitschrift für Klinische Psychologie und Psychotherapie (2002), 31, p 159–168. doi.org/10.1026/0084-5345.31.3.159

Kjeldsen-Kragh J., Haugen M., Borchgrevink CF., Laerum E., Eek M., Mowinkel P., Hovi K., Førre O.: Controlled trial of fasting and one-year vegetarian diet in rheumatoid arthritis. Lancet. 1991 Oct 12;338(8772): p 899–902

Langhorst J.: Reizdarmsyndrom – Therapieoptionen bei einem schwierigen Krankheitsbild. Ärztliches Journal Reise und Medizin. 2009; 4: S. 54–57

Lauche R., Cramer H., Klose P., Dobos G., Langhorst J..: Complementary therapies in German medical guidelines – Irritable Bowel Syndrome. Komplementäre Therapien in den Leitlinien für die Behandlung des Reizdarmsyndroms. Editorial. Forsch Komplementmedizin, 2015, 22(1): S. 5–7

Michaëlsson K. et al.: Milk intake and risk of mortality and fractures in women and men – Cohort studies. BMJ 2014; 349. doi: https://doi.org/10.1136/bmj.g6015 (Published 28 October 2014)

Michalsen A.: Heilen mit der Kraft der Natur. Berlin 2017

Moser G. et al.: Intestinal microbiome-gut-brain axis and irritable bowel syndrome. Wien Med Wochenschr. 2018; 168(3): p 62–66. Published online 2017 Sep 8. doi: 10.1007/s10354-017-0592-0

Park ER. et al.: A relaxation response training for women undergoing breast biopsy – Exploring integrated care. Breast. 2013;22(5): p 799–805

Rutten JM., Reitsma JB., Vlieger AM., Benninga M., Gut-directed hypnotherapy for functional abdominal pain or irritable bowel syndrome in children –A systematic review. Arch Dis Child. 2013 Apr; 98

Schumann D. et al.: Low fermentable, oligo-, di-, mono-saccharides and polyol diet in the treatment of irritable bowel syndrome – A systematic review and meta-analysis. Nutrition. 2018 Jan;45: p 24–31. doi: 10.1016/j.nut.2017.07.004. Epub 2017 Jul 13

Schumann D., Langhorst J.,Dobos G., Cramer H.: Randomised clinical trial – Yoga vs a low-FODMAP diet in patients with irritable bowel syndrome. Aliment Pharmacol Ther. 2018 Jan;47(2): p 203–211

Schuman D., Anheyer D., Lauche R., Dobos G., Langhorst J., Cramer H.: Effect of Yoga in the Therapy of Irritable Bowel Syndrome – A Systematic Review. Clin Gastroenterol Hepatol. 2016 Dec;14(12): p 1720–1731

Shen CL. et al.: Dietary polyphenols and mechanisms of osteoarthritis. In: J Nutr Biochem. 2012 Nov;23(11): p 1367–77. doi: 10.1016/j.jnutbio.2012.04.001. Epub 2012 Jul 23

Van den Driessche JJ., Plat J., Mensink RP.: Effects of superfoods on risk factors of metabolic syndrome – A systematic review of human intervention trials. Food Funct. 2018 Apr 25;9(4): p 1944–1966. doi: 10.1039/C7FO01792H

Kapitel 13: Die Kraft der Gedanken

Anheyer D., Haller H., Barth J., Lauche R., Dobos G., Cramer H.: Mindfulness-based stress reduction for treating low back pain – A systematic review and meta-analysis. Ann Intern Med. 2017;166(11): p 799–807

Antonovsky A: Health, Stress and Coping (The Jossey-Bass Social and Behavioral Science Series)

Astin JA., Beckner W., Soeken L., Hochberg MC., Berman B.: Psychological interventions for rheumatoid arthritis – A meta-analysis of randomized controlled trials. Arthritis Rheum. 2012;47(3): p 291–302

Black D., Slavich G.: Mindfulness meditation and the immune system – A systematic review of randomized controlled trials. In: Ann N Y Acad Sci. 2016 Jun;1373(1): p 13–24. doi: 10.1111/nyas.12998. Epub 2016 Jan 21

Bhasin MK., Dusek JA., Chang BH., Joseph MG., Denninger JW., Fricchione GL., Benson H., Libermann TA.: Relaxation response induces temporal transcriptome changes in energy metabolism, insulin secretion and inflammatory pathways. PLoS One. 2013;8(5):e62817

Clarke K. et al.: Can non-pharmacological interventions prevent relapse in adults who have recovered from depression? A systematic review and meta-analysis of randomised controlled trials. Clin Psychol Rev. 2015 Jul;39: p 58–70. doi: 10.1016/j.cpr.2015.04.002. Epub 2015 Apr 20

Dobos G., Altner N., Lange S., Musial F., Langhorst J., Michalsen A., Paul A.: Mind-body medicine as a part of German integrative medicine. Bundesgesundheitsblatt Gesundheitsforschung Gesundheitsschutz. 2006 Aug;49(8): p 723–228

Henschke N., Ostelo RW., van Tulder MW. et al.: Behavioural treatment for chronic low-back pain. Cochrane Database Syst Rev 2010; (7):CD002014. doi: 10.1002/14651858.CD002014.pub3

Hoffman JW., Benson H., Arns PA., Stainbrook GL., Landsberg GL.,

Young JB., Gill A.: Reduced sympathetic nervous system responsivity associated with the relaxation response. Science. 1982 Jan 8;215(4529): p 190–2

Huether G. et al.: Long-term food restriction down-regulates the density of serotonin transporters in the rat frontal cortex. Biol Psychiatry. 1997 Jun 15;41(12): p 1174–80

Kaluza G. et al.: Salutogene Faktoren bei chronischen Rückenschmerzen. Zeitschrift für Klinische Psychologie und Psychotherapie (2002), 31, p 159–168. https://doi.org/10.1026/0084-5345.31.3.159. © 2002 Hogrefe Verlag

Lauche R. et al.: Results of a 2-week inpatient stay at the department for internal and integrative medicine – An observational study. Evid Based Complement Alternat Med. 2012;2012:875874. doi: 10.1155/2012/875874. Epub 2012 Oct 24.

Lauche R., Cramer H., Dobos G., Langhorst J., Schmidt S.: A systematic review and meta-analysis of mindfulness-based stress reduction for the fibromyalgia syndrome. J Psychosom Med. 2013;75: p 500–510

Park J., McCaffrey R., Newman D., Liehr P., Ouslander JG.: A Pilot Randomized Controlled Trial of the Effects of Chair Yoga on Pain and Physical Function Among Community-Dwelling Older Adults With Lower Extremity Osteoarthritis. J Am Geriatr Soc. 2017;65(3): p 592–597

Rosenkranz MA. et al.: A comparison of mindfulness-based stress reduction and an active control in modulation of neurogenic inflammation. Brain Behav Immun. 2013 Jan;27(1): p 174–84. doi: 10.1016/j.bbi.2012.10.013. Epub 2012 Oct 22

Saha FJ. et al.: Integrative medicine for chronic pain – A cohort study using a process-outcome design in the context of a department for internal and integrative medicine. Medicine (Baltimore). 2016;95(27):e4152

Schaffer SD., Yucha CB.: Relaxation & pain management – The relaxation response can play a role in managing chronic and acute pain. Am J Nurs. 2004;104(8): p 75–76, 78–79, 81–82

Tang YY., Hölzel BK., Posner MI.: The neuroscience of mindfulness meditation. Nature Reviews Neuroscience. 2015, 16: p 213–215

Teasdale JD., Segal ZV., Williams JM.: How does cognitive therapy prevent depressive relapse and why should attentional control (mindfulness) training help? Behav Res Ther. 1995;33(1): p 25–39

Teasdale JD., Segal ZV., Williams JM., Ridgeway VA., Soulsby JM., Lau MA.: Prevention of relapse/recurrence in major depression by mindfulness-based cognitive therapy. J Consult Clin Psychol. 2000;68(4): p 615–623

Tick H. et al.: The Pain Task Force of the Academic Consortium for Integrative Medicine and Health, Evidence-Based Nonpharmacologic Strategies for Comprehensive Pain Care – The Consortium Pain Task Force White Paper. EXPLORE, available online 1 March 2018. https://doi.org/10.1016/j.explore.2018.02.001

Vlieger AM. et al.: Use of complementary and alternative medicine by pediatric patients with functional and organic gastrointestinal diseases – Results from a multicenter survey. Pediatrics. 2008 Aug;122(2):e446–51. doi: 10.1542/peds.2008-0266. Epub 2008 Jul 28

Yusuf S. et al.: Interheart Study Investigators. Effect of potentially modifiable risk factors associated with myocardial infarction in 52 countries (the INTERHEART study) – Case-control study. Lancet. 2004 Sep 11–17;364(9438): p 937–52

Zeidan F. et al.: Brain mechanisms supporting the modulation of pain by mindfulness meditation. J Neurosci. 2011 Apr 6;31(14):5540–8. doi: 10.1523/JNEUROSCI.5791-10.2011

Kapitel 14: Die Schmerztherapie der Zukunft

Eilingsen D. et al.: Patient-clinician brain concordance in social mirroring circuitry supports placebo analgesia during pain treatment – A fMRI hyperscanning study. doi: https://doi.org/10.1016/j.jpain.2017.12.026

McIntosh AM. et al.: Genetic and Environmental Risk for Chronic Pain and the Contribution of Risk Variants for Major Depressive Disorder – A Family-Based Mixed-Model Analysis. PLoS Med 13(8) 2016: e1002090 2016. doi:10.1371/journal.pmed.1002090

Nahin RL. et al.: Evidence-based evaluation of complementary health approaches for pain management in the United States. Mayo Clinic Proceedings. 2016;91(9): p 1292–1306

Auf einen Blick: Was tun bei welchen Schmerzen?

Anheyer D., Haller H., Barth J., Lauche R., Dobos G., Cramer H.:
Mindfulness-Based Stress Reduction for Treating Low Back
Pain – A Systematic Review and Meta-analysis. Ann Intern Med.
2017 Jun 6; 166(11):799–807. doi: 10.7326/M16-1997. Epub 2017
Apr 25

Andrasik F. et al.: Mindfulness and headache – A »new« old treatment,
with new findings. Cephalalgia. 2016 Oct;36(12):1192–1205. doi:
10.1177/0333102416667023. Epub 2016 Oct 1

Ahmadi A., Schwebel DC., Rezaei M.: The efficacy of wet-cupping in
the treatment of tension and migraine headache. Am J Chin Med.
2008;36(1): p 37–44

Blau JN., Kell CA., Sperling JM.: Water-deprivation headache – A new
headache with two variants. Headache. 2004 Jan;44(1): p 79–83

Bushnell MC., Ceko M., Low LA.: Cognitive and emotional control of
pain and its disruption in chronic pain. Nat Rev Neurosci. 2013
Jul;14(7):502–11. doi: 10.1038/nrn3516. Epub 2013 May 30

Cameron M., Gagnier JJ., Chrubasik S.: Herbal therapy for treating
rheumatoid arthritis. Cochrane Database Syst Rev. 2011 Feb
16;(2):CD002948. doi: 10.1002/14651858.CD002948.pub2

Cramer H., Lauche R., Haller H., Dobos G.: A systematic review and
meta-analysis of yoga for low back pain. 2013 May;29(5): p 450–60.
doi: 10.1097/AJP.0b013e31825e1492

Curatolo M.: Regional anesthesia in pain management.
Curr Opin Anaesthesiol. 2016 Oct;29(5): p 614–9. doi: 10.1097/
ACO.0000000000000353

Geneen LJ. et al.: Physical activity and exercise for chronic pain in adults –
An overview of Cochrane Reviews. Cochrane Database Syst Rev. 2017
Apr 24;4:CD011279. doi: 10.1002/14651858.CD011279.pub3

Göbel H. et al.: Peppermint oil in the acute treatment of tension-type
headache. Schmerz. 2016 Jun;30(3): p 295–310. doi: 10.1007/s00482-
016-0109-6

Hohmann C., Ullrich I., Lauche R., Choi KE., Lüdtke R., Rolke R.,
Cramer H., Saha FJ., Rampp T., Michalsen A., Langhorst J., Dobos G.,
Musial F.: The benefit of a mechanical needle stimulation pad in
patients with chronic neck and lower back pain – two randomized

controlled pilot studies. Evid Based Complement Alternat
Med. 2012;2012:753583. Epub 2012 Sep 11

Lauche R., Janzen A., Lüdtke R., Cramer H., Dobos G., Langhorst J.:
Efficacy of Caraway Oil Poultices in Treating Irritable Bowel Syndrome – A Randomized Controlled Cross-Over Trial. Digestion.
2015;92(1): p 22–31. doi: 10.1159/000398790. Epub 2015 Jun 5

Lauche R., Cramer H., Klose P., Dobos G., Langhorst J.: Complementary
therapies in the guidelines for the treatment of irritable bowel
syndrome. Forsch Komplementmed. 2015;22(1): p 5–7. doi:
10.1159/000372867. Epub 2015 Jan 27. German. No abstract available

Lauche R., Gräf N., Cramer H., Al-Abtah J., Dobos G., Saha FJ.: Efficacy
of Cabbage Leaf Wraps in the Treatment of Symptomatic Osteoarthritis of the Knee – A Randomized Controlled Trial. Clin J Pain. 2016
Nov;32(11): p 961–971

Lewis RA. et al.: Comparative clinical effectiveness of management
strategies for sciatica: systematic review and network meta-analysis.
Spine J. 2015 Jun 1;15(6): p 1461–77. doi: 10.1016/j.
spinee.2013.08.049. Epub 2013 Oct 4

Maizels M.: Intranasal lidocaine to prevent headache following migraine
aura. Headache. 1999 Jun;39(6): p 439–42

McCrory P.: Headaches and exercise. Sports Med. 2000 Sep;30(3):
p 221–9

Meng F. et al.: Effect of Gua sha therapy on perimenopausal syndrome –
A randomized controlled trial. Menopause. 2017 Mar;24(3):299–307.
doi: 10.1097/GME.0000000000000752

Millstine D., Chen CY., Bauer B.: Complementary and integrative
medicine in the management of headache. BMJ. 2017 May
16;357:j1805. doi: 10.1136/bmj.j18

Nationale Versorgungsleitlinien nicht-spezifischer Kreuzschmerz: https://
www.leitlinien.de/mdb/downloads/nvl/kreuzschmerz/kreuzschmerz-
2aufl-vers1-kurz.pdf

Schumann D., Klose P., Lauche R., Dobos G., Langhorst J., Cramer H.:
Low fermentable, oligo-, di, mono-saccharides and polyol diet in the
treatment of irritable bowel syndrome – A systematic review and
meta-analysis. Nutrition. 2018 Jan;45:24–31. doi: 10.1016/j.
nut.2017.07.004. Epub 2017 Jul 13

Schwickert ME., Saha FJ., Braun M., Dobos GJ.: Gua Sha for migraine in inpatient withdrawal therapy of headache due to medication overuse. Forsch Komplementmed. 2007 Oct;14(5): p 297–300. Epub 2007 Oct 25

Sun-Edelstein C., Mauskop A.: Foods and supplements in the management of migraine headaches. Clin J Pain. 2009 Jun;25(5): p 446–52. doi: 10.1097/AJP.0b013e31819a6f65

Uehleke B., Brignoli R., Rostock M., Saller R., Melzer J.: Phytodolor® in musculoskeletal disorders – re-analysis and meta-analysis. Forsch Komplementmed. 2011;18(5): p 249–56. doi: 10.1159/000332820. Epub 2011 Oct 4

Vickers AJ. et al.: Acupuncture Trialists' Collaboration. Acupuncture for Chronic Pain – Update of an Individual Patient Data Meta-Analysis. J Pain. 2018 May;19(5): p 455–474. doi: 10.1016/j.jpain.2017.11.005. Epub 2017 Dec 2

Wang C. et al.: A randomized trial of tai chi for fibromyalgia. N Engl J Med. 2010 Aug 19;363(8): p 743–54. doi: 10.1056/NEJMoa0912611

Zis P. et al.: Effectiveness and Impact of Capsaicin 8% Patch on Quality of Life in Patients with Lumbosacral Pain – An Open-label Study. Pain Physician. 2016 Sep–Oct;19(7):E1049–53

Gesunde Füße - da stehen wir dauf

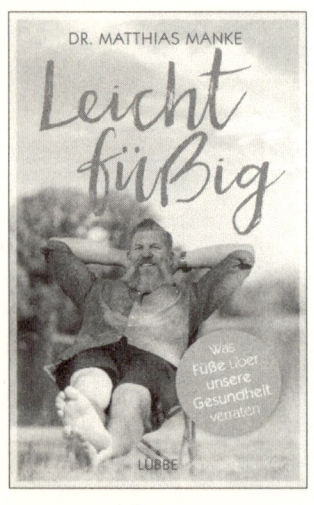

Dr. Matthias Manke
LEICHTFÜSSIG
Was Füße über unsere
Gesundheit verraten
DEU
272 Seiten
mit Abbildungen
ISBN 978-3-7857-2653-2

Der dicke Zeh trägt die Hälfte unseres Körpergewichts. Ein schiefer großer Zeh, medizinisch Hallux valgus genannt, sieht nicht nur unschön aus, er kann auch den gesamten Bewegungsablauf stören. Doch auch Rückenschmerzen, Migräne oder Nierenerkrankungen können durch dicke Füße oder schwere Beine erkannt werden. Der Revierdoc Matthias Manke erklärt wie wir durch gesundes Gehen Erkrankungen vorbeugen können. Sei es das richtige Schuhwerk, häufiges Barfußgehen, Fußmassagen oder gezieltes Fußtraining – mit diesen Tipps lernen wir unsere Füße und somit unseren gesamten Organismus besser zu verstehen, denn: Füße spiegeln unseren Gesundheitszustand wider.

Haste noch Puste?

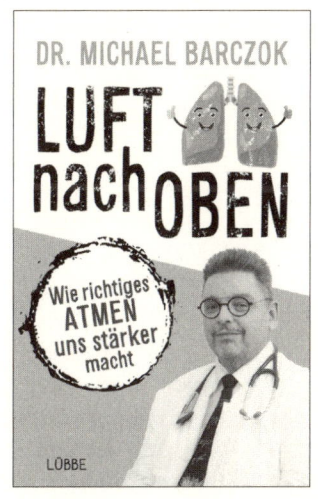

Dr. Michael Barczok
LUFT NACH OBEN
Wie richtiges Atmen
uns stärker macht
DEU
288 Seiten
mit Abbildungen
ISBN 978-3-7857-2631-0

Wussten Sie, dass wir täglich einen Heißluftballon voller Luft ein- und ausatmen? Ob wir Marathon laufen oder schlafen, unsere Lunge versorgt uns permanent mit der optimalen Menge an Sauerstoff. Wir spüren unser Atemorgan bloß, wenn etwas nicht stimmt. Was passiert, wenn wir husten, kurzatmig sind oder schnarchen? Was steckt hinter Allergie, Asthma und COPD? Was können wir gegen all die Atembeschwerden tun? Und wie fit ist eigentlich die eigene Lunge? Alle Antworten und die besten Tipps für eine lebenslang gesunde Lunge finden sich in diesem Buch. Mit anschaulichen Illustrationen und ausführlichem Praxisteil

Der Weg durch den Wald führt zu einem gesünderen und glücklicheren Leben.
JAPANISCHE WEISHEIT

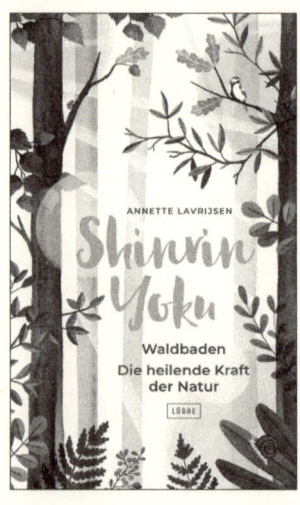

Annette Lavrijsen
SHINRIN YOKU -
WALDBADEN. DIE
HEILENDE KRAFT DER
NATUR
Aus dem
Niederländischen von
Simone Schroth
240 Seiten
ISBN 978-3-7857-2635-8

In Japan ist Shinrin Yoku, das Baden in der Waldluft, bereits anerkannte Therapie gegen körperliche und psychische Leiden – und
die Wissenschaft bestätigt ihre Wirksamkeit. Zu Shinrin Yoku
gehört aber auch, sich emotional auf den Wald einzulassen, denn
wir können von der Natur viel lernen, etwa über unseren Hang
zu Perfektion und Schönheit, das Wertschätzen der Gegenwart
oder unseren Umgang mit Vergänglichkeit. Annette Lavrijsen
bringt uns mit leichter Hand wissenschaftliche und philoso-
phische Hintergründe von Shinrin Yoku nahe und schlägt eine
Brücke zwischen europäischer Waldliebe und japanischer Kultur.